ゼロ からわかる

疾患別

検査値
読みこなし

JN220629

成美堂出版

はじめに

日進月歩で進化し続けている現代医療。疾患に関する研究、治療技術はより高度なものとなり、専門化も進んでいます。看護分野においても、認定看護師や専門看護師の資格取得者が増えるなど、より高度な知識と技術が求められる時代となりました。

多くの医療機関において医師や療法士、薬剤師、技師、ソーシャルワーカーなどが連携して医療に取り組むチーム医療が定着しつつあり、診察や治療はもちろん患者さんの療養生活のフォローなど幅広い業務を担う看護師というポジションは、チーム医療を支えるキーパーソン的な役割としてますます重要性を増しています。

そんな看護現場で日常的に行われる検査においても、看護師は十分な知識と技術を求められています。臨床検査にはそれぞれの基準値があり、検査結果が基準値より異常値を示すかどうかは、診断の大きな目安になります。しかし、それぞれの検査の基準値を知るだけでは十分とはいえません。様々な疾患においてなぜその検査が必要となるのか？ 測定された検査値が異常値を示すメカニズムはどうなっているのか？ このような基礎知識を身につけることによって、はじめて検査値の意味がみえてくるものです。

まず疾患について知り、その疾患に必要な検査を把握する。そしてそれぞれの検査が疾患に対して持つ意味を理解すること。本書はこういった流れで検査値への理解を深めてもらえるよう編集されています。

検査名と基準値を丸暗記するだけでは、勉強として味気ないものだし、何より本当の知識として身につきません。疾患と検査の関係、異常値が出るしくみまでをしっかり把握しておけば、検査値をより深く理解することができ、看護師としてのスキルはワンランク向上するでしょう。

検査値により興味を持っていただくため、本書ではできる限りわかりやすい表現を心がけました。この本をきっかけに、1人でも多くの看護師さん、または看護師を目指す学生さんが疾患と検査値の関連を有機的に理解し、臨床現場で役立てていただけることを切に願っています。

栗原クリニック東京・日本橋院長　栗原毅

この本の使い方

疾患別・検査値活用のポイント

疾患の主要検査

疾患の診断に必要な主要検査と異常値が一目でわかります。

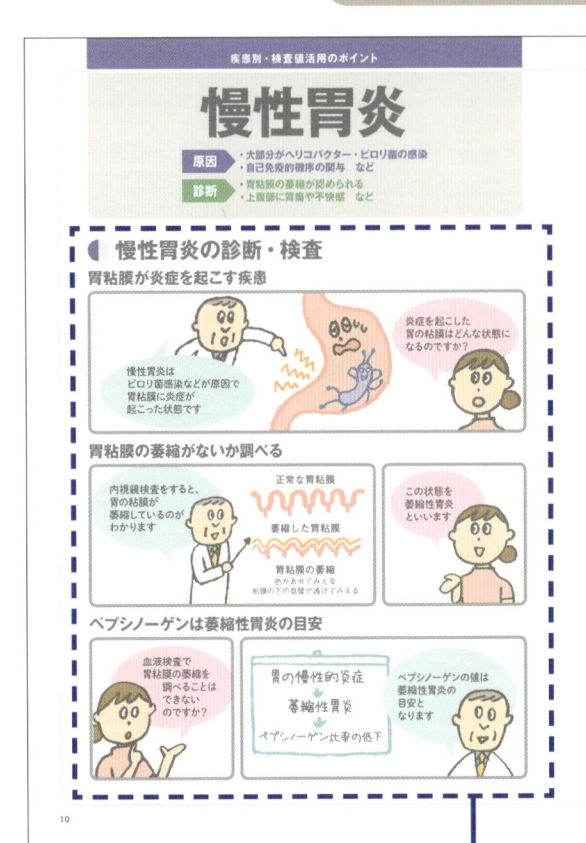

疾患の診断・検査

疾患の特徴と共に診断・検査をサクッと把握できます。

検査値からわかること

疾患ごとの検査値の意味と検査時に注意すべきポイントがわかります。

・本書では、様々な疾患を 11 章のカテゴリーに分類しました。
・各章は疾患と検査の関係を理解する【疾患別・検査値活用のポイント】ページと、その疾患カテゴリーでよく使われる検査データを理解する【検査データ】ページに分かれています。

検査データ

疾患カテゴリーごとに、よく使われる検査データをまとめました。それぞれの検査の基準値やしくみ、留意点を把握することで、検査値を読む力がアップします。

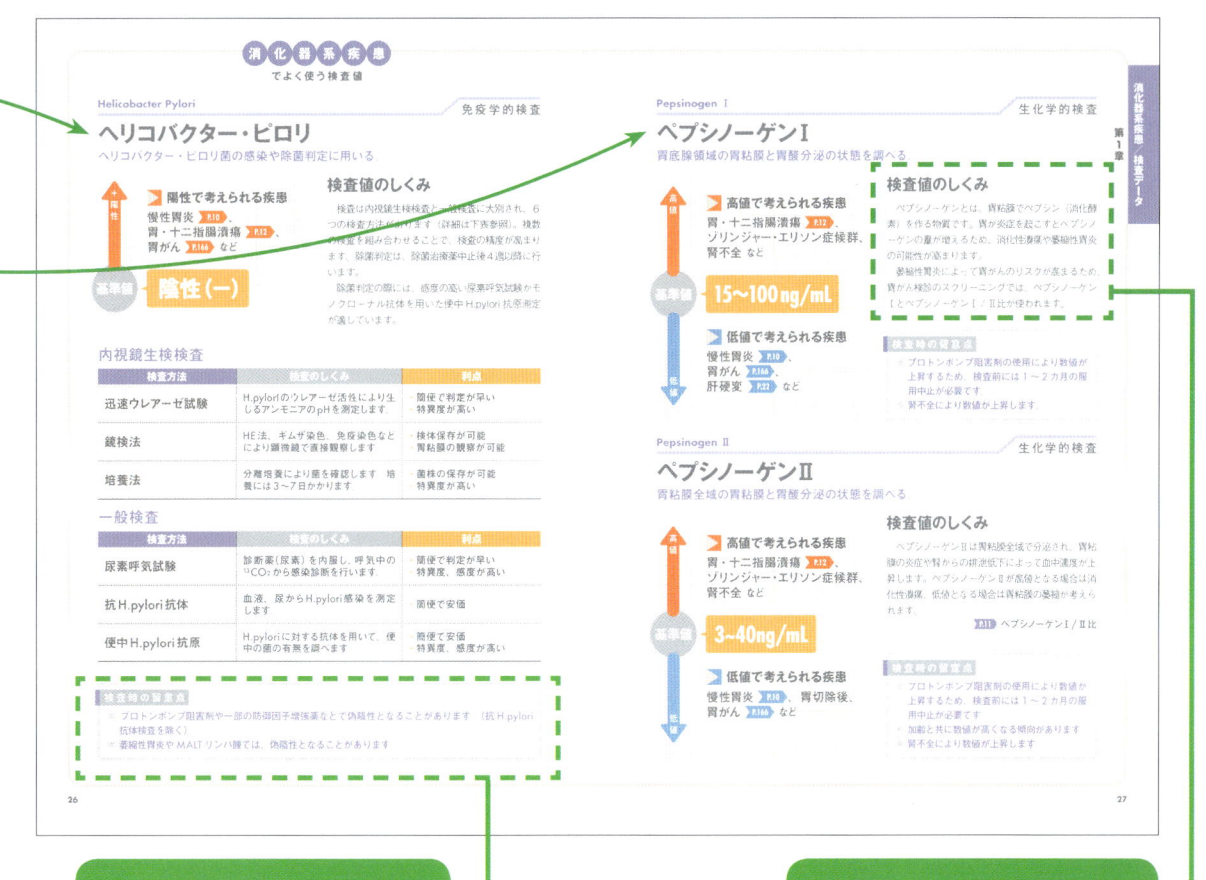

検査時の留意点

検査の際に注意すべき点や、踏まえておきたい事項をまとめました。

検査値のしくみ

検査方法や異常値が出るメカニズムの理解に役立ちます。

ゼロからわかる
疾患別・検査値読みこなし
CONTENTS ◆ 目次

第7章
内分泌系疾患

● 疾患別・検査値活用のポイント

甲状腺機能亢進症 … **116**
甲状腺機能低下症 … **118**
甲状腺腫瘍 … **120**
クッシング症候群 … **122**
アルドステロン症 … **124**

● 内分泌系疾患でよく使う検査値

甲状腺刺激ホルモン (TSH) … **126**
遊離サイロキシン (FT4) … **127**
遊離トリヨードサイロニン (FT3) … **127**
アルドステロン … **128**
コルチゾール … **129**
副腎皮質刺激ホルモン (ACTH) … **130**
カテコールアミン (CA) 3分画 … **131**
成長ホルモン (GH) … **132**
テストステロン … **133**
PTH-INTACT (副甲状腺ホルモン -INTACT) … **133**

第8章
代謝性疾患

● 疾患別・検査値活用のポイント

糖尿病 … **134**
脂質異常症 … **136**
高尿酸血症 (痛風) … **138**
肥満症 … **140**

● 代謝性疾患でよく使う検査値

アルブミン／グロブリン比 (A/G 比) … **142**
総コレステロール (TC) … **142**
HDL コレステロール … **143**
LDL コレステロール … **143**
中性脂肪 (トリグリセリド：TG) … **144**
血糖 … **144**
HbA1c (ヘモグロビン A1c ／グリコヘモグロビン) … **145**
レニン活性 (PRA) … **145**
C- ペプチド (CPR) … **146**
アディポネクチン … **146**
アポリポタンパク … **147**
アミノ酸分析 … **148**
インスリン (IRI) … **149**
アルドラーゼ (ALD) … **150**
グルカゴン (IRG) … **150**
アセトン定量 … **151**
フルクトサミン (FRA) … **151**

第9章
膠原病・免疫疾患

● 疾患別・検査値活用のポイント

関節リウマチ … **152**
全身性エリテマトーデス (SLE) … **154**
原発性免疫不全症候群 … **156**
アレルギー疾患 … **158**

● 膠原病・免疫疾患でよく使う検査値

RA テスト … **160**
MMP-3 (マトリックスメタロプロテイナーゼ -3) … **160**
LE テスト … **161**
関節液 … **161**
直接クームステスト … **162**
血清補体価 (CH50) … **162**
抗アセチルコリンレセプター抗体 (AChR 抗体) … **163**
抗 TPO 抗体 (抗甲状腺ペルオキシダーゼ抗体) … **163**
抗核抗体 (ANA) … **164**
抗シトルリン化ペプチド抗体 (抗 CCP 抗体) … **165**
抗 DNA 抗体定量 (RIA) … **165**

8

慢性胃炎

原因	・大部分がヘリコバクター・ピロリ菌の感染 ・自己免疫的機序の関与　など
診断	・胃粘膜の萎縮が認められる ・上腹部に胃痛や不快感　など

● 慢性胃炎の診断・検査

胃粘膜が炎症を起こす疾患

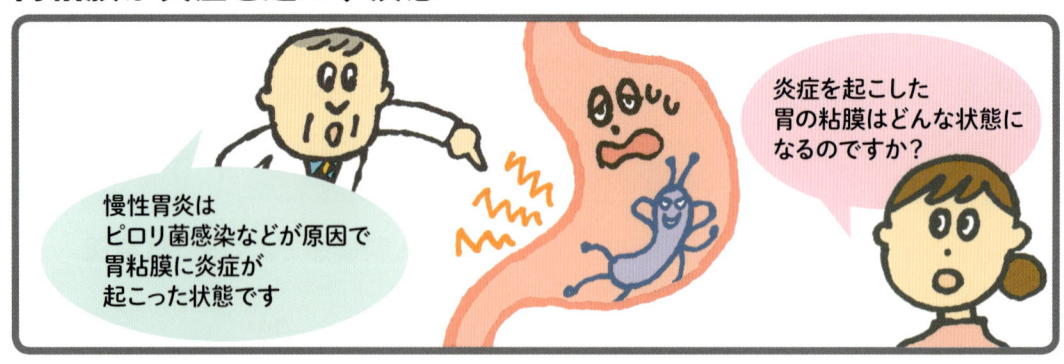

胃粘膜の萎縮がないか調べる

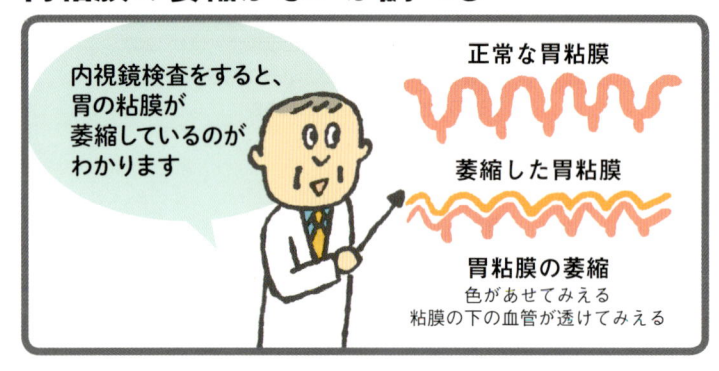
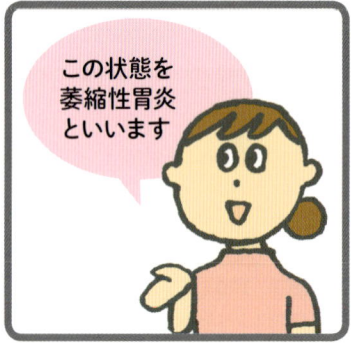

ペプシノーゲンは萎縮性胃炎の目安

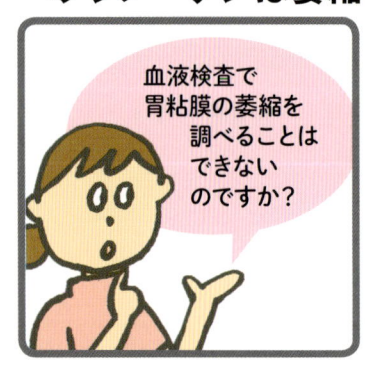
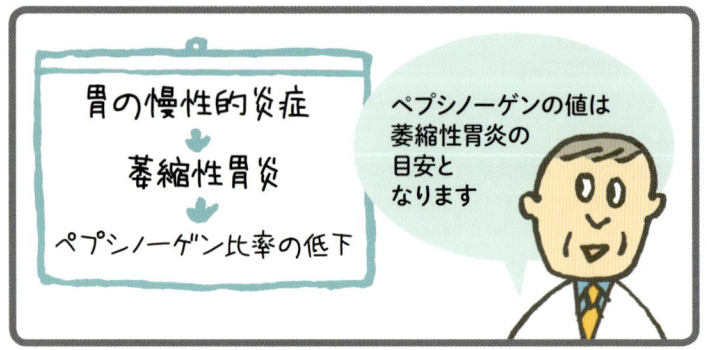

慢性胃炎の主要検査

異常値一覧

検査	異常値
ヘリコバクター・ピロリ　P.26	陽性(+)
ペプシノーゲン　P.27	PG I / II比検査：陽性(+) I値70ng/mL未満かつI / II比が3未満。
抗胃壁細胞抗体	陽性(+) 10%以上
抗内因子抗体	陽性(+)

異常値からわかること

ヘリコバクター・ピロリ

　胃粘膜にヘリコバクター・ピロリ菌が感染していると、検査結果は陽性となります。ピロリ菌が胃の粘膜に感染すると炎症が起こり、感染が長期化することによって、胃粘膜への感染部位は広がっていきます。

　ピロリ菌の感染によって、胃粘膜の組織は減少して萎縮します。すると萎縮性胃炎となり、胃液や胃酸を分泌する機能などが衰えていきます。胃液の分泌などがうまくいかなくなると、食欲不振や胃痛などの症状につながり、胃潰瘍、十二指腸潰瘍、胃がんなどに進行していくこともあります。

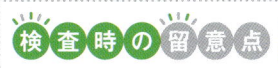 プロトンポンプ阻害剤の使用後は、偽陰性（ヘリコバクター・ピロリ菌除外が失敗していても、除菌できたと判定）になる可能性が高くなります。除菌療法にプロトンポンプ阻害剤を使った場合は、使用中止後4週間以上あけて効果判定を行います。

ペプシノーゲン

　ペプシノーゲンとは、ペプシンという消化酵素を作る物質です。ペプシンの約1%は血中に入るので、その濃度を測定することによって、萎縮性胃炎を発見することができます。

　ペプシノーゲンは、胃のどこで分泌されるかによって、ペプシノーゲンIとIIに分類されます。ペプシノーゲン検査では、2種類のペプシノーゲンの比率を調べることで、胃粘膜が萎縮している程度や胃粘膜の炎症の有無などがわかります。

　ペプシノーゲンIとIIの比率は3.1が基準値となり、その数値を下回った場合（陽性）は、萎縮性胃炎や胃がんなどが疑われます。

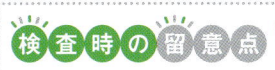 胃酸分泌抑制の治療でプロトンポンプ阻害剤を内服中の場合は、ペプシノーゲンが高値になりやすいため、この検査は適していません。ペプシノーゲンの基準値には個人差があるため、画像診断との併用を基本とします。

ペプシノーゲンの判定

（グラフ）ペプシノーゲンIとIIの比率（PG I / II比）／陰性(－)／強度の陽性(3+)／中程度の陽性(2+)／陽性(1+)／ペプシノーゲンIの値(ng/mL)

PG値	陽性度
PG I 70ng/mL 以上 または PG I / II比3以上	陰性(－)
PG I 70ng/mL 未満 かつ PG I / II比3未満	陽性(1+)
PG I 50ng/mL 未満 かつ PG I / II比3未満	中程度の陽性(2+)
PG I 30ng/mL 未満 かつ PG I / II比2未満	強度の陽性(3+)

胃・十二指腸潰瘍

原因 ・ヘリコバクターピロリ菌感染、NSAIDs（非ステロイド性抗炎症薬）などによる、胃粘膜保護（防御因子）と胃酸・消化酵素（攻撃因子）の不均衡

診断 ・潰瘍部の出血、穿孔の有無の確認
・病変部のニッシェ像

胃・十二指腸潰瘍の診断・検査

胃粘膜に潰瘍ができる疾患

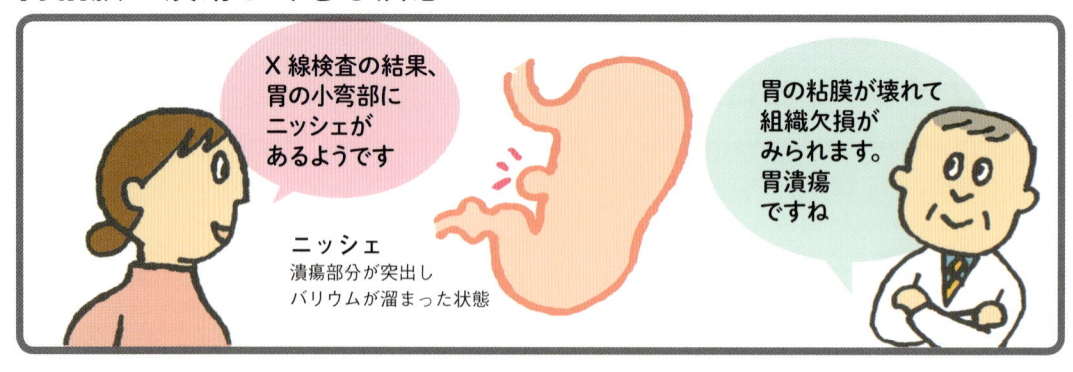

内視鏡で潰瘍の状態を調べる

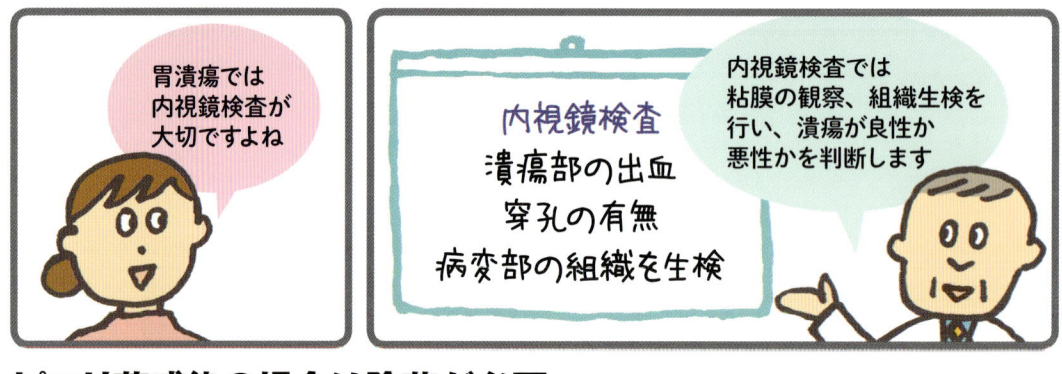

ピロリ菌感染の場合は除菌が必要

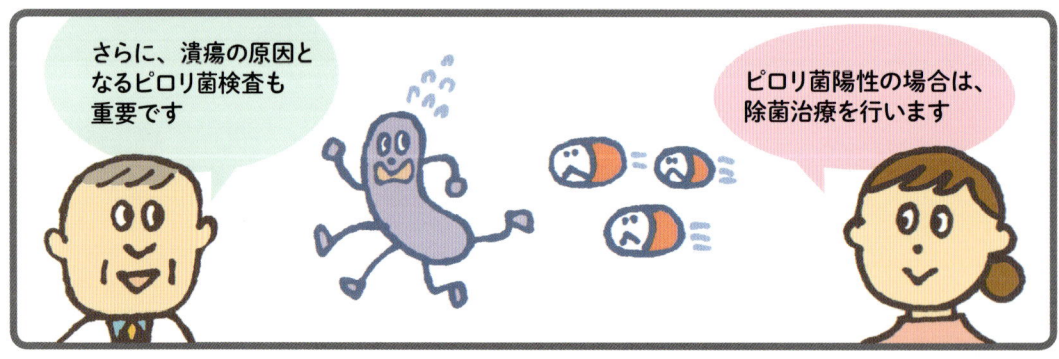

胃・十二指腸潰瘍の主要検査

異常値一覧

検査	異常値
ヘリコバクター・ピロリ　**P.26**	陽性(+)
上部消化管造影	潰瘍ニッシェ、粘膜の皺襞集中像などの所見
上部消化管内視鏡	潰瘍の性状（浮腫、斑状発赤、びらんなど）

異常値からわかること

ヘリコバクター・ピロリ

　ヘリコバクター・ピロリ菌が胃粘膜に感染すると胃炎（H.pylori 感染胃炎）を引き起こし、炎症の慢性化によって胃・十二指腸潰瘍の原因となります。ヘリコバクター・ピロリ菌検査には、内視鏡による侵襲的検査（迅速ウレアーゼ試験、鏡検法、培養法）と非侵襲的な一般検査（尿素呼気試験、抗 H.pylori 抗体検査、便中 H.pylori 抗原検査）があり、検査結果が陽性の場合は感染が疑われます。

 次のケースでは、検査結果が偽陰性（ヘリコバクター・ピロリ菌除外が失敗していても、除菌できたと判定）となるケースがあります。
＊尿素呼気試験において呼気採取が不十分な場合
＊胃部分切除後　＊プロトンポンプ阻害剤の使用後
除菌療法にプロトンポンプ阻害剤を使った場合は、使用中止後4週間以上あけて効果判定を行います。

検査方法と精度

検査方法	除菌前	
	感度	特異度
迅速ウレアーゼ試験	85～95% (61～100%)	95～100% (91～100%)
鏡検法(HE染色)	47～99%	72～100%
鏡検法(ギムザ染色)	87～96%	79～99%
培養法	68～98%	100%
尿素呼気試験	95% (95%)	95(95%)
抗H.pylori抗体検査	91～100%	50～91%
便中H.pylori抗原検査	96% (95%)	97(97%)

※ ( ) 内は除菌後の検査精度
日本ヘリコバクター学会
H. pylori 感染の診断と治療のガイドライン 2009 改訂版より

上部消化管内視鏡

　上部消化管内視鏡検査では、潰瘍の良性・悪性の判断、潰瘍の性状を肉眼的に観察します。また生検、病理検査、出血の止血も同時に行います。

 ＊心疾患など他疾患による内服薬を確認し、医師の指示に従います。
＊苦痛を伴う場合があることをあらかじめ説明し、検査中も適切な声がけを心がけます。

胃・十二指腸潰瘍のステージ分類

ステージ		状態
活動期 Active	A1	潰瘍底に白苔や黒苔が厚く、辺縁に炎症性腫瘍を認める。
	A2	潰瘍辺縁に白色の輪状縁や充血像が出現する。
治癒過程期 Healing	H1	潰瘍が縮小し、辺縁に再生上皮の出現を認める。
	H2	白苔が薄く縮小し、再生上皮の部分が拡大してくる。
瘢痕期 Scarring	S1	白苔が消失し、潰瘍面が発赤瘢痕で覆われる。
	S2	発赤瘢痕が消え、周囲と同様か白色瘢痕となる。

崎田分類による

潰瘍性大腸炎

| 原因 | ・免疫異常、腸内細菌のバランス破綻などが考えられるが、根本的な原因は不明 |
| 診断 | ・便通異常、腹痛、蠕動不穏などの腹部症状
・直腸から連続性、びまん性に上行する炎症性病変 |

潰瘍性大腸炎の診断・検査

大腸粘膜に潰瘍ができる疾患

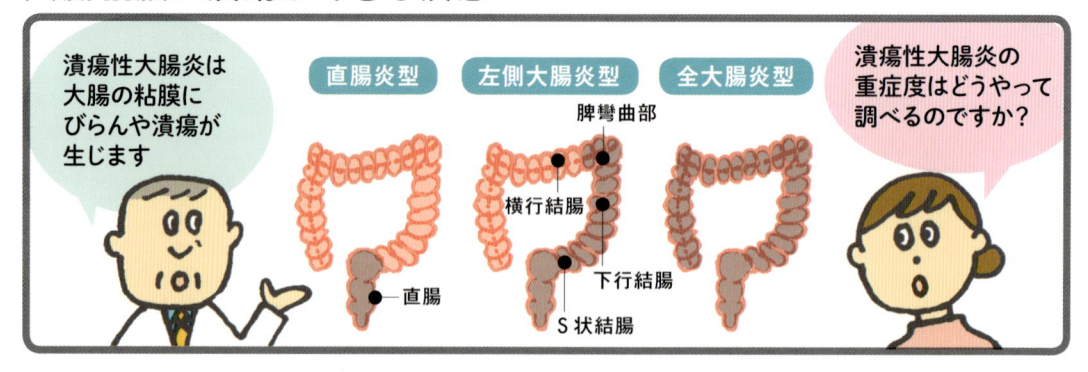

炎症の度合いや重症度を調べる

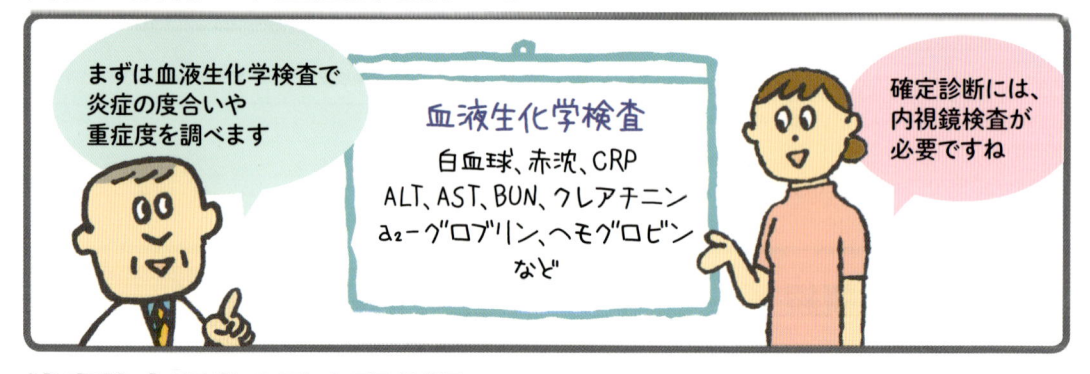

潰瘍性大腸炎の重症度分類

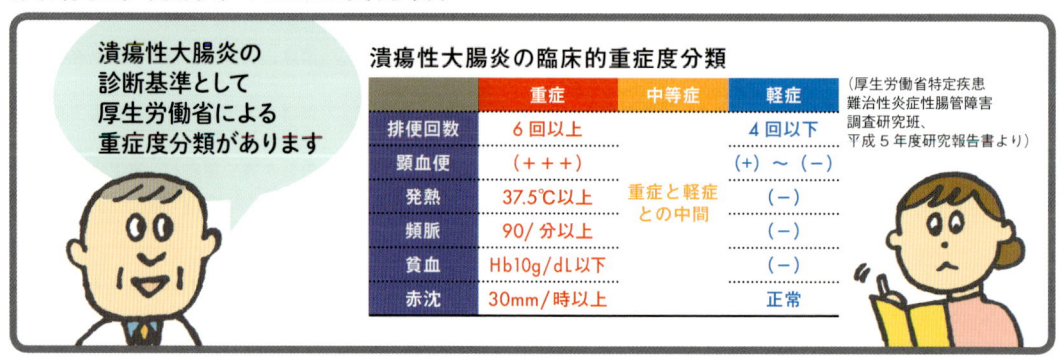

潰瘍性大腸炎の臨床的重症度分類

	重症	中等症	軽症
排便回数	6 回以上	重症と軽症との中間	4 回以下
顕血便	（＋＋＋）		（＋）〜（−）
発熱	37.5℃以上		（−）
頻脈	90/ 分以上		（−）
貧血	Hb10g/dL以下		（−）
赤沈	30mm/ 時以上		正常

（厚生労働省特定疾患難治性炎症性腸管障害調査研究班、平成 5 年度研究報告書より）

潰瘍性大腸炎の主要検査

異常値一覧

検査	異常値
赤血球沈降速度（ESR、赤沈）P.103	上昇
C-反応性タンパク（CRP）P.41	上昇
α_2-グロブリン	9.5%超
白血球数（WBC）P.100	9,700/μL超
血清総タンパク　P.35	6.5g/dL未満
赤血球数（RBC）P.100	男性：438万/μL未満　　女性：376万/μL未満
ヘモグロビン濃度（Hb）P.103	男性：13.6g/dL未満　女性11.2g/dL未満

異常値からわかること

赤血球沈降速度・
C-反応性タンパク・
α_2-グロブリン・白血球数

　赤血球沈降速度（赤沈）、C-反応性タンパク（CRP）、α_2-グロブリン、白血球数などの数値は、大腸炎の炎症の度合いを評価するための指標となります。炎症が重症化するに従い、それぞれの数値は亢進・上昇します。潰瘍性大腸炎の重症度分類では、赤血球沈降速度が30mm/h以上で重症とみなします。

検査時の留意点

＊赤血球沈降速度（赤沈）
女性は男性よりも高値の傾向があり、月経や妊娠（3カ月以降）により亢進する傾向があります。

＊C-反応性タンパク（CRP）
CRPと赤沈は、通常同時に測定されます。共に疾患の活動性や重症度を反映しますが、CRPは赤沈より早く増加し、回復期は早く陰性化します。

血清総タンパク・赤血球数・
ヘモグロビン濃度（Hb）

　血清総タンパク、赤血球数、ヘモグロビン濃度などは、出血やタンパク漏出による低栄養や貧血の状態を評価するための指標となります。低栄養や貧血が進むに従い、それぞれの数値は下降します。潰瘍性大腸炎の重症度分類では、ヘモグロビンが10g/dL以下で重症とみなします。

内視鏡・注腸造影・
生検組織学

　内視鏡検査、注腸造影検査、生検組織学検査により、特徴的所見を確認し確定診断を行います。
　潰瘍性大腸炎診断の決め手となる特異的所見はありません。クローン病や感染性腸炎など類似症候のある疾患との鑑別と共に、総合的な診断を行います。

潰瘍性大腸炎の内視鏡的炎症度分類

炎症度	内視鏡所見
軽度	血管透見像消失／粘膜細顆粒状／発赤、アフタ、小黄色点
中等度	粘膜粗ぞう、びらん、小潰瘍、易出血性（接触出血）、粘血膿性分泌物付着、その他の活動性炎症所見
強度	広範な潰瘍、著明な自然出血

クローン病

原因	・免疫異常、病原体の関与などが示唆されるが、根本的な原因は不明
診断	・腹痛、下痢・軟便、発熱、体重減少の四主徴 ・P.17「クローン病の診断基準」参照

● クローン病の診断・検査

消化管炎症による潰瘍が生じる疾患

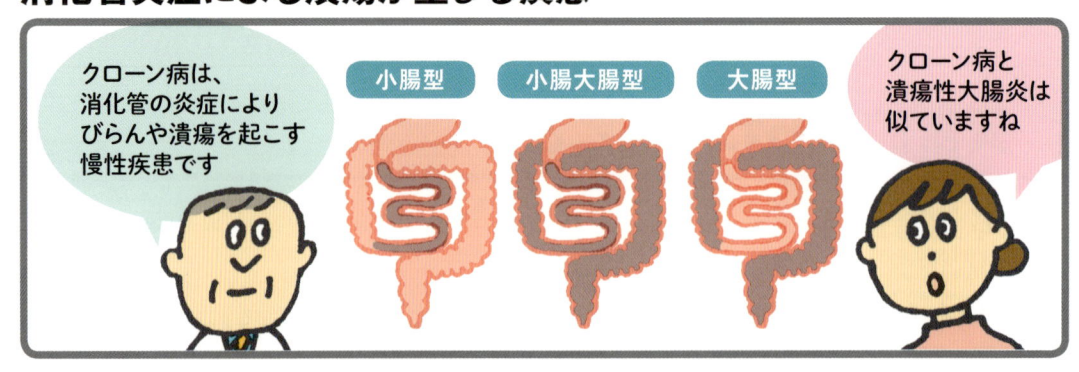

クローン病と潰瘍性大腸炎の違い

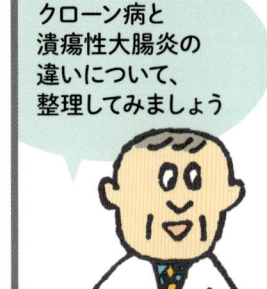

		潰瘍性大腸炎	クローン病
似ている点	症状	腹痛、下痢・軟便、発熱、体重減少など	
	発症年齢	若い世代に多い	
異なる点	炎症部位	ほとんどが大腸	消化管の全域
	炎症の起こり方	直腸から結腸へ連続的	消化管のあちこちに非連続的
	炎症の深さ	比較的浅い	深く筋層に達することもある

貧血、炎症、栄養状態を調べる

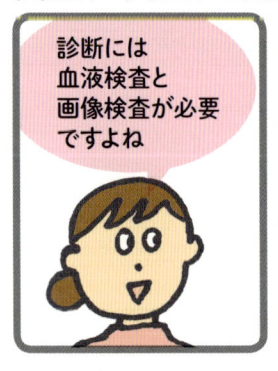

> 血液検査では、貧血、炎症の状態、栄養状態などを調べます。
> さらに、注腸、小腸、上部消化管のX線検査、消化管内視鏡検査などで総合的に診断します

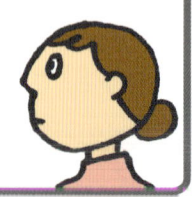

[炎症所見]
白血球、血小板数、CRP、赤沈
[貧血]
ヘモグロビン
[低栄養状態]
血清総タンパク
アルブミン、総コレステロールなど

クローン病の主要検査

異常値一覧

検査	異常値
血清総タンパク　P.35	6.5g/dL未満
赤血球数（RBC）　P.100	男性：438万/μL未満　女性：376万/μL未満
赤血球沈降速度（ESR、赤沈）　P.103	男性：10mm/h超　女性：15mm/h超
C-反応性タンパク（CRP）　P.41	0.3mg/dL超
内視鏡検査、造影検査（上下消化管および小腸）	特徴ある潰瘍像

異常値からわかること

血清総タンパク・赤血球数

　血清総タンパクや赤血球数の低下は、低栄養状態や貧血状態を示唆します。クローン病による低栄養状態を反映して、低タンパク血症、低アルブミン血症、低コレステロール血症などがみられるケースがあります。

　低栄養状態では、血清に含まれるタンパクの全分画（アルブミン、α_1-グロブリン、α_2-グロブリン、β-グロブリン、γ-グロブリン）が低下します。

 **検査時の留意点**

＊血清総タンパク
動脈血は静脈血よりも0.5g/dL程度低値となります。運動により数値が上昇するので、早朝よりも夕方に高値となります。

＊赤血球数
食後や運動後の採血、脱水症状（循環血漿量の低下）においては高値となります。女性は男性より低値（約10%）を示し、妊娠時は循環血流量の増加により数値が低下します。

赤血球沈降速度・C-反応性タンパク

　赤血球沈降速度（赤沈）の亢進、C-反応性タンパク（CRP）やα_2-グロブリン、血小板数の増加は、消化管の炎症所見となります。

 **検査時の留意点**

＊赤血球沈降速度（赤沈）
女性は男性よりも高値の傾向があり、月経や妊娠（3カ月以降）により亢進する傾向があります。
＊C-反応性タンパク（CRP）
CRPと赤沈は、通常同時に測定されます。共に疾患の活動性や重症度を反映しますが、CRPは赤沈より早く増加し、回復期は早く陰性化します。

クローン病の診断基準

主要所見	A. 縦走潰瘍 B. 敷石像 C. 非乾酪性類上皮肉芽種
副所見	a. 消化管の広範囲に認める 　不整形～類円形潰瘍またはアフタ b. 特徴的な肛門部病変 c. 特徴的な胃・十二指腸病変
確診例	1. 主要所見のAまたはBを有するもの。 2. 主要所見のCと副所見の 　aまたはbを有するもの。 3. 副所見のa、b、cすべてを有するもの。
疑診例	1. 主要所見のCと副所見の 　cを有するもの。 2. 主要所見のAまたはBを有するが 　潰瘍性大腸炎や腸型ベーチェット病、 　単純性潰瘍、虚血性腸病変と 　鑑別ができないもの。 3. 主要所見のCのみを有するもの。 4. 副所見のいずれか2つまたは 　1つのみを有するもの。

イレウス（腸閉塞）

原因	・術後の癒着、腸管内異物、腫瘍性病変など（閉塞性イレウス） ・腸重積、ヘルニア嵌頓、腸軸捻転など（絞扼性イレウス）
診断	・腹痛、腹部膨満、嘔吐、排便・排ガスの停止 ・X 線検査で鏡面（ニボー）像が認められる

● イレウス（腸閉塞）の診断・検査

腸管が詰まってしまう疾患

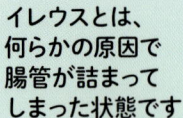

イレウスとは、何らかの原因で腸管が詰まってしまった状態です

腹痛、腹部膨満、嘔吐、排便・排ガスの停止などがあります

	閉塞性イレウス	絞扼性イレウス
機械的イレウス	腸管の血行障害がない機械的な閉塞	腸管の血行障害を伴う機械的な閉塞
機能的イレウス	腸管の麻痺やけいれんによって起こる	

脱水症状と電解質異常に注意

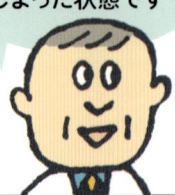

イレウスでは脱水症状を起こしやすくそれに伴う電解質異常にも注意が必要です

イレウスの保存的治療
*輸液
　脱水・電解質不均衡を補正する
*吸引・減圧
　イレウス管により腸内容物を吸引・減圧する
*投薬
　腸内細菌抑制のため抗生物質を投与する

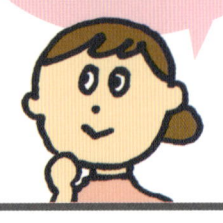

迅速かつ適切な輸液が必要ですね

脱水症状と電解質の検査

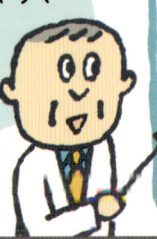

脱水や電解質喪失を調べるには、血液と尿検査が大切です

脱水症状	白血球数・赤血球数・ヘモグロビン量の増加、尿量の減少 尿比重・血中尿素窒素の増加
電解質の喪失	血清中のナトリウム・カリウムが減少 （代謝性アルカローシス）
絞扼性イレウス	LDH・CK の上昇 （腸管壊死を示す）

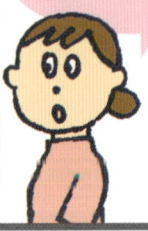

腸管壊死の状態を調べるために、LDH や CK の値もチェックしましょう

イレウス（腸閉塞）の主要検査

異常値一覧

検査	異常値
白血球数（WBC） P.100	9,700/μL超
赤血球数（RBC） P.100	男性：577万/μL超　女性：516万/μL超
ヘモグロビン濃度（Hb） P.103	男性：18.3g/dL超　女性15.2g/dL超
ナトリウム（Na） P.210	135mEq/L未満
クロール（Cl） P.210	98mEq/L未満
腹部X線	鏡面像（ニボー）の形成

異常値からわかること

白血球数・赤血球数・ヘモグロビン濃度

　腸が閉塞すると、口側の腸管は食物残渣や消化液が充満し腸管内圧が亢進します。それに伴い消化液吸収が抑制され分泌が亢進したり、頻回の嘔吐などによって体から水分や電解質が喪失されます。

　体の著しい脱水症状は、白血球数、赤血球数、ヘモグロビン濃度などの数値上昇をもたらします。また、尿量の減少による尿比重の増加や血中尿素窒素（BUN）の上昇などにも注意が必要です。

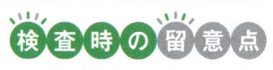 **＊白血球数**
食後に白血球数が増加するので、空腹時採血が原則となります。喫煙により白血球数が増加するので、喫煙状況を把握しておきます。
＊血中尿素窒素
夜間よりも日中の数値が高くなります。男性は女性より10〜20％数値が高くなります。高タンパク食や強度の運動で数値が上昇します。

ナトリウム・クロール

　腸の閉塞により嘔吐を繰り返せば、脱水症状と共に酸性の胃液を大量に放出し電解質を喪失し、代謝性アルカローシスが起こります。電解質の喪失はナトリウムやクロールの数値低下をもたらし、低カリウム血症や低クロール血症を伴う場合があります。

検査時の留意点 ＊ナトリウム
ナトリウム検査前には、ヘパリンNaなどナトリウムを含む薬剤、利尿薬の使用、嘔吐・下痢などの症状がないかを確認します。
＊クロール
クロール濃度は臭素やヨウ素の影響を受けやすいため、これらを含む催眠鎮痛薬、麻酔薬、ヨード造影剤などの影響に注意します。

イレウスの画像検査

腹部X線	腸に水分（下部）やガス（上部）が溜まっていると鏡面像（ニボー）と呼ばれる影が現れ、診断や重症度推察の目安となります。
超音波	腸壁のむくみや腹水の有無などを調べます。
造影CT	血流障害の有無を調べます。
内視鏡検	大腸がんの有無を調べます。

肝炎

原因	・肝炎ウイルスなどのウイルス感染 ・自己免疫やアルコール、肝脂肪など
診断	・肝機能検査値の異常 ・組織検査による肝細胞の壊死・炎症

● 肝炎の診断・検査

炎症により肝機能が低下する疾患

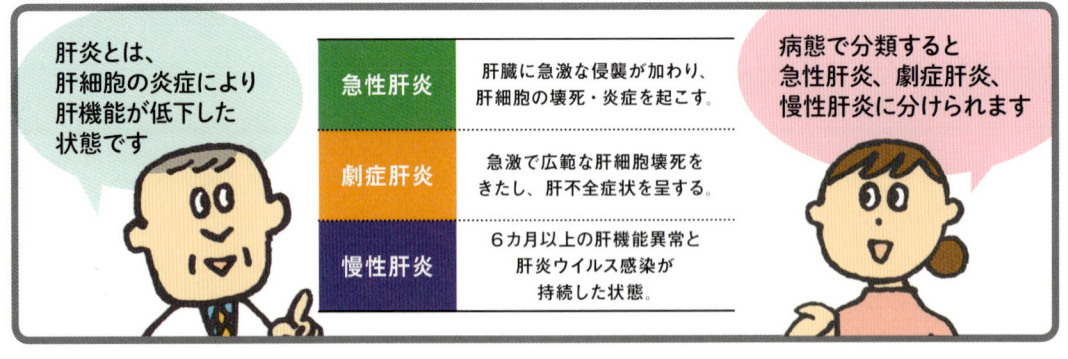

肝炎とは、肝細胞の炎症により肝機能が低下した状態です

急性肝炎	肝臓に急激な侵襲が加わり、肝細胞の壊死・炎症を起こす。
劇症肝炎	急激で広範な肝細胞壊死をきたし、肝不全症状を呈する。
慢性肝炎	6カ月以上の肝機能異常と肝炎ウイルス感染が持続した状態。

病態で分類すると急性肝炎、劇症肝炎、慢性肝炎に分けられます

肝機能障害の検査

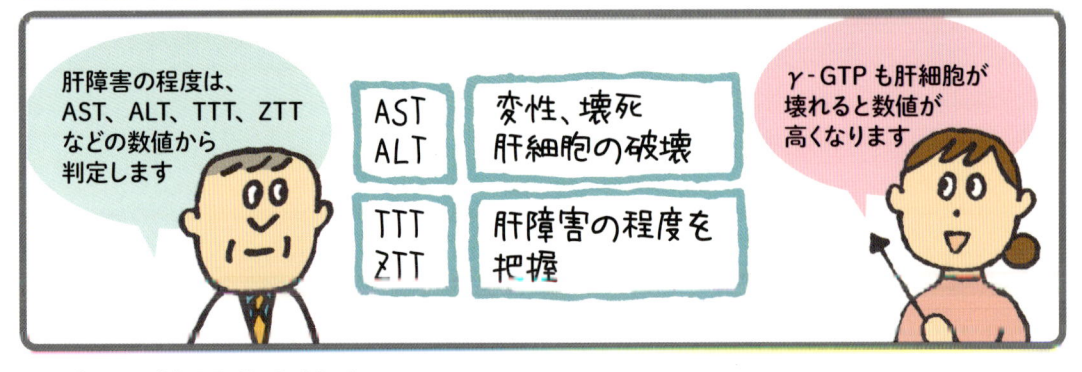

肝障害の程度は、AST、ALT、TTT、ZTT などの数値から判定します

AST ALT	変性、壊死 肝細胞の破壊
TTT ZTT	肝障害の程度を把握

γ-GTP も肝細胞が壊れると数値が高くなります

ウイルス性肝炎の検査

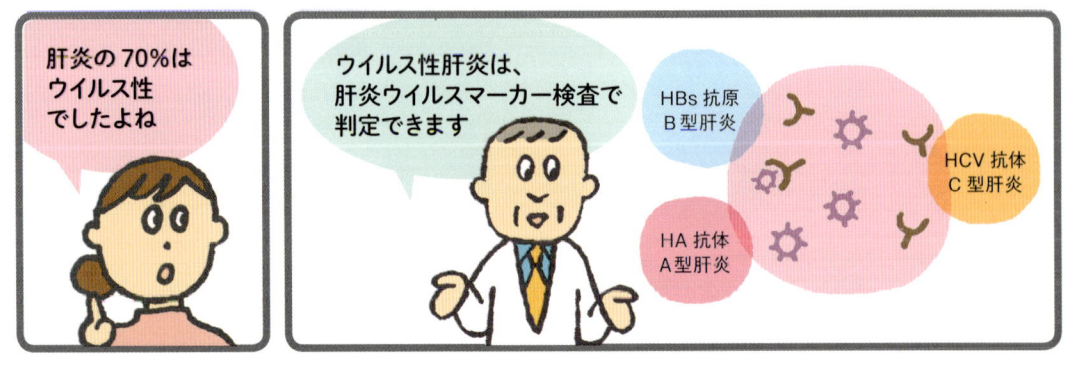

肝炎の70%はウイルス性でしたよね

ウイルス性肝炎は、肝炎ウイルスマーカー検査で判定できます

HBs 抗原 B型肝炎

HCV 抗体 C型肝炎

HA 抗体 A型肝炎

肝炎の主要検査

異常値一覧

検査	異常値
AST(GOT) P.30	40U/L超
ALT(GPT) P.30	45U/L超
チモール混濁反応(TTT) P.37	6.5U超
硫酸亜鉛混濁反応(ZTT) P.38	12U超
γ-GTP P.29	男性：79U/L超　女性：48U/L超
肝炎ウイルスマーカー P.31~33	下表参照

異常値からわかること

AST・ALT

　ASTとALTは、トランスアミナーゼと総称される酵素です。トランスアミナーゼは、肝臓・心筋・骨格筋などに多く、これらの組織に壊死や炎症などの障害が起こると血液中にあふれ出て活性値が上昇します。

　急性期には500～1,000U/L以上の上昇がみられ、劇症肝炎の場合は2,000U/L以上に上昇することもあります。慢性肝炎の場合は、50～200U/L程度の範囲で変化がみられます。

　近年では、AST・ALTとも31U/L以上を異常値とすることが多くなっています。

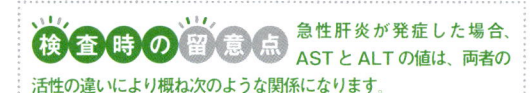

検査時の留意点　急性肝炎が発症した場合、ASTとALTの値は、両者の活性の違いにより概ね次のような関係になります。
【初　期】AST＞ALT
【回復期】AST＜ALT
【回　復】AST＞ALT
慢性肝炎ではAST＜ALT、アルコール性肝炎ではAST＞ALT

肝炎ウイルスマーカー

　肝炎ウイルスには、各種のウイルスマーカーが存在しています。右の表に、ウイルスマーカーの種類と臨床的意義を示します。

A型肝炎ウイルス（HAV）	
IgG型HA抗体	過去のHAV感染
IgM型HA抗体	A型肝炎
B型肝炎ウイルス（HBV）	
HBs抗原	HBV感染
HBs抗体	過去のHBV感染、ワクチン接種後
HBc抗体（高抗体価）	HBV感染
HBc抗体（低抗体価）	過去のHBV感染
IgM型HBc抗体（高抗体価）	急性B型肝炎、慢性肝炎増悪期
IgM型HBc抗体（低抗体価）	慢性B型肝炎の急性増悪
HBe抗原	HBV増殖期
HBe抗体	ウイルス量の減少
HBV-DNA	HBV増殖、ウイルス量を反映
HBV関連DNAポリメラーゼ	HBV増殖、ウイルス量を反映
C型肝炎ウイルス（HCV）	
HCV抗体	過去か現在にHCV感染
HCV-RNA	HCVの存在と量
HCVコア抗原	血中HCV量
HCV遺伝子型	抗ウイルス療法の効果予測
HCV異変	抗ウイルス療法の効果予測
デルタ（D型）肝炎ウイルス（HDV）	
デルタ抗体（高抗体価）	HDV感染
デルタ抗体（低抗体価）	過去のHDV感染
E型肝炎ウイルス（HEV）	
HE抗体	E型肝炎
IgA(IgM)-HE抗体	E型肝炎
HEV-RNA	E型肝炎

肝硬変

原因	・肝炎ウイルス感染（B型、C型が多い） ・自己免疫やアルコール、肝静脈うっ血、胆汁うっ滞、非アルコール性脂肪肝炎（NASH）など
診断	・肝予備能の低下、肝表面の凹凸不整、脾腫、腹水 ・肝線維化の進展

◖ 肝硬変の診断・検査

肝機能障害の検査

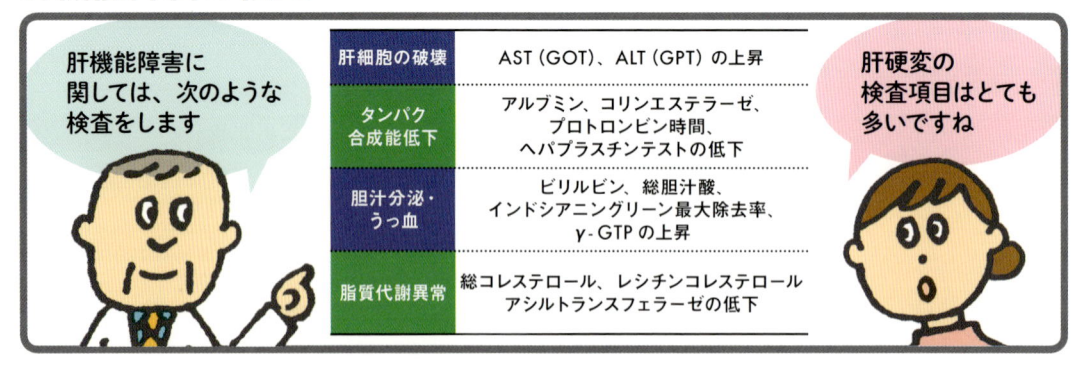

肝機能障害に関しては、次のような検査をします

肝細胞の破壊	AST（GOT）、ALT（GPT）の上昇
タンパク合成能低下	アルブミン、コリンエステラーゼ、プロトロンビン時間、ヘパプラスチンテストの低下
胆汁分泌・うっ血	ビリルビン、総胆汁酸、インドシアニングリーン最大除去率、γ-GTPの上昇
脂質代謝異常	総コレステロール、レシチンコレステロールアシルトランスフェラーゼの低下

肝硬変の検査項目はとても多いですね

肝内血流障害（門脈圧亢進症）の検査

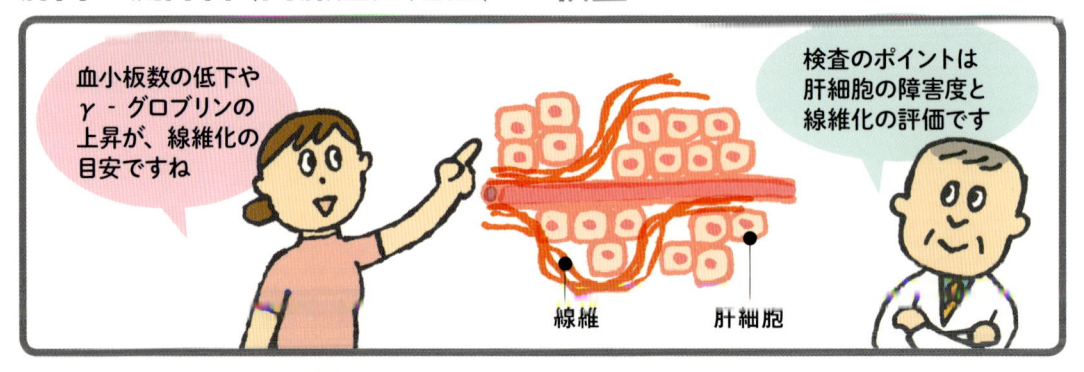

血小板数の低下やγ-グロブリンの上昇が、線維化の目安ですね

検査のポイントは肝細胞の障害度と線維化の評価です

線維　　　肝細胞

肝硬変の重症度分類

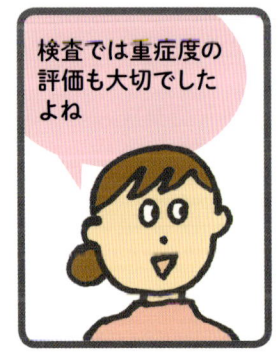

検査では重症度の評価も大切でしたよね

チャイルド・ビュー分類で総合得点が高いほど重症です

肝硬変の重症度分類（チャイルド・ビュー分類）

	1点	2点	3点
ビリルビン（mg/dL）	< 2	2～3	> 3
アルブミン（g/dL）	> 3.5	2.8～3.5	< 2.8
プロトロンビン時間（秒・延長）	1～3	4～6	> 6
プロトロンビン時間（%）	> 80	40～80	< 40
肝性脳症（度）	なし	1～2	3～4
腹水	なし	少量	中等量

各項目点数の合計点により総合評価を行う　クラスA：5～6点　クラスB：7～9点　クラスC：10～15点

肝硬変の主要検査

異常値一覧

検査	異常値
AST(GOT) P.30	40U/L超
ALT(GPT) P.30	45U/L超
γ-GTP P.29	男性：79U/L超　女性：48U/L超
血小板数(Plt) P.104	14万/μL未満
アルブミン	3.7g/dL未満
コリンエステラーゼ P.40	男性：245U/L未満　女性：198U/L未満
γ-グロブリン	20.4%超
ビリルビン P.37	1.2mg/dL超（非代償期）
インドシアニングリーン P.38	15分停滞率20〜30%超
プロトロンビン時間（PT） P.110	70%未満

異常値からわかること

血小板数・γ-グロブリン

　肝細胞の線維化（コラーゲンなどの線維質の増加）が進むと、肝臓の血流が低下し脾臓に血液が溜まり、脾臓で血小板が破壊されやすくなります。その結果血中の血小板数が減るので、血小板数の低下は、肝細胞線維化の目安となります。

　グロブリンは、肝臓で作られ血中を流れるタンパク質です。肝臓にリンパ球が増えたり、肝細胞の線維化が進むとグロブリンが増えるため、γ-グロブリンの上昇は肝硬変の進度を知る目安となります。

アルブミン・コリンエステラーゼ・プロトロンビン時間

　肝硬変により肝細胞が障害を受けると、タンパク質が作られにくくなり血液中のタンパク質が減少します。血中のタンパク質の減少は、タンパク質成分のアルブミン、肝臓で合成される酵素であるコリンエステラーゼ、血液凝固因子のプロトロンビンなどの数値低下として表れます。

ビリルビン・総胆汁酸

　肝機能が障害されると、間接ビリルビンが処理されずに血中に残り黄疸となります。胆汁酸濃度は肝臓で調整されるので、肝機能が低下すると濃度が上がります。

　肝臓の解毒と胆汁生成能力が低下すると、ビリルビン、胆汁酸、インドシアニングリーンなどの検査数値が上昇します。

急性膵炎

● 急性膵炎の診断・検査

膵臓に急性炎症が生じる疾患

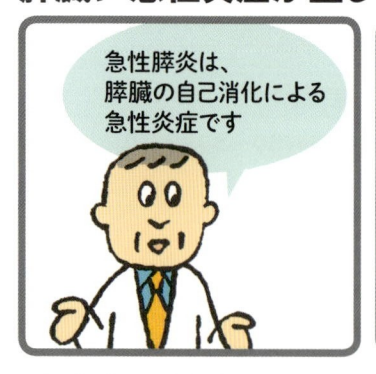

急性膵炎は、膵臓の自己消化による急性炎症です

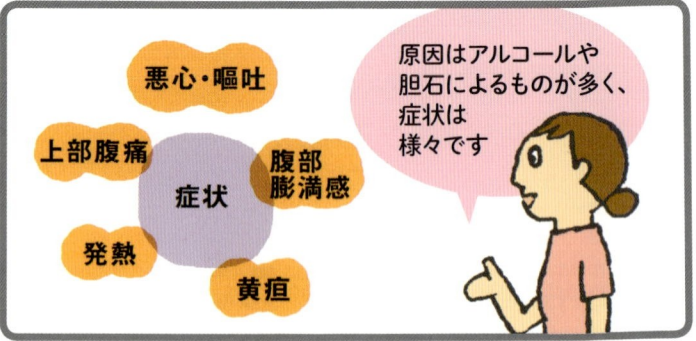

悪心・嘔吐
上部腹痛
腹部膨満感
症状
発熱
黄疸

原因はアルコールや胆石によるものが多く、症状は様々です

膵酵素の検査

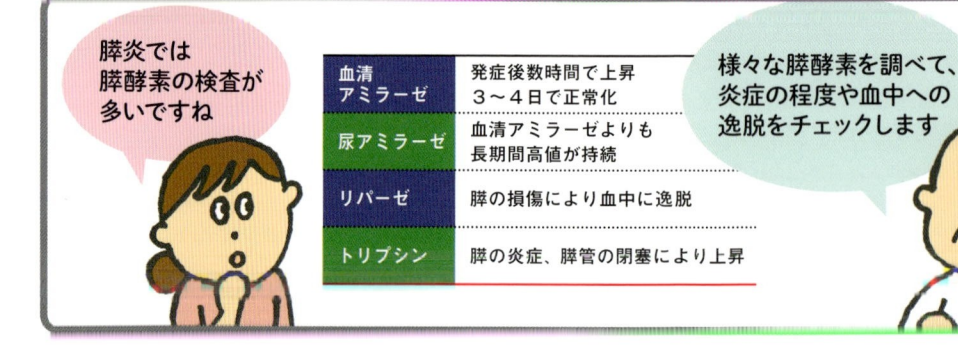

膵炎では膵酵素の検査が多いですね

血清アミラーゼ	発症後数時間で上昇 3～4日で正常化
尿アミラーゼ	血清アミラーゼよりも長期間高値が持続
リパーゼ	膵の損傷により血中に逸脱
トリプシン	膵の炎症、膵管の閉塞により上昇

様々な膵酵素を調べて、炎症の程度や血中への逸脱をチェックします

急性膵炎の重症度判定

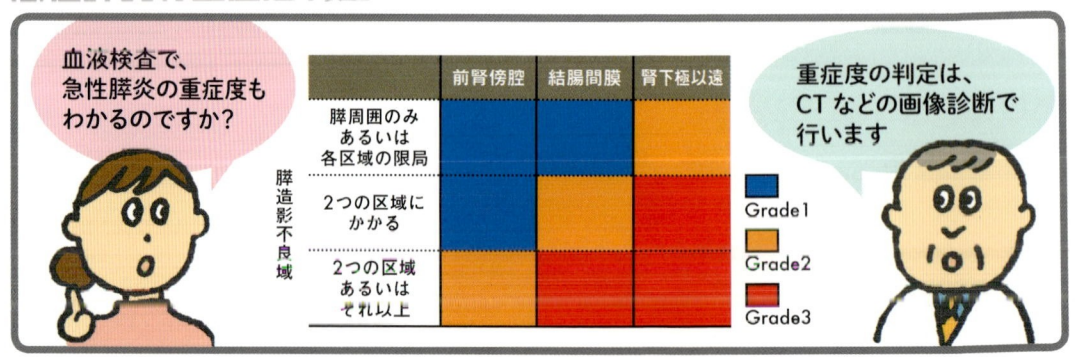

血液検査で、急性膵炎の重症度もわかるのですか？

膵造影不良域		前腎傍腔	結腸間膜	腎下極以遠
	膵周囲のみあるいは各区域の限局			
	2つの区域にかかる			
	2つの区域あるいはそれ以上			

■ Grade1
■ Grade2
■ Grade3

重症度の判定は、CTなどの画像診断で行います

急性膵炎の主要検査

異常値一覧

検査	異常値
アミラーゼ（血清） P.42	134U/L超
アミラーゼ（尿） P.42	813U/L超
リパーゼ P.42	57U/L超
トリプシン P.43	550ng/mL超
エラスターゼ1 P.43	300ng/dL超
腹部CT・MRI	膵臓周辺の炎症、偽性嚢胞

異常値からわかること

アミラーゼ（血清・尿）

　アミラーゼは主に膵臓と唾液腺で作られます。急性膵炎や慢性膵炎の急性発作時には、膵臓の外分泌細胞が炎症により破壊されて数値が上昇します。

　血中のアミラーゼは発症直後に上昇しますが、数値は必ずしも重症度とは一致せず、数日後には正常値に戻るケースが多くみられます。

　尿中のアミラーゼは血清アミラーゼよりも遅れて上昇し、異常数値が長期間続くため、膵炎の状態把握に適しています。

検査時の留意点
　るようにします。
　*点滴後の採血は、アミラーゼの値に影響が出るので避け
　*絶食、脱水、嘔吐、下痢などにより尿が濃縮された状態では、正常時でも尿アミラーゼ値が高くなります。

リパーゼ・トリプシン・エラスターゼ

　リパーゼは膵臓で作られ十二指腸に運ばれる酵素で、脂肪を消化する働きがあります。肝臓で炎症などの障害が起こると、血液に流れ出て血中濃度が上昇します。

　トリプシンやエラスターゼは、膵臓に多く存在するタンパク分解酵素のひとつで、膵臓の細胞が障害を受けると血液中に増加します。

　リパーゼ、トリプシン、エラスターゼ値の上昇は、膵臓の炎症、膵管の閉塞など急性膵炎の進行を示します。

検査時の留意点
　*急性膵炎では、リパーゼ、トリプシン、エラスターゼよりもアミラーゼの方が早期に高値を示しますが、高値持続期間はアミラーゼの方が短くなります。
　*リパーゼは、高度の脂質異常症を伴う場合は低値となることがあります。

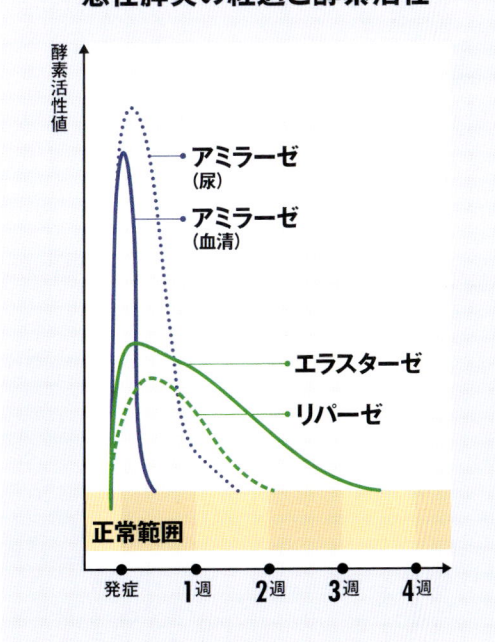
急性膵炎の経過と酵素活性

酵素活性値

アミラーゼ（尿）
アミラーゼ（血清）
エラスターゼ
リパーゼ

正常範囲

発症　1週　2週　3週　4週

Helicobacter Pylori

ヘリコバクター・ピロリ

ヘリコバクター・ピロリ菌の感染や除菌判定に用いる。

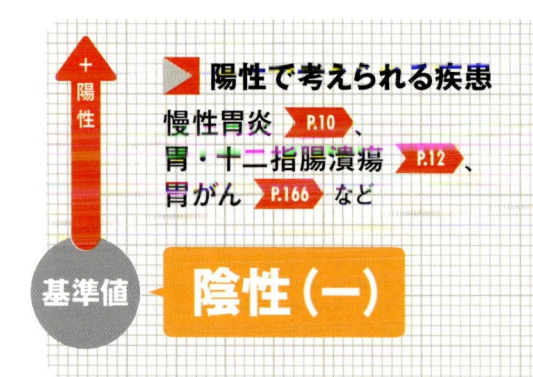

陽性で考えられる疾患

慢性胃炎 P.10 、
胃・十二指腸潰瘍 P.12 、
胃がん P.166 など

基準値 ← **陰性（－）**

検査値のしくみ

　検査は内視鏡生検検査と一般検査に大別され、6つの検査方法があります（詳細は下表参照）。複数の検査を組み合わせることで、検査の精度が高よります。除菌判定は、除菌治療薬中止後4週以降に行います。

　除菌判定の際には、感度の高い尿素呼気試験かモノクローナル抗体を用いた便中 H.pylori 抗原測定が適しています。

内視鏡生検検査

検査方法	検査のしくみ	利点
迅速ウレアーゼ試験	H.pyloriのウレアーゼ活性により生じるアンモニアのpHを測定します。	・簡便で判定が早い ・特異度が高い
鏡検法	HE法、ギムザ染色、免疫染色などにより顕微鏡で直接観察します。	・検体保存が可能 ・胃粘膜の観察が可能
培養法	分離培養により菌を確認します。培養には3〜7日かかります。	・菌株の保存が可能 ・特異度が高い

一般検査

検査方法	検査のしくみ	利点
尿素呼気試験	診断薬（尿素）を内服し、呼気中の$^{13}CO_2$から感染診断を行います。	・簡便で判定が早い ・特異度、感度が高い
抗 H.pylori 抗体	血液、尿からH.pylori感染を測定します。	・簡便で安価
便中 H.pylori 抗原	H.pyloriに対する抗体を用いて、便中の菌の有無を調べます。	・簡便で安価 ・特異度、感度が高い

検査時の留意点

＊ プロトンポンプ阻害剤や一部の防御因子増強薬などで偽陰性となることがあります。（抗 H.pylori 抗体検査を除く）。

＊ 萎縮性胃炎や MALT リンパ腫では、偽陰性となることがあります。

Pepsinogen Ⅰ

生化学的検査

ペプシノーゲンⅠ

胃底腺領域の胃粘膜と胃酸分泌の状態を調べる。

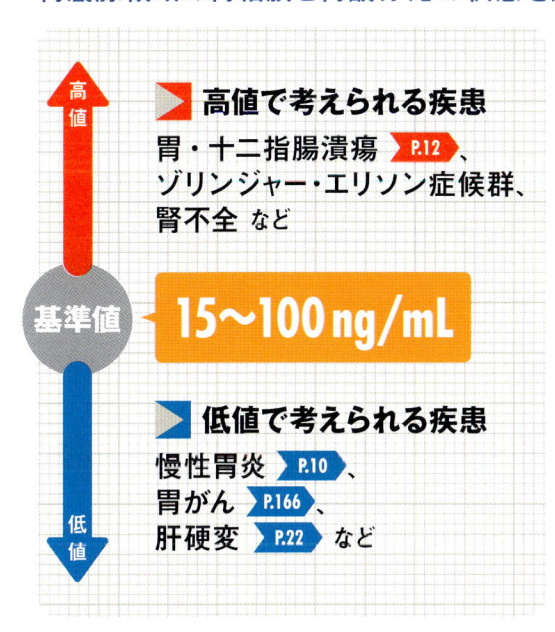

高値で考えられる疾患
胃・十二指腸潰瘍 P.12 、
ゾリンジャー・エリソン症候群、
腎不全 など

基準値 → **15〜100 ng/mL**

低値で考えられる疾患
慢性胃炎 P.10 、
胃がん P.166 、
肝硬変 P.22 など

検査値のしくみ

　ペプシノーゲンとは、胃粘膜でペプシン（消化酵素）を作る物質です。胃が炎症を起こすとペプシノーゲンの量が増えるため、消化性潰瘍や萎縮性胃炎の可能性が高まります。

　萎縮性胃炎によって胃がんのリスクが高まるため、胃がん検診のスクリーニングでは、ペプシノーゲンⅠとペプシノーゲンⅠ/Ⅱ比が使われます。

検査時の留意点

＊ プロトンポンプ阻害剤の使用により数値が上昇するため、検査前には1〜2カ月の服用中止が必要です。
＊ 腎不全により数値が上昇します。

Pepsinogen Ⅱ

生化学的検査

ペプシノーゲンⅡ

胃粘膜全域の胃粘膜と胃酸分泌の状態を調べる。

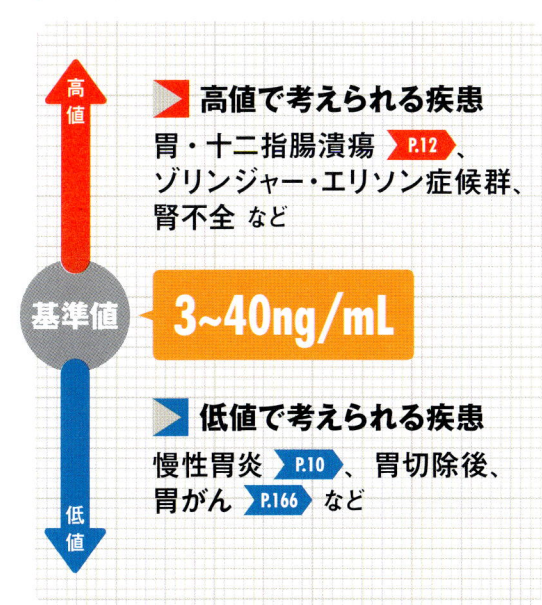

高値で考えられる疾患
胃・十二指腸潰瘍 P.12 、
ゾリンジャー・エリソン症候群、
腎不全 など

基準値 → **3〜40ng/mL**

低値で考えられる疾患
慢性胃炎 P.10 、胃切除後、
胃がん P.166 など

検査値のしくみ

　ペプシノーゲンⅡは胃粘膜全域で分泌され、胃粘膜の炎症や腎からの排泄低下によって血中濃度が上昇します。ペプシノーゲンⅡが高値となる場合は消化性潰瘍、低値となる場合は胃粘膜の萎縮が考えられます。

P.11 ペプシノーゲンⅠ/Ⅱ比

検査時の留意点

＊ プロトンポンプ阻害剤の使用により数値が上昇するため、検査前には1〜2カ月の服用中止が必要です。
＊ 加齢と共に数値が高くなる傾向があります。
＊ 腎不全により数値が上昇します。

Occult Blood of Stool

便潜血

ヘリコバクター・ピロリ菌の感染や除菌判定に用いる。

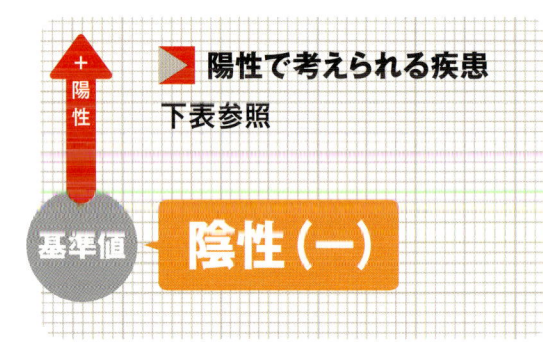

▶ **陽性で考えられる疾患**

下表参照

基準値 ← **陰性（-）**

+陽性

検査値のしくみ

便に血が混じっているかどうかを調べる検査で、目視の他に、化学的便潜血検査（化学法）と免疫学的便潜血検査（免疫法）があります。化学法は化学的な色素変化で判定する方法で、採便の3日前から薬剤、肉・野菜・鉄分などの摂取制限が必要になります。免疫法はヒトヘモグロビンに対する反応で判定する方法で、食事制限は要しません。

便潜血反応検査

検査方法	陽性で考えられる疾患	特徴
化学的便潜血検査	上部・下部消化管出血(潰瘍、腫瘍、大腸炎)、マロリーワイス症候群、クローン病 **P.16** 、腸閉塞、胆石、肝がん **P.170** 、膵炎 **P.24** 、膵がん **P.172** など	・検出感度が高い ・ヒトヘモグロビン以外の物質（動物性タンパク質、鉄剤、緑黄色野菜、薬物など）に反応を示し、偽陽性が出やすい ・検査前3日間の食事制限が必要
免疫学的便潜血検査	化学的便潜血検査と同様であるが、化学的便潜血検査よりも下部消化管疾患の検出率が高くなり、上部消化管疾患の検出率は低くなる傾向がある。	・検出感度は化学的方法に劣る ・ヒトヘモグロビンに特異的な反応を示し、偽陽性が出にくい ・胃酸や膵液による変成のため上部消化管出血を検出しにくい

検査時の留意点

✦ 検査回数を増やすことが病変の発見に効果的などで、2日法、3日法が推奨されます。
✦ 痔疾や月経血などでも偽陽性になりやすいので、注意が必要です。

検体の採取保存

＊ 化学的便潜血検査の場合、ヒト以外のヘモグロビンにも反応するため、3日前から肉類の摂取を控え、1〜2回排便後の便を使用するのが望ましいことを伝えます。
＊ 排便後の便中ヘモグロビンは不安定なので、なるべくすみやかに測定するのが理想ですが、やむを得ない場合は冷蔵保存します。

Gastrin

内分泌学的検査

ガストリン

消化器に潰瘍や炎症が起こっていないかどうか調べる。

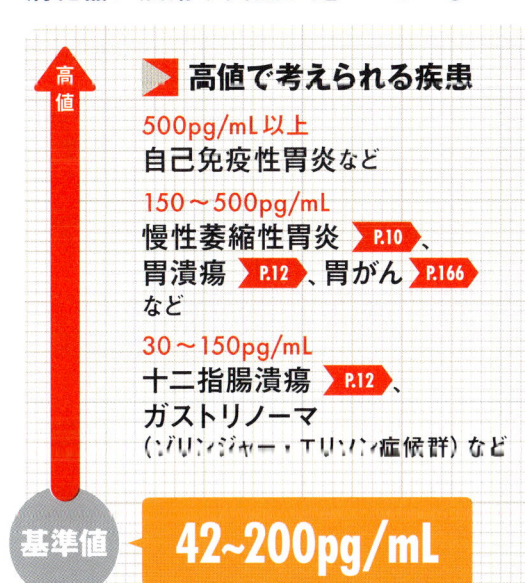

高値で考えられる疾患

500pg/mL 以上
自己免疫性胃炎 など

150〜500pg/mL
慢性萎縮性胃炎 P.10、
胃潰瘍 P.12、胃がん P.166
など

30〜150pg/mL
十二指腸潰瘍 P.12、
ガストリノーマ
(ゾリンジャー・エリソン症候群) など

基準値 **42~200pg/mL**

検査値のしくみ

　ガストリンは胃幽門部や十二指腸粘膜のG細胞から分泌される消化管ホルモンで、胃酸の分泌を促進します。食事の刺激や胃内pHの上昇などに反応し、胃酸が適度に分泌されるようにバランスを保っています。

　ガストリン値の検査は、胃・十二指腸潰瘍やゾリンジャー・エリソン症候群を診断する際に採血した血清によって必ず行います。

検査時の留意点

＊ ガストリン値は食事の影響を受けるので、採血は早朝の空腹時に行います。

＊ 採血当日は食事だけでなく、水分の摂取も禁止します。

γ-Glutamyl Transpeptidase

生化学的検査

γ-GTP (γ-グルタミルトランスペプチダーゼ)

主としてアルコール性肝障害の診断の目安とする。

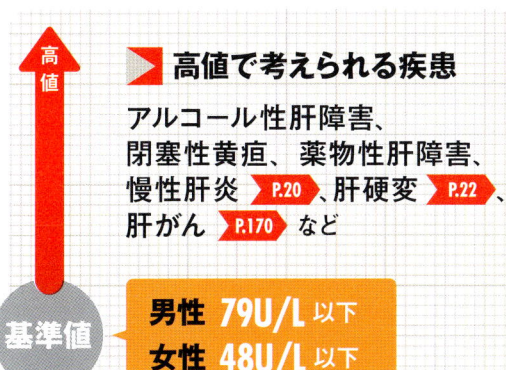

高値で考えられる疾患

アルコール性肝障害、
閉塞性黄疸、薬物性肝障害、
慢性肝炎 P.20、肝硬変 P.22、
肝がん P.170 など

基準値
男性 79U/L 以下
女性 48U/L 以下

低値で考えられる疾患

妊婦性胆汁うっ滞、
先天性γ-GTP血症 など

検査値のしくみ

　γ-GTPは肝臓の解毒作用に関係している酵素で、肝臓、腎臓、膵臓、血液中などに含まれています。数値が上昇する主な原因は飲酒過多ですが、他にも胆汁うっ滞や胆管細胞の破壊が生じると、γ-GTPが血液中に漏れ出して数値が上がります。

　注意すべきは100U/L以上になった場合で、脂肪肝が進行している可能性があります。

検査時の留意点

＊ 検査では採取した血液を遠心分離機にかけ、血清部分を自動分析器で検出します。

＊ 200U/L以上の場合、胆石や胆道がんなどによって胆道が詰まっている可能性もあります。

Aspartate Aminotransferase

生化学的検査

AST（GOT）
肝臓障害、心筋梗塞、溶血などの有無を調べる。

▶ **高値で考えられる疾患**

AST値が高い場合

肝炎 P.20 、肝硬変 P.22 、
心筋梗塞 P.16 、
大量出血などによるショックなど

AST値とALT値が共に高い場合

ALT の疾患に準じます。両者が共に高値を示した場合、値が高くなるほど疾患は重症であると判断できます。ただし、肝細胞の壊死が広範囲にわたると、AST、ALT 共に低値となって基準値に近くなることがあるので、注意が必要です。

基準値 **10~40U/L(37℃)**

検査値のしくみ

AST（アスパラギン酸アミノトランスフェラーゼ）は体内でアミノ酸代謝に関与している酵素で、肝臓、腎臓、心筋、骨格筋などに多く存在するため、これらの臓器の細胞に異変が起こると血液中の数値が増加します。

肝臓に関する情報を得るには、ALT も一緒にチェックする必要があります。検査では採取した血液を遠心分離機にかけて血清と血球に分け、血清部分を分析器で検出します。

検査時の留意点

＊ AST 値のみが高値を示す場合は、肝臓以外の病気である可能性もあります。
＊ AST 値は溶血性貧血などの溶血性疾患でも上昇します。

Alanine Aminotransferase

生化学的検査

ALT（GPT）
肝細胞の破壊の有無と進行状態を調べる。

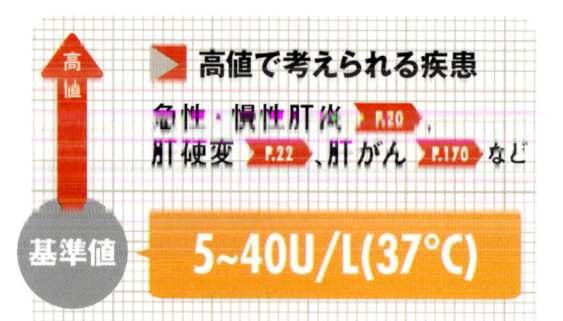

▶ **高値で考えられる疾患**

急性・慢性肝炎 P.20 、
肝硬変 P.22 、肝がん P.170 など

基準値 **5~40U/L(37℃)**

検査値のしくみ

ALT（アラニンアミノトランスフェラーゼ）はAST と同様に体内でアミノ酸代謝に関与している酵素で、肝臓と腎臓に多く存在しています。特に肝臓が障害を受けると血液に流れ出して高値を示すため、肝疾患の指標に用いられています。

ALT は一般的に単独で検査することはなく、AST とペアで検査されます。これらが少な過ぎることで問題になることはありません。

検査時の留意点

＊ 運動によっても上昇するため、検査前の運動は控えるよう指導します。
＊ 飲酒によっても上昇するため、前日の飲酒は控えるよう指導します。

A 型肝炎ウイルス（HAV）

A型肝炎に感染したかどうかを調べる。

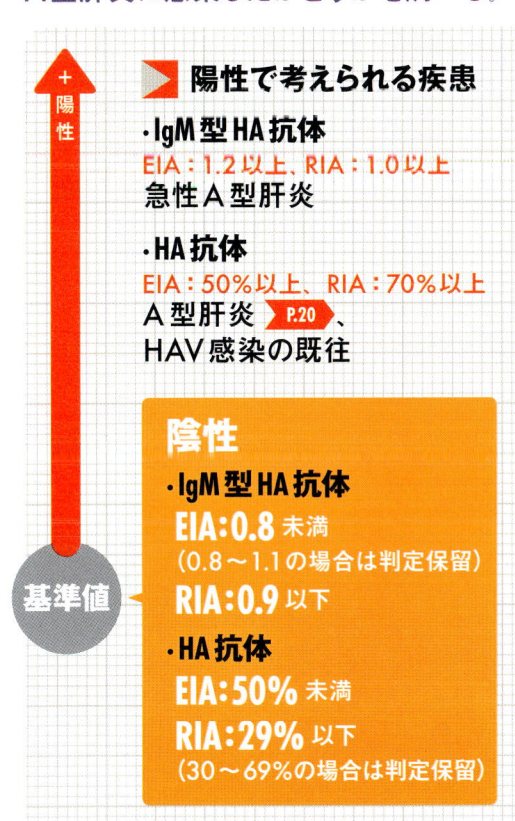

🚩 **陽性で考えられる疾患**

・IgM型HA抗体
EIA：1.2以上、RIA：1.0以上
急性A型肝炎

・HA抗体
EIA：50%以上、RIA：70%以上
A型肝炎 **P.20**、
HAV感染の既往

陰性

・IgM型HA抗体
EIA：0.8 未満
（0.8～1.1の場合は判定保留）
RIA：0.9 以下

・HA抗体
EIA：50% 未満
RIA：29% 以下
（30～69%の場合は判定保留）

基準値

検査値のしくみ

A型肝炎は、A型肝炎ウイルス（HAV）が食べ物や飲み水を介して主に肝臓で増殖することによって起こります。ウイルスを排除しようとする免疫反応によって肝炎ウイルスに感染した細胞ごと攻撃されるため、肝臓に炎症が生じます。

検査では免疫反応によってできた抗体を血液で測ります。一般的にIgM型HA抗体とHA抗体を同時に測定します。

検査時の留意点

＊ 発症前約1カ月間に海外旅行をしたか、生の魚介類を食べたかなどを確認します。
＊ 食欲不振、吐き気、倦怠感の有無を確認し、黄疸が出ていないかも観察します。

A型肝炎の経過

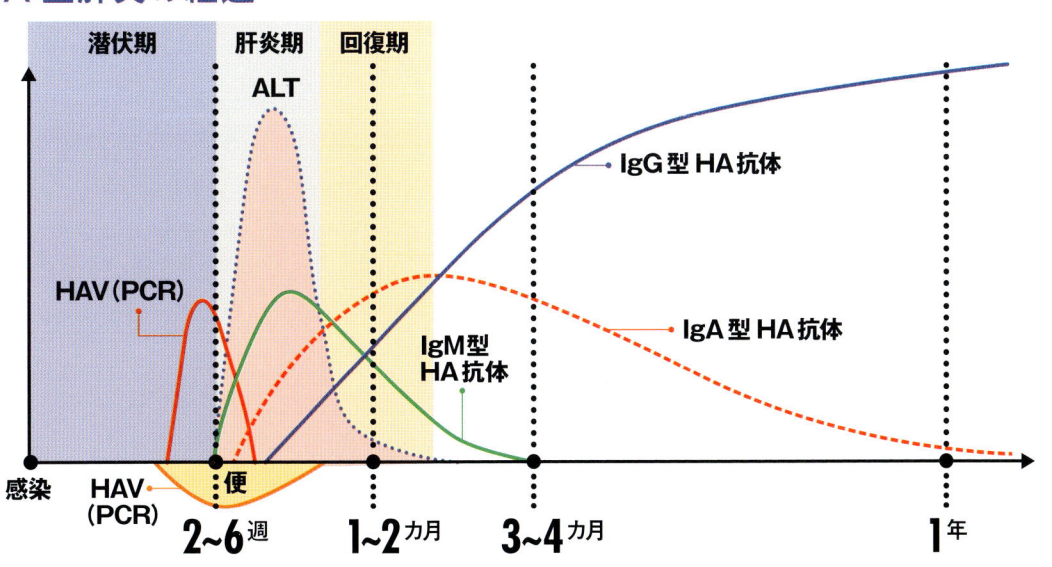

Hepatitis B Virus

B型肝炎ウイルス（HBV）

B 型肝炎に感染したかどうかを調べる。

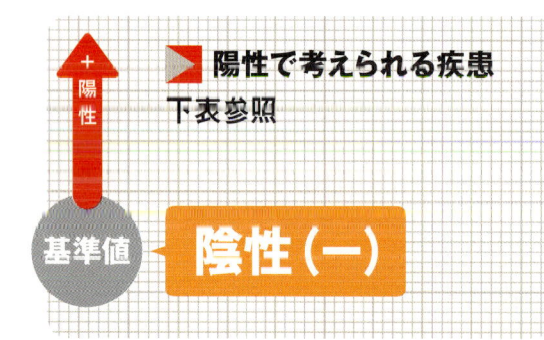

＋陽性

▶ **陽性で考えられる疾患**
下表参照

基準値 **陰性（一）**

検査値のしくみ

B 型肝炎は B 型肝炎ウイルス（HBV）が血液・体液を介して感染して起き、成人が HBV に感染したときに一過性に発症する急性肝炎と HBV の持続感染者に起きる慢性肝炎の 2 つに大分されます。

検査では免疫反応によってできた抗体を血液で測ります。特に HBs 抗原が検出された場合、その人の肝臓の中で HBV が増殖していることを意味します。

検査方法	陽性で考えられる疾患
HBs 抗原	急性・慢性 B 型肝炎 **P.20**、無症候性キャリアなどのウイルス感染
HBs 抗体	HBV 感染の既往、HBV ワクチン接種後
HBc 抗体	HBV 感染
IgM 型 HBc 抗体	急性 B 型肝炎、慢性 B 型肝炎の急性増悪
HBe 抗原	活動性 B 型肝炎
HBe 抗体	HBV 感染の既往、無症候性キャリアなどのウイルス感染、慢性 B 型肝炎の非活動期
B 型肝炎ウイルスコア関連抗原（HBcrAg）	HBV 増殖の指標
HBV 関連 DNA ポリメラーゼ（RA）	活動性 B 型肝炎

B 型肝炎検査での注意点

検査方法	注意点
HBs 抗原	HBV 劇症肝炎の場合、高感度の検査でも陰性を示すことがある。
HBe 抗体	感染者でも低値陽性を示すことがある。
HBc 抗体	陰性の場合、HBe 抗原も陰性ならば肝炎がおさまってきたと考えられるが、HBV が幹細胞内に残っている可能性もある。
HBV 関連 DNA ポリメラーゼ（RA）	陽性を示さない場合も、感染の可能性は残る。

検査時の留意点

＊ 食欲不振、吐き気、倦怠感の有無を確認し、黄疸が出ていないかも観察します。

＊ 性交での感染も考えられるため、パートナーにも検査を受けるよう勧めます。

Hepatitis C Virus

感染症検査

C型肝炎ウイルス（HCV）

C型肝炎に感染したかどうかを調べる。

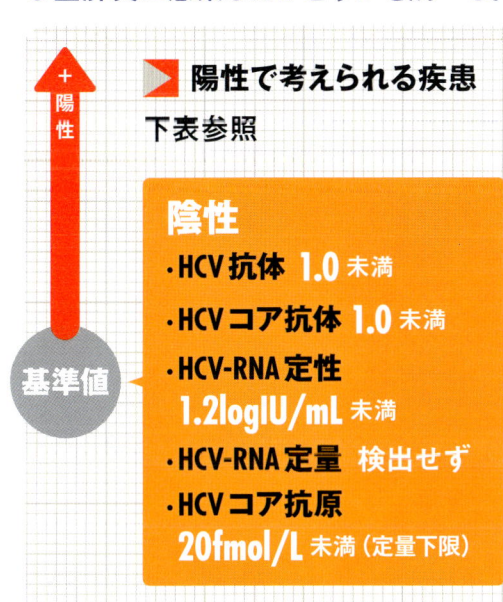

▶ **陽性で考えられる疾患**

下表参照

陰性
- **HCV抗体** **1.0** 未満
- **HCVコア抗体** **1.0** 未満
- **HCV-RNA定性** **1.2logIU/mL** 未満
- **HCV-RNA定量** **検出せず**
- **HCVコア抗原** **20fmol/L** 未満（定量下限）

検査方法	陽性の場合
HCV抗体	過去あるいは現在において HCVに感染している。
HCVコア抗体	HCVに感染し、増殖している。HCVウイルス血症の有無と密接に関連する。
HCV-RNA	定性では現在HCVに感染していることがわかる。定量ではHCVの量がわかり、増殖の状態を把握できる。
HCVコア抗原	血中のHCV量がわかる。HCV-RNA定量とともにHCV増殖のマーカーとなる。

検査時の留意点

＊ 血液感染の疑いのある医療行為を受けたことがあるかを確認します。

＊ 食欲不振、倦怠感、吐き気、悪心・嘔吐があるかを確認します。

検査値のしくみ

C型肝炎はC型肝炎ウイルス（HCV）が主に肝臓で増殖することによって起こります。基本的に感染者の血液を介して感染しますが、ほぼ半数の感染源は不明のままです。HCVに感染すると約70%が持続感染者となり、慢性肝炎、肝硬変、肝がんへと進行する場合があります。

検査では血液中にHCV抗体があるかどうかを調べる「HCV抗体検査」と、HCVの遺伝子を調べる「HCV-RNA検査」を併用して行います。

C型肝炎検査の進め方

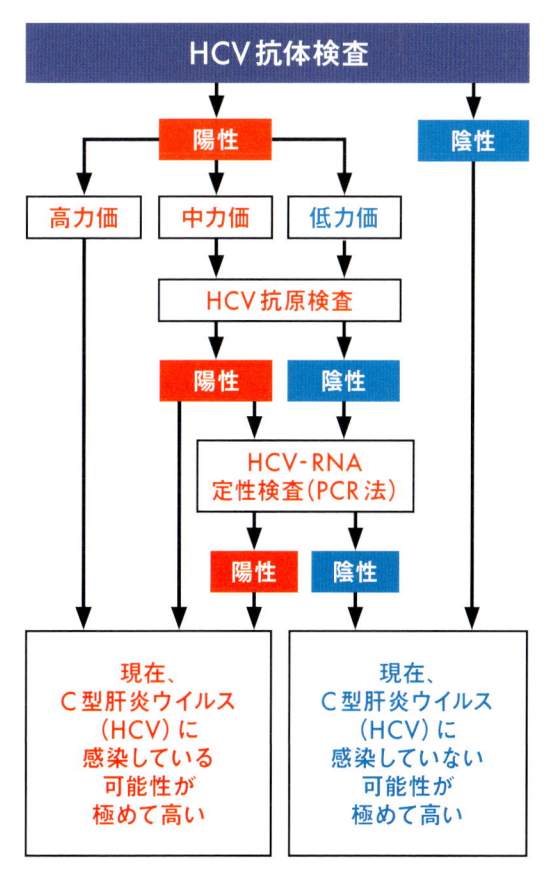

Serum Protein Fractionation

生化学的検査

血清タンパク分画（TP-F）
肝臓病や腎臓病の有無と病態を調べる。

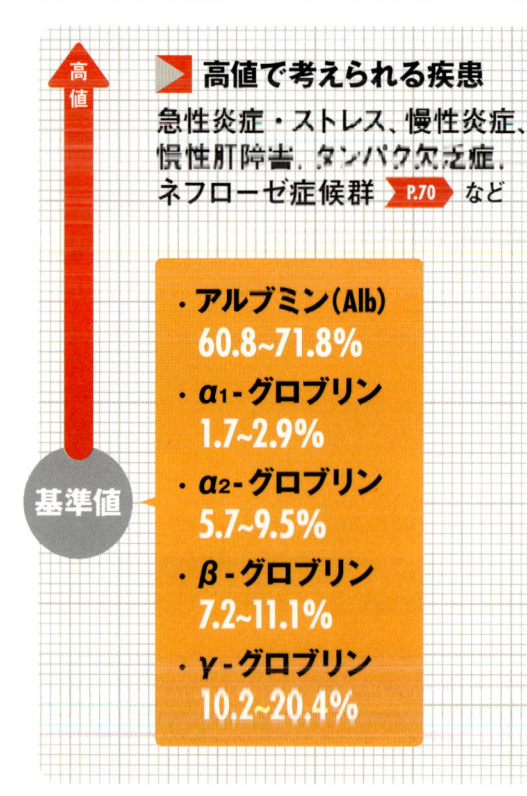

▶ 高値で考えられる疾患

急性炎症・ストレス、慢性炎症、慢性肝障害、タンパク欠乏症、ネフローゼ症候群 **P.70** など

高値 / 基準値

- **アルブミン（Alb）**
  60.8~71.8%
- **α_1-グロブリン**
  1.7~2.9%
- **α_2-グロブリン**
  5.7~9.5%
- **β-グロブリン**
  7.2~11.1%
- **γ-グロブリン**
  10.2~20.4%

検査値のしくみ

血清中のタンパクはアルブミンとグロブリンで、血清タンパクに電気を通すとあわせて5つのグループに分画されます。これらのタンパクは、それぞれ特有の役割を果たし、病気によって数値が特徴的に変動するため、これらのタンパク質の増減パターン（構成比）から様々な病態を判定することができます。肝臓病や腎臓病の病態把握や治療効果の判定に有用な検査です。

血清タンパク分画

分画	アルブミン など
α_1分画	α_1アンチトリプシン、α_1リポタンパク など
α_2分画	ハプトグロビン、α_2マクログロブリン など
β分画	トランスフェリン、ヘモペキシン など
γ分画	IgG、IgA、IgM など

タンパク分画の異常パターン

↑（上昇）、↓（低下）、→（変化なし）

分類名称	TP濃度	アルブミン	α_1-グロブリン	α_2-グロブリン	β-グロブリン	γ-グロブリン
タンパク不足・漏出型	↓↓	↓↓	↓・→	↓・→	↓	↓・（→）
ネフローゼ型	↓↓	↓↓		↑↑		↓（↓・↑）
肝硬変型	↓・→・↑	↓↓		↓	β-γ bridging	
急性炎症型		↓	↑	↑		→
慢性炎症型		↓	↑	↑		↑
ポリクロナールγ型	↑	↓				↑

検査時の留意点

※ 春と秋にはアルブミン分画、夏にはγ-グロブリン分画の上昇傾向がみられます。

Serum Total Protein

生化学的検査

血清総タンパク（TP）

肝臓や腎臓の機能の異常の有無を調べる。

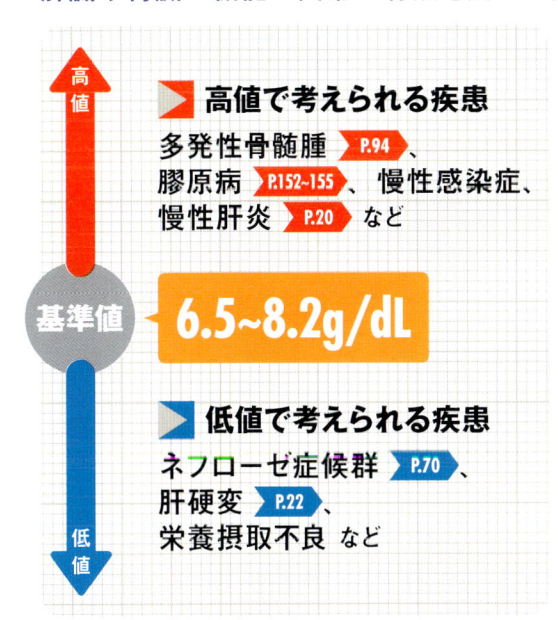

高値

> **高値で考えられる疾患**

多発性骨髄腫 `P.94` 、
膠原病 `P.152~155` 、慢性感染症、
慢性肝炎 `P.20` など

基準値 — **6.5~8.2g/dL**

> **低値で考えられる疾患**

ネフローゼ症候群 `P.70` 、
肝硬変 `P.22` 、
栄養摂取不良 など

低値

検査値のしくみ

血清総タンパクとは血清中に100種類以上含まれるタンパクの総量で、血清の約8％を占めます。肝臓や腎臓の働きに異常が生じると、血清中のタンパクの代謝が乱れるため、血清総タンパクを調べることで、肝臓や腎臓の状態を知る目安となります。

検査ではペプチドと特異的に反応するビウレット法によって、血清中に含まれるタンパクの総濃度を求めます。

検査時の留意点

＊ この検査では病気は確定できないので、異常値の場合には他の検査を行います。
＊ 乳幼児の数値は成人より低めです。また、高齢になるに従って数値は下がります。

Leucine Aminopeptidase

生化学的検査

ロイシンアミノペプチダーゼ（LAP）

肝胆道の閉塞状態を推測する手がかりとする。

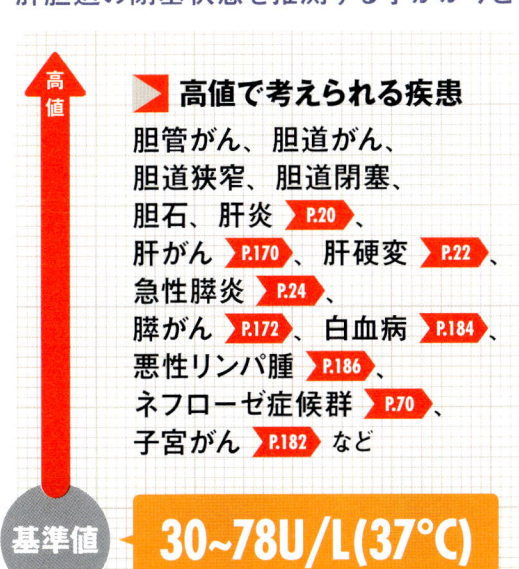

高値

> **高値で考えられる疾患**

胆管がん、胆道がん、
胆道狭窄、胆道閉塞、
胆石、肝炎 `P.20` 、
肝がん `P.170` 、肝硬変 `P.22` 、
急性膵炎 `P.24` 、
膵がん `P.172` 、白血病 `P.184` 、
悪性リンパ腫 `P.186` 、
ネフローゼ症候群 `P.70` 、
子宮がん `P.182` など

基準値 — **30~78U/L(37℃)**

検査値のしくみ

LAPは肝臓、腎臓、膵臓、腸管、子宮、睾丸、脳などの細胞に含まれる酵素でタンパク質を分解する働きを持っていますが、血中に増えるのは主に肝臓・胆道系に障害が起きたときです。肝臓や胆道に閉塞が起こると胆汁がうっ滞し、血液中にLAPが逆流して血中のLAP濃度が上昇します。検査では採取した血液を遠心分離機にかけて血清と血球に分け、血清部分を分析器で検出します。

検査時の留意点

＊ 検査前夜の飲酒は控えるよう指導します。
＊ 高値を示した際は、肝胆道系について、腹部超音波検査、X線CT検査などの画像診断を行います。

Alkaline Phosphatase

生化学的検査

アルカリホスファターゼ（ALP）

胆汁排出経路の障害、悪性腫瘍の骨転移、骨疾患の有無を調べる。

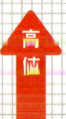 ▶ **高値で考えられる疾患**

肝、胆道系疾患

肝炎 `P.20` 、
肝硬変 `P.22` 、肝がん `P.170` 、
胆管がん など

骨疾患

くる病、ページェット病、
骨軟化症、骨肉腫 など

その他の疾患

閉塞性黄疸、
副甲状腺機能亢進症 など

基準値 ## 104~338U/L(37℃)

▶ **低値で考えられる疾患**

甲状腺機能低下症 `P.118` 、
遺伝性低ALP血症 など

検査値のしくみ

アルカリホスファターゼ（ALP）は体内でリン酸化合物を分解する酵素で、特に骨、小腸、肝臓、胎盤、腎臓に多く存在しています。γ-GTPやLAPなどと共に肝・胆道系酵素と呼ばれ、多くの場合、肝臓と骨の異常により血液中で上昇します。

> **検査時の留意点**
>
> ＊ ALPとγ-GTPが共に高値の場合は肝胆道系疾患が、ALPのみが高値の場合は、肝胆道系疾患以外の病気が疑われます。
> ＊ ALPは骨でも作られているため、子どもでも数値が上がります。

アイソザイムによる疾患判断

ALP値が高い場合、ALPの6種類のアイソザイム（同じ働きを持ちながら、分子構造などが異なる酵素群）を測定し、どれが多いか見極めることで診断の手がかりとします。

アイソザイム	アイソザイムの起源	疑われる疾患
ALP1	肝臓	肝がん、閉塞性黄疸、限局性肝障害　など
ALP2	肝臓	各種肝疾患、胆道系疾患　など
ALP3	骨	副甲状腺機能亢進症、悪性腫瘍の骨転移　など
ALP4	胎盤	悪性腫瘍、妊娠後期　など
ALP5	小腸	肝硬変、慢性肝炎、慢性腎不全　など
ALP6	小腸	潰瘍性大腸炎、肝がん　など

Bilirubin

生化学的検査

ビリルビン

肝機能障害、胆管障害、黄疸の有無と程度を調べる。

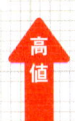

高値で考えられる疾患

間接ビリルビンが高値の場合
溶血性貧血 P.92 、
新生児黄疸、肺梗塞、敗血症、
甲状腺機能低下症 P.118 など

直接ビリルビンが高値の場合
胆管・胆道系における閉塞 など

直接ビリルビンが高値で、
中間型高ビリルビン血症になっている場合
急性・慢性肝炎 P.20 、
肝硬変 P.22 など

基準値

・総ビリルビン 0.3~1.2mg/dL
・直接ビリルビン 0.4mg/dL 以下
・間接ビリルビン 0.8mg/dL 以下

検査値のしくみ

　ビリルビンとは古くなった赤血球が破壊されるときに生成される黄色い色素で、血液で肝臓に運ばれ、胆汁中に捨てられます。肝臓で処理される前のものを間接ビリルビン、処理された後のものを直接ビリルビンといい、あわせて総ビリルビンと呼びます。

　検査では総ビリルビンと直接ビリルビンを調べ、その差から間接ビリルビンを算出します。

検査時の留意点

＊ 間接ビリルビンと直接ビリルビンの比率はおよそ1対1です。
＊ 特に胆道の疾患では、直接ビリルビンの値が上昇します。

Thymol Turbidity Test

生化学的検査

チモール混濁反応（TTT）

肝機能障害をスクリーニングする。

高値で考えられる疾患

急性・慢性肝炎 P.20 、
肝硬変 P.22 、胆汁うっ滞症、
関節リウマチ P.152
全身性エリテマトーデス P.154
など

基準値

0.5~6.5U
（Kunkel単位）

低値で考えられる疾患

多発性骨髄腫 P.94 など

検査値のしくみ

　ZTTと同様に血清中のγ-グロブリンの量を計測する検査で、チモールという特殊な試薬を血清に加えてγ-グロブリンを混濁させます。TTTではγ-グロブリンのうち、特にIgMとリポタンパクが混濁に関与します（ZTTではリポタンパクは関与しません）。

　通常、ZTTも同時に測定し、TTTとZTTの異常の程度を比較して肝機能障害の状態を推定します。

検査時の留意点

＊ TTTには男女差があり、男性の方が数値が高くなります。

生化学的検査

硫酸亜鉛混濁反応（ZTT）

肝機能障害をスクリーニングする。

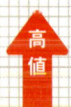

▷ **高値で考えられる疾患**
急性・慢性肝炎 P.20 、
肝硬変 P.22 、肝がん P.170 、
慢性尿路感染症、
関節リウマチ P.152 、
全身性エリテマトーデス P.154
など

高値

基準値

2.3～12U
（Kunkel単位）

◁ **低値で考えられる疾患**
悪性高血圧 P.44 、
多発性骨髄腫 P.94 、
糖尿病 P.134 など

低値

検査値のしくみ

　血清中のタンパクの1分画であるγ-グロブリンを測定する検査法。肝障害が慢性化して肝硬変になると、γ-グロブリンが増加します。検査では硫酸亜鉛液の試薬を血清に加えて、亜鉛と反応するγ-グロブリンを混濁（沈澱）させ、その量を測定して肝機能障害の有無について大まかな判断を下します。検査値が異常な場合は精密検査を行い、疾患を特定します。

検査時の留意点

＊ 脂肪などが増加した血液では数値が不正確になるので、採血は早朝の空腹時に行います。
＊ 副腎皮質ホルモン剤や抗がん剤を長期投与していると、ZTTの数値は低くなります。

生化学的検査

インドシアニングリーン（ICG）試験

肝臓の解毒機能の状態を調べる。

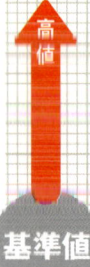

▷ **高値で考えられる疾患**
肝硬変 P.22 、
慢性肝炎 P.20 、肝がん P.170 、
胆汁流出障害、体質性黄疸など

高値

基準値

15分後のICG残留量が
0～10%

検査値のしくみ

　肝臓の解毒能力を調べる検査です。異物に相当する緑色の色素インドシアニングリーン（ICG）を体重1kgあたり0.5mgほど静脈から注射し、15分後に反対側のひじの静脈から採血して残留度を測ることで、肝臓の機能を診断します。
　15分後のICG残留量が15%以上の値を示したときには、引き続き30分後と45分後に採血し、異常の程度を調べます。

検査時の留意点

＊ 肝臓疾患の診断や予後判定によく用いられる検査です。
＊ 異常値を示した場合、他の検査も実施して肝機能障害の特定を図ります。

Ammonia

生化学的検査

アンモニア（NH₃）

肝機能の異常の有無と程度を調べる。

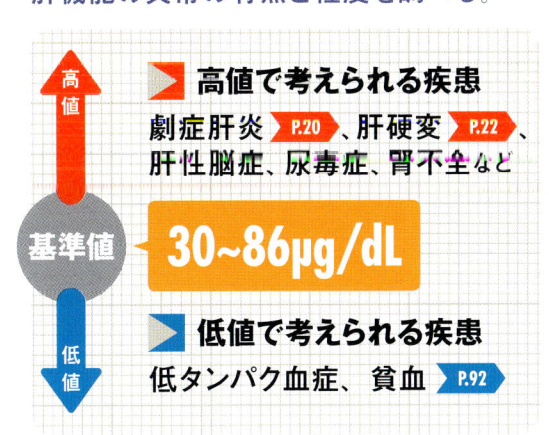

高値で考えられる疾患
劇症肝炎 P.20、肝硬変 P.22、
肝性脳症、尿毒症、腎不全 など

基準値 **30~86μg/dL**

低値で考えられる疾患
低タンパク血症、貧血 P.92

検査値のしくみ

　体内のアンモニアはタンパク質の代謝の過程で作られ、肝臓で代謝・解毒されて尿として排泄されます。しかし肝機能に障害が起こると肝臓の解毒機能が低下し、血中アンモニア濃度が増加します。

　アンモニアの測定は肝機能の指標となり、治療の効果判定にも利用されます。血中アンモニアの濃度が上昇した場合は、劇症肝炎など非常に高度な肝機能の低下が疑われます。

検査時の留意点

＊ 血中アンモニアは食事や運動によって増加するため、採血は安静空腹時に行います。
＊ 採血後はすみやかに除タンパク液と混合し、遠心して上清を分離します。

Anti-Mitochondrial Antibody

免疫学的検査

抗ミトコンドリア抗体半定量（AMA半定量）

原発性胆汁性胆管炎（PBC）の診断に用いる。

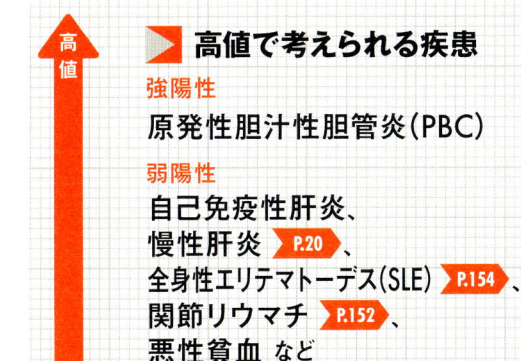

高値で考えられる疾患
強陽性
原発性胆汁性胆管炎(PBC)
弱陽性
自己免疫性肝炎、
慢性肝炎 P.20、
全身性エリテマトーデス(SLE) P.154、
関節リウマチ P.152、
悪性貧血 など

基準値 **20倍未満**

検査値のしくみ

　抗ミトコンドリア抗体（AMA）はミトコンドリア内抗原に反応する自己抗体で、反応性の違いからM1～M9抗体に分類されます。このうち特にM2抗体が、原発性胆汁性胆管炎（PBC）に対して高頻度（90～95％）かつ特異的に陽性を示します。

　検査では段階希釈した血清を基質（ラット胃およびラット腎）に反応させ、陽性反応を示す最大希釈倍数を抗体価として判定します。

検査時の留意点

＊ 40倍以上の高抗体価を示すのは原発性胆汁性胆管炎（PBC）と考えられます。
＊ PBC以外でも陽性となることがありますが、PBCに比較していずれも低抗体価の陽性です。

※「原発性胆汁性肝硬変」は2016年4月に
　「原発性胆汁性胆管炎」に名称変更されました。

Cholinesterase

コリンエステラーゼ（ChE）

肝臓のタンパク合成能力を調べる。

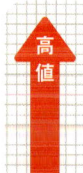

▶ **高値で考えられる疾患**

ネフローゼ症候群 P.70 、
甲状腺機能亢進症 P.116 、
糖尿病 P.134 、脂質異常症 P.136 など

基準値

男性 245~495U/L (37℃)
女性 198~452U/L (37℃)

◀ **低値で考えられる疾患**

肝硬変 P.22 、慢性肝炎 P.20 、
肝がん P.170 、抗Ch-E薬投与、
有機リン系農薬中毒、
遺伝性Ch-E欠損症 など

検査値のしくみ

コリンエステラーゼは肝細胞で産生される酵素で、コリンエステルをコリンと有機酸に分解してタンパクを合成しています。アセチルコリンのみを加水分解する真性ChEと、ブチリルコリン等に作用してコリンと有機酸に分解する偽性ChEの2種類があり、検査では後者を測定して肝機能の状態を調べます。ChE値は採取した血液を自動分析器にかけて測定します。

検査時の留意点

* 加齢と共に低下し、女性の場合は妊娠時に低下する傾向があります。
* 睡眠薬や緑内障治療薬、抗血栓剤などでは数値が下がるので注意が必要です。

Urine Urobilinogen

ウロビリノーゲン定性

肝・胆道系障害の有無を調べる。

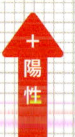

▶ **陽性（＋）の場合に考えられる疾患**

肝細胞性黄疸
（急性肝炎の初期・回復期、肝硬変 P.22 ）
血球破壊亢進時（溶血性貧血など）、
腸内腐敗が旺盛なとき
（腸閉塞、便秘など）など

基準値

擬陽性（±）

◀ **陰性（ー）の場合に考えられる疾患**

胆管閉塞、重症肝炎、
抗生物質の長期投与など

検査値のしくみ

ウロビリノーゲンとは、古くなった赤血球が肝臓で分解されてできるビリルビンが腸に排泄され、腸内細菌によって分解されたものです。大半は便と一緒に排泄されますが、一部は腸管から吸収されて再び肝臓へと戻り、尿中に排泄されます。肝・胆道系に障害が起きると肝臓で処理されるウロビリノーゲンが少なくなり、尿中濃度が高値になります。

検査時の留意点

* 尿に触れた試薬や試験紙の変色具合で判定する定性検査です。
* 酸化するとウロビリンに変化するので、採尿後はすみやかに測定します。

Hyaluronic Acid

ヒアルロン酸（HA）

肝線維化マーカーとして、主に肝疾患の程度を調べる。

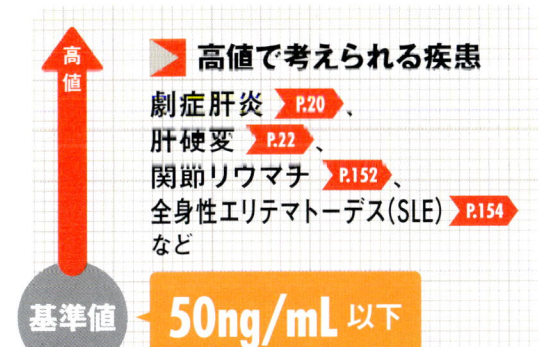

高値で考えられる疾患

劇症肝炎 P.20 、
肝硬変 P.22 、
関節リウマチ P.152 、
全身性エリテマトーデス（SLE） P.154
など

基準値 **50ng/mL 以下**

検査値のしくみ

　ヒアルロン酸は高分子量の粘液性ムコ多糖類で、関節液、眼球硝子体、臍帯に多く存在します。関節潤滑作用や細菌侵入に対する生体防御作用、電解質と水の調節作用を担っています。

　肝線維化に伴って合成が亢進され、肝機能低下によって分解されにくくなって、血中のヒアルロン酸が上昇します。検査は特に肝硬変の鑑別に有用です。

検査時の留意点

＊ 加齢により血中濃度が上昇するため、50歳以上の患者に対しては慎重な判断が必要です。
＊ 慢性肝炎と肝硬変のカットオフ値は130ng/mL です（130ng/mL 以上は肝硬変）。

Carbohydrate Reactive Protein

C- 反応性タンパク（CRP）

炎症や組織障害の有無と程度を調べる。

高値で考えられる疾患

10mg/dL 以上（高度上昇）
重度細菌感染症、
関節リウマチ P.152 の活動期など

1〜10mg/dL（中等度上昇）
急性感染症、関節リウマチ、
リウマチ熱、虚血性心疾患 P.46 、
肝硬変 P.22 など

基準値〜1mg/dL（軽度上昇）
慢性感染症、炎症性疾患の初期
および回復期、急性肝炎 P.20 など

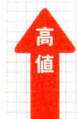

基準値 **0.3mg/dL 以下**

検査値のしくみ

　C- 反応性タンパク（CRP）は炎症や組織細胞の破壊が起こると血清中に増加するタンパクです。正常な血液の中にはごく微量にしか存在しないため、CRP 検査は炎症や組織障害の進行度や重症度、経過、予後などを知るうえで重要な指標となります。

　検査は免疫比濁法やラテックス凝集法が一般的で、一定量の血液中に含まれる定量を測定します。

検査時の留意点

＊ 検査前は激しい運動や喫煙を控えるよう指導します。
＊ ホルモン薬やステロイド薬を服用していると低値になります。

Amylase

アミラーゼ

膵臓の機能障害の有無を調べる。

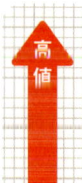

高値

▶ **高値で考えられる疾患**

急性・慢性膵炎 P.24 、
膵がん P.172 、耳下腺炎、
アミラーゼ産生腫瘍 など

血清アミラーゼ
39~134U/L
尿アミラーゼ
57~813U/L

基準値

▶ **低値で考えられる疾患**

膵臓がん（末期）、膵切除後、
シェーグレン症候群 など

低値

検査値のしくみ

　アミラーゼはデンプンを糖に分解する消化酵素で、主に膵臓と唾液腺から分泌され、血液中にはわずかしか存在しません。膵臓や唾液腺に機能障害が起きると血液中にアミラーゼが流れ出るため、数値が上昇します。

　通常、アミラーゼを検査する際は、血清アミラーゼと尿アミラーゼの両方を検査します。共に血清ないしは尿を自動分析器にかけて検出します。

検査時の留意点

* アミラーゼ検査は肺がん、卵巣がん、大腸がんなどの腫瘍マーカー検査としても行います。
* 慢性膵炎や膵臓がんでは、2～3倍の高値が持続します。

Lipase

リパーゼ

膵臓の機能や異常を調べる。

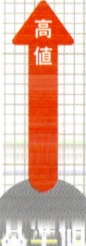

高値

▶ **高値で考えられる疾患**

急性・慢性膵炎 P.24 、
膵がん P.172 、腎不全、
肝硬変 P.88 など

基準値

17~57U/L

▶ **低値で考えられる疾患**

慢性膵炎の末期、
膵切除後 など

低値

検査値のしくみ

　リパーゼは脂肪を消化する酵素のひとつで、中性脂肪を脂肪酸とグリセリンに分解します。膵臓で作られ十二指腸乳頭部に運ばれますが、この経路のどこかに異常が発生すると、血液中に漏出してリパーゼの数値が上昇します。

　検査では採取した血液を遠心分離機にかけ、血清部分を自動分析器で測定します。膵臓疾患を検知するうえで特異性の高い優れた検査方法です。

検査時の留意点

* 急に4～5倍に上昇したときには急性膵炎、2～3倍に上昇して持続するときは慢性膵炎、膵嚢胞などが考えられます。
* 高度の乳び血清や高脂血症による急性膵炎の場合、低値傾向となります。

Immunoreactive Trypsin

生化学的検査

トリプシン

膵疾患の状態や経過を調べる。

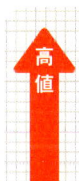

▶ 高値で考えられる疾患

急性・慢性膵炎 P.24 の
増悪期、
膵がん P.172 の早期、
胆石症 など

基準値 100~550ng/mL

▶ 低値で考えられる疾患

慢性膵炎の非代償期、
進行した膵がん など

検査値のしくみ

　トリプシンは膵液に含まれる消化酵素のひとつで、腸内でポリペプチドと少数のアミノ酸を作ります。膵管狭窄や膵液うっ滞などが生じると血中トリプシンの数値が上昇する一方、膵実質が荒廃すると異常低値となります。

　トリプシンは膵臓に対する特異性が高く、感度も高いので、膵臓機能の障害を鋭敏に診断することができます。

検査時の留意点

＊ 血中トリプシンの測定は、膵臓の炎症と腫瘍、膵管閉塞、膵外分泌機能などの指標となります。
＊ 血中トリプシンは異常低値の検出率が高く、膵外分泌機能低下も診断できます。

Elastase1

生化学的検査

エラスターゼ1

膵疾患の状態や経過を調べる。

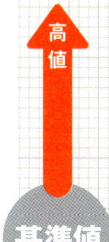

▶ 高値で考えられる疾患

急性・慢性膵炎 P.24 、
膵がん P.172 、膵嚢胞 など

基準値 300ng/dL

検査値のしくみ

　エラスターゼはタンパク分解酵素のひとつで、主として膵臓に存在しています。エラスターゼには1と2がありますが、血中にはエラスターゼ1が圧倒的に多く、膵炎や早期の膵臓がんに反応して数値が上昇します。

　そのため、検査では血清中のエラスターゼ1の数値を自動分析器によって測定します。基準値に男女の差はありません。

検査時の留意点

＊ 急性膵炎の場合は治療後も高値が続くため、しばらく臨床経過を観察します。
＊ 膵臓の荒廃が進むと、エラスターゼ1の産生が低下して血中濃度が上昇しないこともあるので、注意が必要です。

高血圧

原因	・遺伝的素因　・塩分の摂り過ぎ ・加齢、肥満、ストレスなどの環境的素因
診断	・収縮期血圧 140mmHg 以上または拡張期血圧 90mmHg 以上 ・脳血管障害、心疾患などの合併症が診断の契機になることも

● 高血圧の診断・検査

放置すると脳血管障害や心疾患に

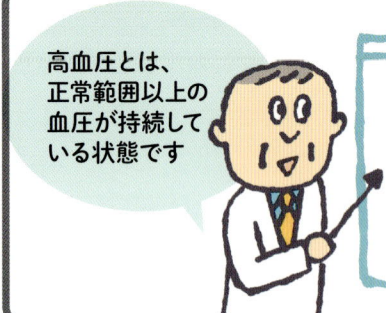

高血圧とは、正常範囲以上の血圧が持続している状態です

収縮期血圧
140mmHg 以上
または
拡張期血圧
90mmHg 以上

高血圧を放置すると、脳血管障害や心疾患などの重症疾患につながります

本態性と2次性

高血圧には本態性と2次性がありますよね

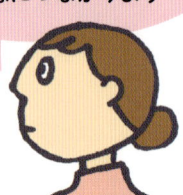

本態性高血圧は遺伝因子と生活習慣による環境因子が原因です

本態性 高血圧	尿 タンパク、糖、沈渣 腎機能 BUN、クレアチニン、 eGFR（推算糸球体濾過量） その他 胸部X線、超音波、心電図、 眼底検査
2次性 高血圧	腎疾患、腎動脈狭窄、 内分泌疾患などの検査

2次性高血圧の検査

2次性高血圧では、原因疾患の治療が優先されますよね

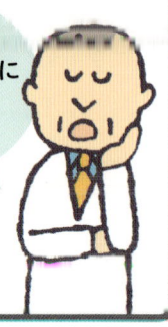

2次性高血圧は原因疾患の治療で改善するので、スクリーニング検査が大切です

2次性高血圧原因疾患と検査

腎疾患	甲状腺 機能異常	原発性 アルドステロン 症	クッシング 症候群
尿検査、 BUN、 血清 クレアチニン	TSH、FT3、 FT4	アルドステロン、 レニン、Na、 K	血中 コルチゾール、 尿中 17αOHCS

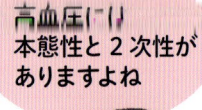
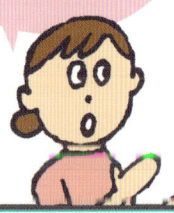
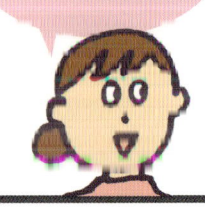
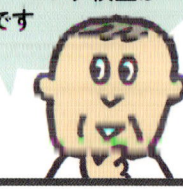

高血圧の主要検査

異常値一覧

検査	異常値
尿タンパク　P.77	陽性
尿沈渣　P.76	腎障害があると認められる
血中尿素窒素（BUN）　P.75	腎障害があると23mg/dL 超
血清クレアチニン(Cr)　P.80	腎障害があると基準値※超

※クレアチニンの基準値：0.65～1.09mg/dL（男性）、0.46～0.82mg/dL（女性）

異常値からわかること

TSH、FT₃・FT₄

　甲状腺刺激ホルモン（TSH）の分泌が過剰になると甲状腺ホルモン（T₃、T₄）の分泌も亢進し、心筋の収縮能を増強させるため、収縮期血圧が上昇します。また、間接的に末梢血管の緊張度を下げるため、拡張期血圧が低下します。そのため上下の血圧差によって生じる脈圧が大きくなり、頻脈や心房性の不整脈などが生じる可能性が高まります。

TSH、FT₃・FT₄ の基準値

検査項目	基準値
TSH	0.4～4 μIU/mL
FT₃	2.2～4.1pg/mL
FT₄	0.8～1.9ng/dL

検査時の留意点　FT₃（遊離トリヨードサイロニン）はT₃（トリヨードサイロニン）の0.3%、FT₄（遊離サイロキシン）はT₄（サイロキシン）の0.03%です。甲状腺機能のよい指標となるため、必ずTSHとあわせて同時に検査します。

アルドステロン、レニン

　2次性高血圧症の原因となる主な疾患のひとつが原発性アルドステロン症です。これは副腎皮質に腺腫や過形成が生じ、アルドステロンが過剰分泌されることで起こる高血圧症です。過剰分泌されたアルドステロンは、動脈硬化の原因にもなり、脳血管障害、心筋梗塞、心不全、不整脈、腎不全などを引き起こす危険性が高まります。原発性アルドステロン症では、アルドステロンが基準値よりも高値、レニンが低値となります。

アルドステロンとレニンの基準値

検査項目	単位	臥位	立位	随意
アルドステロン（PAC）	pg/mL	29.9～158.8	38.9～306.8	35.7～240
レニン活性（PRA）	ng/mL/時	0.1～2	0.3～4	
レニン濃度	pg/mL	2.5～21	3.6～64	3.2～36

検査時の留意点　高血圧などのアンジオテンシノーゲンが増減する疾患においては、レニン活性の測定結果が見かけ上の増減を示すことがあるので注意が必要です。

心筋梗塞

原因	・動脈硬化によるアテローム（粥腫）の形成 ・冠動脈内に流出したアテロームによる冠動脈閉塞
診断	・狭心痛や何らかの虚血症状　・30分以上持続する狭心症 ・ST上昇、Q波出現、冠性T波などの心電図所見　など

心筋梗塞の診断・検査

心筋細胞が破壊される疾患

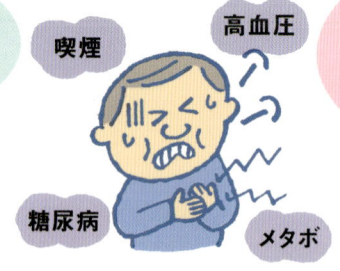
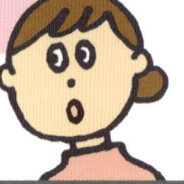

心筋梗塞とは、動脈硬化による血流障害で心筋細胞が壊された状態です

喫煙　高血圧　糖尿病　メタボ

動脈硬化の要因として高血圧、糖尿病、喫煙などが考えられます

心電図・心筋マーカー・胸痛

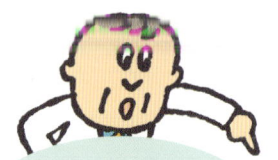

診断は、心電図変化、心筋マーカーの上昇、胸痛の3要素から判定します

心筋梗塞の診断要素

心電図変化	ST上昇、異常Q波、冠性T波など
心筋マーカー	心筋トロポニンT、クレアチンキナーゼ、H-FABP、心筋ミオシン軽鎖1など
胸痛	胸部の圧迫感

糖尿病患者や高齢者では、胸痛を伴わないケースもみられます

急性期の診断に役立つ心筋マーカー

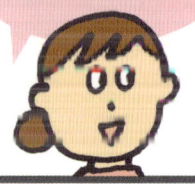

心筋マーカーとは、心筋の破壊で血液中に放出される物質のことですよね

心筋マーカー

・クレアチンキナーゼ（CK） ・ミオグロビン	心筋細胞質に存在する細胞質マーカー
・心筋トロポニンT ・心筋ミオシン軽鎖1	心筋収縮を担う筋原線維マーカー
・脳性ナトリウム利尿ペプチド（BNP）	心筋ストレスに応じて血中への分泌が亢進

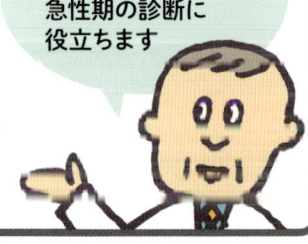

その通り。心筋マーカーは、特に急性期の診断に役立ちます

心筋梗塞の主要検査

異常値一覧

検査	異常値
心筋トロポニンT **P.51**	上昇（0.014ng/mL超）
クレアチンキナーゼ（CK） **P.50**	基準値の3倍以上 （男性：690U/L超、女性：630U/L超）
AST **P.30**	ALTは正常にもかかわらず、 ASTのみ上昇（40U/L超）
乳酸脱水素酵素（LDH） **P.74**	アイソザイム LDH1 ＞ LDH2

異常値からわかること

心電図変化

　急性期には心電図に特徴的な変化があるため、心電図（標準12誘導心電図）による検査が欠かせません。急性心筋梗塞の典型例では、まずT波増高が起こり、続いてST上昇、24時間以内に異常Q波が出現し、ST上昇が基線に戻ると深い冠性T波が出現します。発症初期には典型的な変化を示さないことも多いため、必ず経時的に計測します。

急性心筋梗塞における心電図の経時変化

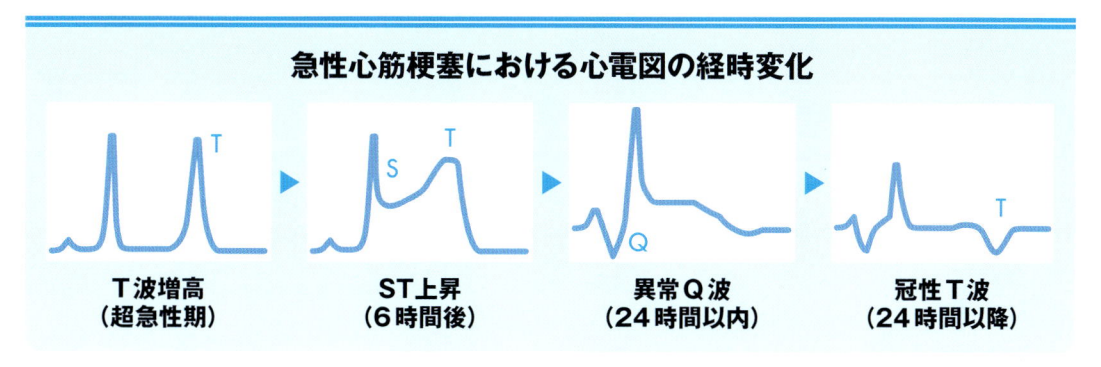

T波増高
（超急性期）　　**ST上昇**
（6時間後）　　**異常Q波**
（24時間以内）　　**冠性T波**
（24時間以降）

心筋マーカー

　急性期の診断に重要な心筋マーカーには、CK（CK-MB）、心筋トロポニンT、ヒト心臓由来脂肪酸結合タンパク（H-FABP）、心筋ミオシン軽鎖1の4つがあります。第1選択マーカーとなるのはCK-MBと心筋トロポニンTですが、H-FABPは心筋が障害を受けるとすぐさま流出するので、早期診断に有用です。一方、心筋ミオシン軽鎖1は損傷心筋から7〜14日間にわたって血中に流出するため、発作から時間が経過した場合でも検出が可能です。

主要心筋マーカーの上昇＆経過時間

検査項目	基準値
CK（CK-MB）	4〜8時間で上昇 12〜24時間後にピーク 3〜4日で正常化
心筋 トロポニンT	3〜6時間で上昇 12〜18時間後にピーク 約2週間検出可能
H-FABP	1〜2時間で上昇 5〜10時間でピーク
心筋ミオシン 軽鎖1	4〜8時間で上昇 2〜5日でピーク 1〜2週間検出可能

心不全

原因	・心筋収縮能の障害 ・心臓への長時間にわたる負荷　など
診断	・発作性夜間呼吸困難や起座呼吸などの肺うっ血徴候 ・肝肥大、下腿浮腫などの右心不全徴候

● 心不全の診断・検査

心臓のポンプ機能が低下する疾患

心不全とは、心臓のポンプ機能が低下し体に血液が行きわたらなくなる状態です

心不全の原因は大きく4つに分けられます

心不全の原因

心筋障害	・心筋梗塞・心筋症など
機械的障害	・大動脈弁狭窄症 ・各種弁の閉鎖不全など
心調律異常	・頻脈性心房細動 ・完全房室ブロックなど
心外性因子	・大量輸液・ナトリウム過剰摂取・腎不全など

BNP 値上昇に注意

X線や心電図検査の他に重要な検査はありますか？

血液検査ではBNP値が重要。他に動脈血ガス検査や尿検査、画像検査も行います

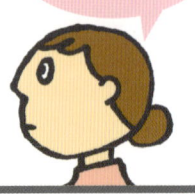

心不全の検査

血液検査	・脳性ナトリウム利尿ペプチド（BNP）⇒上昇 ・赤血球数⇒増加 ・ヘマトクリット値⇒低下
動脈血ガス検査	・静脈血酸素分圧⇒低下 ・動脈圧酸素分圧較差⇒増加
尿検査	・尿比重⇒上昇 ・ウロビリノーゲン⇒陽性（肝うっ血を伴う）

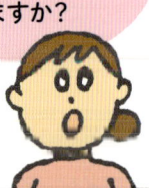
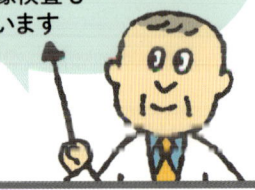

NYHA 分類による重症度評価

慢性心不全では、重症度評価も大切です

重症度評価は、NYHA 分類が広く用いられています

BNP 値は NYHA 重症度に伴い上昇

NYHA 重症度　Ⅰ度 ➡ Ⅱ度 ➡ Ⅲ度 ➡ Ⅳ度

BNP 値　上昇

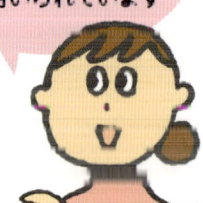

心不全の主要検査

異常値一覧

検査	異常値
BNP ▶P.53	上昇(18.4pg/mL 超)
ヘマトクリット値 ▶P.106	低下(男性40.4%未満、女性34.3%未満)
動脈血ガス検査	静脈血酸素分圧は著しく低下し、動脈圧酸素分圧較差は増加
胸部X線	心拡大、肺うっ血

検査でわかること

BNP（脳性ナトリウム利尿ペプチド）

BNP は主に心室から分泌される利尿・血管拡張作用を持つホルモンで、心室に負担がかかると分泌量が増加し、血中に流出します。心不全では重症度に応じて血中濃度が増加するため、心不全の病態把握に欠かせない検査です。

BNP 検査による心不全の病態把握の目安

重症度	検査値	所見
18.4以下	基準値	異常なし
18.5～39.9	要経過観察	軽度の心疾患の疑い
40.0～99.9	要精密検査	心疾患の疑い
100.0以上	要精密検査	心不全の強い疑い

単位：pg/mL

心不全の重症度評価

心不全の重症度評価として最も一般的なのが NYHA（ニューヨーク心臓協会）分類で、慢性心不全患者の心機能を、日常生活における自覚症状の有無や程度によって評価します。自覚症状で分類しているので理解しやすく、重症度の簡便かつ有用な指標となります。BNP 値は NYHA 分類の重症度とほぼ相関し、NYHA 分類IV度であれば BNP 値は 80～200pg/mL ほどとなります。

NYHA 分類

重症度	所見
I度	・心疾患はあるが身体活動に制限はない。 ・日常的な身体活動では著しい疲労、動悸あるいは狭心痛を生じない。
II度	・軽度の身体活動の制限がある。 ・安静時には無症状、日常的な身体活動で疲労、動悸、呼吸困難、あるいは狭心痛を生じる。
III度	・高度な身体活動の制限がある。 ・安静時には無症状、日常的な身体活動以下の労作で疲労、呼吸困難あるいは狭心痛を生じる。
IV度	・心疾患のためいかなる身体活動も制限される。 ・心不全症状や狭心痛が安静時にも存在する。わずかな労作でこれらの症状は増悪する。

Creatine Kinase

クレアチンキナーゼ（CK）

骨格筋、心筋、平滑筋、脳の損傷を調べる

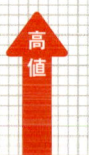

▷ 高値で考えられる疾患

急性心筋梗塞 **P.46**、心筋炎、
進行性筋ジストロフィー、
悪性高熱症、末梢循環不全 など

基準値

男性 **50~230U/L**
女性 **50~210U/L**

▷ 低値で考えられる疾患

甲状腺機能亢進症 **P.116**、
先天性赤血球症、
高ビリルビン血症 など

検査値のしくみ

　クレアチンキナーゼ（CK）は筋肉細胞のエネルギー代謝に関わっている酵素で、骨格筋、心筋、平滑筋、脳などに多く含まれています。

　CK には CK-BB、CK-MB、CK-MM など４種類のアインザイム（同じ働きを持ちながら、分子構造などが異なる酵素群）に分かれ、通常の血液中では CK-MM が大半を占めています。CK-BB はほとんどなく、CK-MB がわずかに存在します。検査では血液を採取し、クレアチンリン酸と酵素の入った試薬と比色計を用いて測定します。

アイソザイムによる疾患判断

　CK 値が高い場合、CK の４種類のアイソザイムを測定し、どれが多いか見極めることで診断の手がかりとします。

アイソザイム	アイソザイムの起源	疑われる疾患
CK-BB	脳、平滑筋	脳外傷、脳梗塞、悪性腫瘍、イレウス、腸間膜動脈血栓症、全身麻酔後の悪性過熱症　など
CK-MB	心筋	急性心筋梗塞、心筋炎、心外膜炎、多発性筋炎、心臓障害　など
CK-MM	骨格筋	進行性筋ジストロフィー、悪性高熱症、末梢循環不全、神経筋疾患、内分泌疾患　など
mCK	ミトコンドリア	悪性腫瘍

検査時の留意点

＊ 検査の４日ほど前から激しい運動は控えるよう指導します。

＊ 総 CK（CPK）値が高い場合、アイソザイムを調べてどの組織が障害を受けているかを推測します。

心筋トロポニンT

心筋（筋原線維）の損傷の有無を調べる。

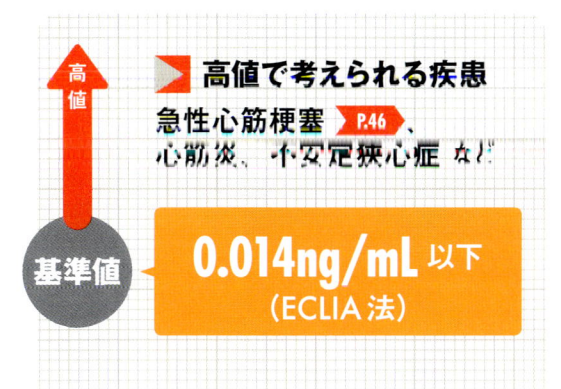

高値

▶ **高値で考えられる疾患**
急性心筋梗塞 P.46 、
心筋炎、不安定狭心症 など

基準値

0.014ng/mL 以下
（ECLIA法）

検査値のしくみ

　心筋トロポニンTとは心筋の筋原線維を構成するタンパクの一部で、心筋が損傷すると血中に流出するので、心筋損傷の指標となります。急性心筋梗塞では3～6時間後から上昇し、12～18時間後に最高値に達し、3～7日後に第2のピークを迎えます。

　検査では採取した血液をECLIA法によって測定します。現在、心筋トロポニンTは心筋特異性の最も高い検査です。

トロポニンTが上昇する疾患、偽陽性反応

　トロポニンTは急性冠症候群が疑われる患者において測定され、急性心筋梗塞や心臓突然死などの予後推定のうえでも有用な検査ですが、下表のように心筋梗塞以外でも上昇することがあります。

心臓病	心筋炎、心不全、心外膜炎 など
心臓以外の疾患	慢性腎不全、肺塞栓症、敗血症、ショック、甲状腺機能低下症 など
偽陽性反応	異好抗体、自己抗体、リウマトイド因子、フィブリン塊、アルカリホスファターゼ高値 など

心筋マーカーの上昇と経過

　トロポニンTはCK（クレアチンキナーゼ）、CK-MBよりも心筋特異性が高い検査です。H-FABP（ヒト心臓由来脂肪酸結合タンパク）は心筋障害により鋭敏に流出し、心筋梗塞発症1～2時間で上昇するので超急性期マーカーとして有用です。

CK	4～8時間で上昇 24時間後にピーク 3～4日で正常化
CK-MB	4～8時間で上昇 12～24時間後にピーク 3日で正常化
トロポニンT	3～6時間で上昇 12～18時間でピーク 約2週間検出可能
H-FABP	1～2時間で上昇 5～10時間でピーク

検査時の留意点

＊ 特に急性心筋梗塞が疑われるときに検査します。

＊ 梗塞発症の初期では陰性を示すことがあるので、状況によっては時間をおいて再検査します。

Heart Type Fatty Acid-binding Protein

免疫学的検査

ヒト心臓由来脂肪酸結合タンパク（H-FABP）

急性心筋梗塞など心筋障害のマーカー。

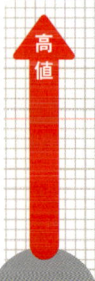

高値で考えられる疾患

急性心筋梗塞 **P.46** 、心筋炎、
不安定狭心症、大動脈解離、
大動脈破裂、心筋炎、
肺梗塞、骨格筋障害 など

高値

基準値 **6.2ng/mL** 未満

検査値のしくみ

H-FABP は、脂肪酸の運搬などに関わっており、脂肪酸をエネルギー源とする心筋に多く含まれています。骨格筋における H-FABP 含有量は心筋の 10 ～ 30％ほどしかないため、心筋障害のマーカーとなります。

心筋梗塞のサイズ推定や再灌流の判定、開心術後の心筋障害早期判定、敗血症ショックなどの予後判定などに有用とされています。

検査時の留意点

＊ 心筋梗塞から5～10時間で H-FABP の血中濃度はピークに達し、発症 24 時間後には低下してくるため、クレアチンキナーゼや心筋トロポニン T の併用により特異性が向上します。

＊ 腎機能低下症例では、偽陽性を示すことがあります。

Myosin Light Chain1

免疫学的検査

心筋ミオシン軽鎖1

心筋梗塞の重症度判断に用いられる。

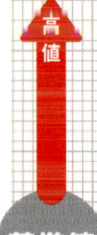

高値で考えられる疾患

急性心筋梗塞 **P.46** 、心筋炎、
筋ジストロフィー、
皮膚筋炎、腎不全 など

高値

基準値 **2.5ng/mL** 以下

検査値のしくみ

筋原線維を構成するミオシンは、分子量が2～3万程度と小さく筋原線維の崩壊により細胞外に逸脱しやすいタンパクです。血中に流出したミオシンは心筋細胞障害を直接反映する指標となり、障害の大きさや程度の推定にも役立ちます。

心筋梗塞では発症 4 ～ 8 時間で上昇し始め、2 ～ 5 日で最高値に達して1～2週間高値が持続します。

検査時の留意点

＊ 腎不全、骨格筋の大量障害の際にもミオシン値は上昇します。

＊ 女性は男性よりも低値を示す傾向があります。

Brain Natriuretic Peptide

脳性ナトリウム利尿ペプチド（BNP）

心疾患の重症度や治療効果を調べる。

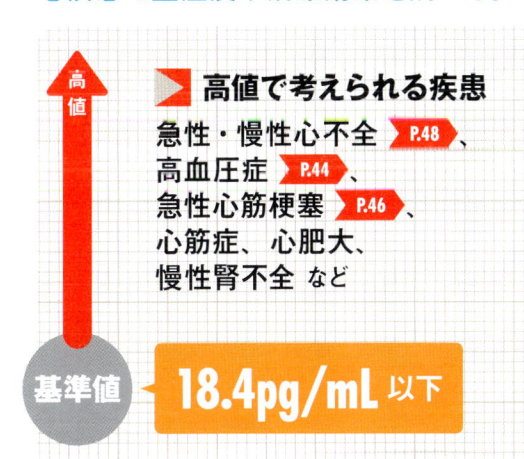

高値

▶ 高値で考えられる疾患

急性・慢性心不全 **P.48**、
高血圧症 **P.44**、
急性心筋梗塞 **P.46**、
心筋症、心肥大、
慢性腎不全 など

基準値 ◀ **18.4pg/mL** 以下

検査値のしくみ

　BNP は心臓に負担がかかると主に心室から血液中に分泌されるペプチドホルモンで、ANP（心房性ナトリウム利尿ペプチド）と共に強力な水・ナトリウム利尿作用、平滑筋弛緩作用、血管拡張作用を有しています。BNP は ANP に比べて心機能を早期に反映し、分泌量も多いことから、心不全の臨床的指標として非常に有用です。

検査時の留意点

＊ 絶飲食した早朝に、30 分間ほど安静を経て採血します。
＊ 利尿剤を投与した際も高値を示すことがあります。

Atrial Natriuretic Peptide

心房性ナトリウム利尿ペプチド（ANP）

心不全の重症度や治療効果を調べる。

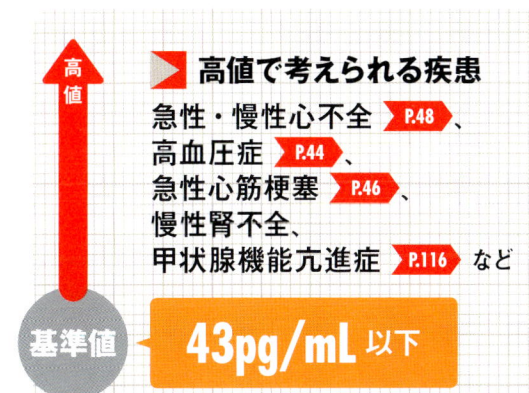

高値

▶ 高値で考えられる疾患

急性・慢性心不全 **P.48**、
高血圧症 **P.44**、
急性心筋梗塞 **P.46**、
慢性腎不全、
甲状腺機能亢進症 **P.116** など

基準値 ◀ **43pg/mL** 以下

検査値のしくみ

　HANP（ANP）は心房で合成・貯蔵されて血中に分泌されるペプチドホルモンで、体液量、循環血漿量、血圧を調整しています。心房筋の伸展刺激によって産生されるため、心房圧の上昇や体液量の増加をきたす疾患で異常高値を示します。特に心不全の重症度診断、経過の把握、治療効果の判定などのマーカーとして極めて有用です。

検査時の留意点

＊ 血漿量の安定性を図るため、トラジロール入り採血管を使用します。
＊ 利尿剤を服用していると高値になるので、注意が必要です。

かぜ症候群

原因	・ウイルス、細菌などの感染 ・寒冷、アレルギー、化学物質吸入 など
診断	・炎症反応に伴う発熱や頻脈 ・咳、喀痰、頻呼吸、呼吸困難などの気道症状 など

● かぜ症候群の診断・検査

原因の大半はウイルス感染

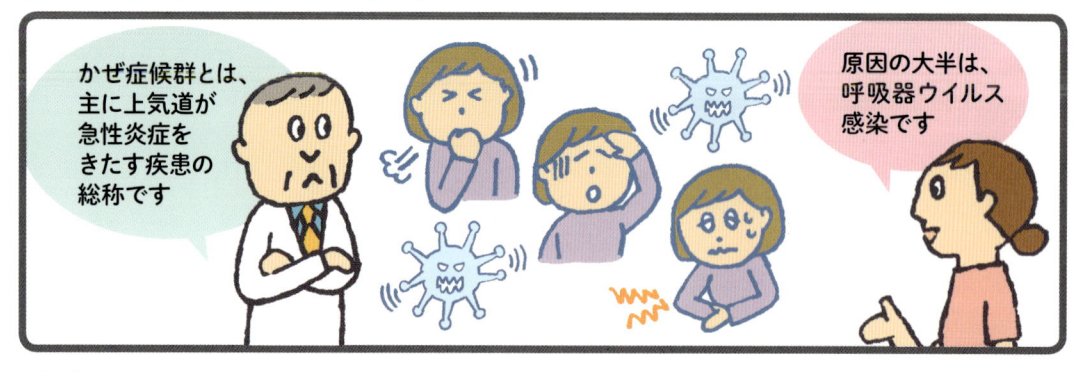

検査で病原体を識別

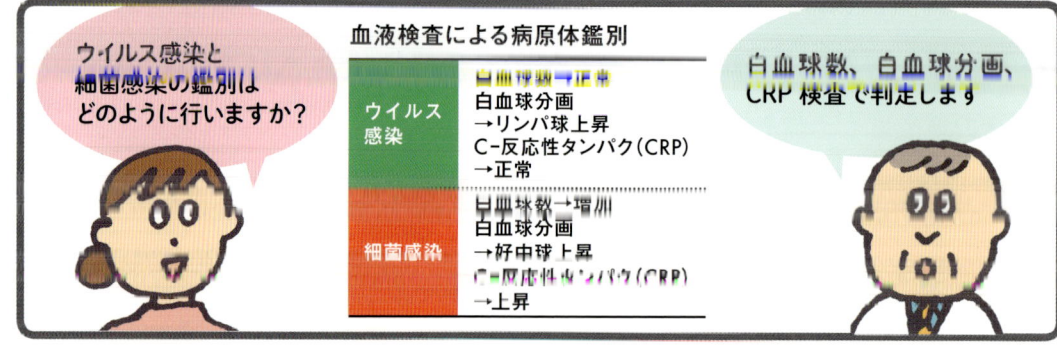

合併症が疑われる場合

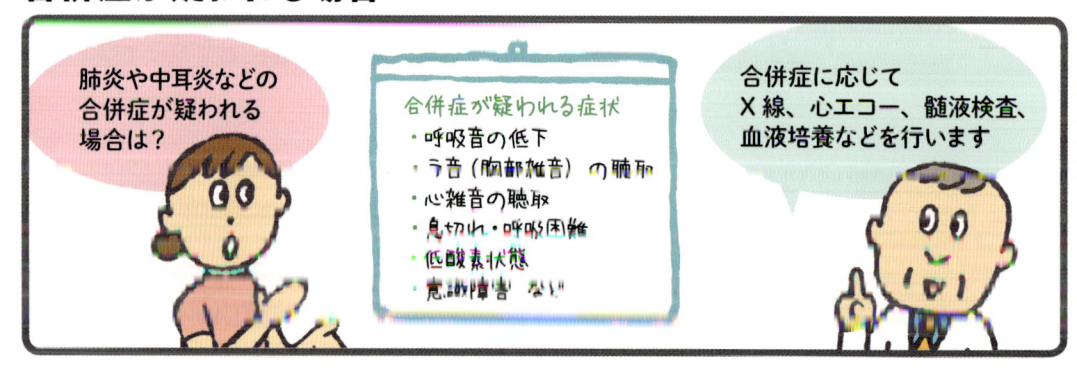

● かぜ症候群の主要検査

異常値一覧

検査	異常値
白血球数（WBC） P.100	9,700/μL超
赤血球沈降速度（ESR、赤沈） P.103	男性：10mm/1h超 女性：15mm/1h超
C-反応性タンパク（CRP） P.41	0.3mg/dL超
血清ウイルス抗体価	ペア血清で4倍以上の上昇

● 異常値からわかること

血液一般検査

　かぜ症候群は通常、臨床症状だけで診断がつき、症状も軽く短期間で治癒します。しかし、症状がなかなか改善しないなど細菌感染の疑いがある場合は、血液検査を行います。血液検査で白血球数やCRPの上昇がみられたら、ウイルスよりも細菌感染か細菌感染の合併の可能性が高くなります。

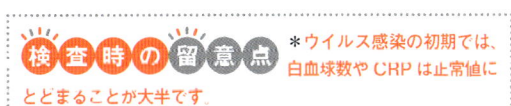

検査時の留意点 ＊ウイルス感染の初期では、白血球数やCRPは正常値にとどまることが大半です。
＊細菌感染の場合、発熱が長く続く、痰のからんだ咳が続く、膿性の鼻汁があるといった症状が、比較的多くみられます。

合併症の検査

　呼吸音の低下、ラ音の聴取、心雑音の聴取、心不全の徴候、低酸素状態などが確認された際は、合併症の検査を行う必要があります。合併症に応じて、胸部X線検査、心エコー、骨髄検査、血液培養などの検査を行います。また、かぜ症候群と似た他の疾患としては、肺結核、胸膜炎、急性腎盂炎、膠原病の初期症状が挙げられます。

検査時の留意点 ＊インフルエンザ検査
インフルエンザウイルス感染では、鼻腔内を綿棒で拭って採取し、ウイルス抗原を検出する検査を行います。ただし感染初期では陰性になることもあるので、状況に応じて1日経過してから再検査します。

病原体の検査

　かぜ症候群の原因となる病原体を調べる際は、病原体を直接検査（鼻汁、咽頭粘液、喀痰などの検体検査）するか病原体に対する抗体を調べます。

　抗体検査では、急性期と回復期の血清を調べ、4倍以上の上昇が認められた場合は陽性となります。

かぜ症候群の原因

ライノウイルス

インフルエンザウイルス

パラインフルエンザウイルス

アデノウイルス

マイコプラズマ

溶連菌

クラミジア　など

気管支ぜんそく

| 原因 | ・アレルギー、気道過敏性などの遺伝的素因
・アレルゲン吸入、呼吸器感染症、空気汚染などの環境因子 |
| 診断 | ・発作性の呼吸困難、胸苦しさ、咳などの症状
・気道過敏性、好酸球性気道炎症の存在　など |

● 気管支ぜんそくの診断・検査

気管支炎症による発作が生じる疾患

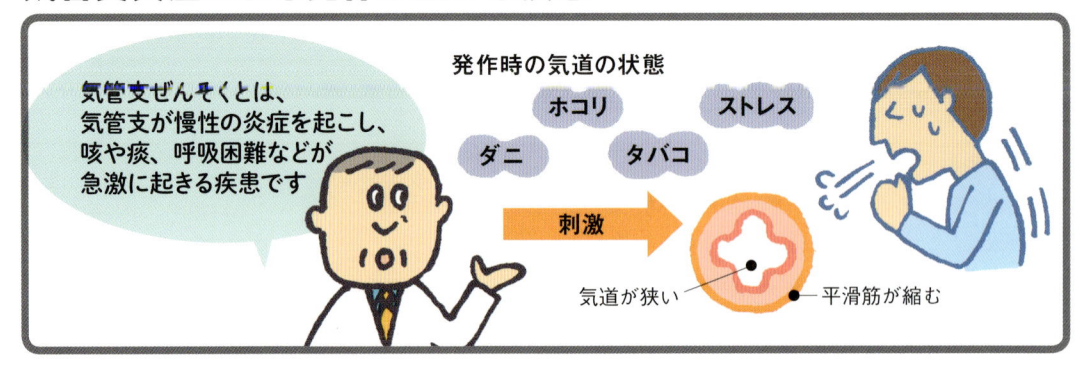

まずはアレルギー検査

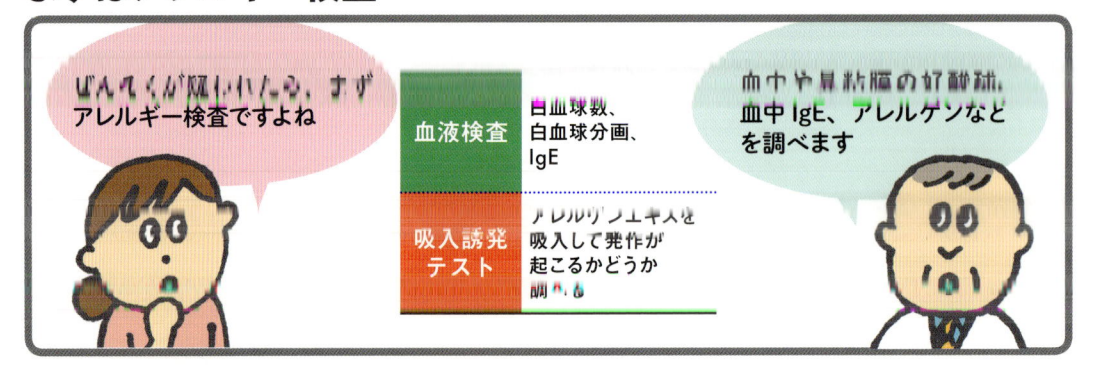

気道の状態を調べる

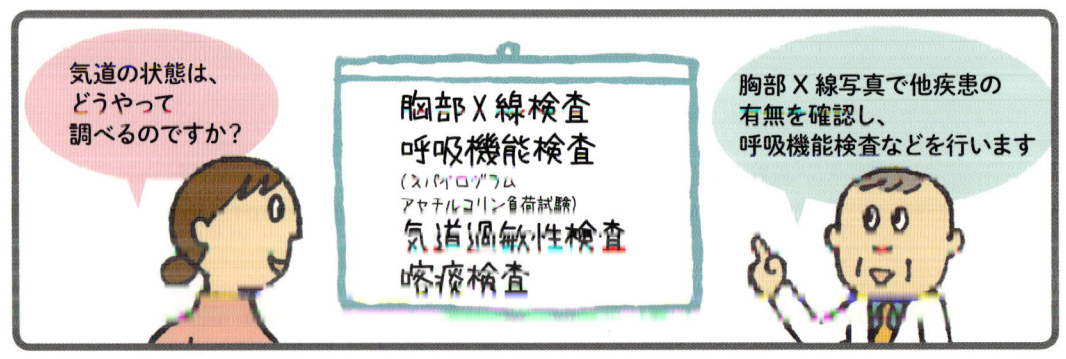

気管支ぜんそくの主要検査

異常値一覧

検査	異常値
白血球数（WBC） P.100	9,700/μL超
白血球分画 P.101	基準値超
非特異的IgE定量 P.65	170IU/mL超

異常値からわかること

非特異的 IgE 定量

　気管支ぜんそくを特定するうえで特に有用となるのが、血液中の総 IgE 量の測定（RIST 検査）です。IgE は体内にアレルゲンが侵入すると作り出される免疫グロブリンで、アレルギー反応を引き起こします。検査によって総 IgE 量が増えていれば、アレルギーを起こしやすい体質であると考えられます。

アレルギーの原因となる抗原に対する抗体は、RAST 検査で測定します。成人では 250IU/mL 以上で高値と判定します。

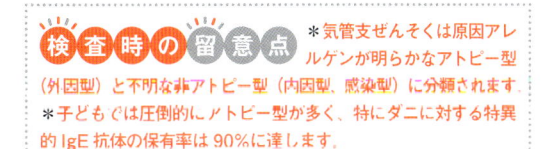
検査時の留意点　＊気管支ぜんそくは原因アレルゲンが明らかなアトピー型（外因型）と不明な非アトピー型（内因型、感染型）に分類されます。＊子どもでは圧倒的にアトピー型が多く、特にダニに対する特異的 IgE 抗体の保有率は 90％に達します。

吸入誘発試験

　吸入誘発試験はアトピー型気管支ぜんそくの原因抗原を確定するうえで信頼性の高い検査のひとつです。原因アレルゲンを皮内反応閾値の 1,000 倍の低濃度から順次濃度を上げて 2 分間ずつ吸入させ、1 秒率が 20％低下すれば陽性と判断します。即時

型（EAR）では抗原吸入後 10 分〜 2 時間の間に反応があり、遅延型（LAR）では 8 時間〜 24 時間の間に反応を示します。

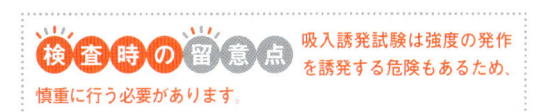
検査時の留意点　吸入誘発試験は強度の発作を誘発する危険もあるため、慎重に行う必要があります。

気管支ぜんそくの重症度分類

重症度	症状
間欠型	・年に数回、季節性に咳や軽度の喘鳴。 ・呼吸困難時に β_2 刺激薬を頓用することで短期間で改善し、持続しない。
軽症持続型	・軽度の喘鳴が月1回以上、週1回未満。 ・呼吸困難を伴うことがあるが持続は短く、日常生活における障害は少ない。
中等症持続型	・軽度の喘鳴が週1回以上、毎日は持続しない。 ・中・大発作となり、日常生活が障害されることがある。
重症持続型	・咳・軽度の喘鳴が毎日持続。 ・週に1〜2回は中・大発作となり、日常生活や睡眠が障害される。
最重症持続型	・重症持続型に相当する治療を行っていても症状が持続。 ・しばしば夜間の中・大発作で時間外受診し、入退院を繰り返し、日常生活が制限される。

肺炎

原因	・病原性微生物の下気道感染 ・免疫力低下、院内感染、施設による集団感染　など
診断	・咳、喀痰、呼吸困難などの気道症状 ・倦怠感、高熱、頭痛、関節痛などの全身症状　など

肺炎の診断・検査

細菌・ウイルスによる肺の炎症

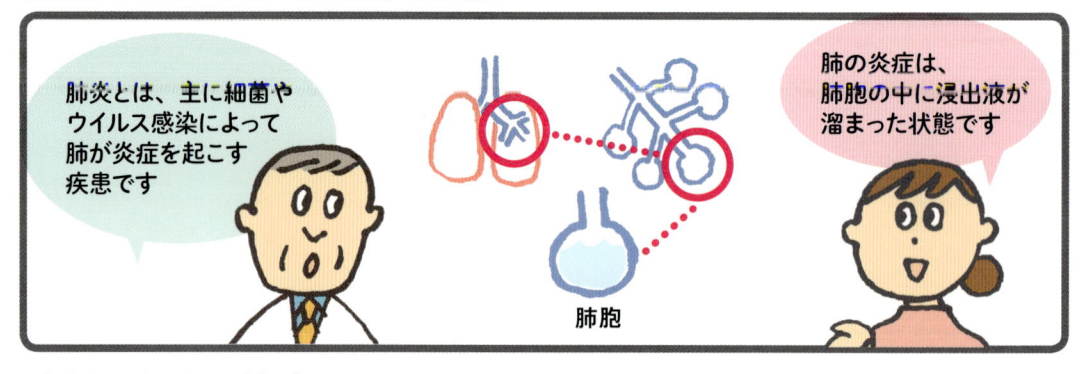

肺炎とは、主に細菌やウイルス感染によって肺が炎症を起こす疾患です

肺の炎症は、肺胞の中に浸出液が溜まった状態です

肺胞

診断のための検査

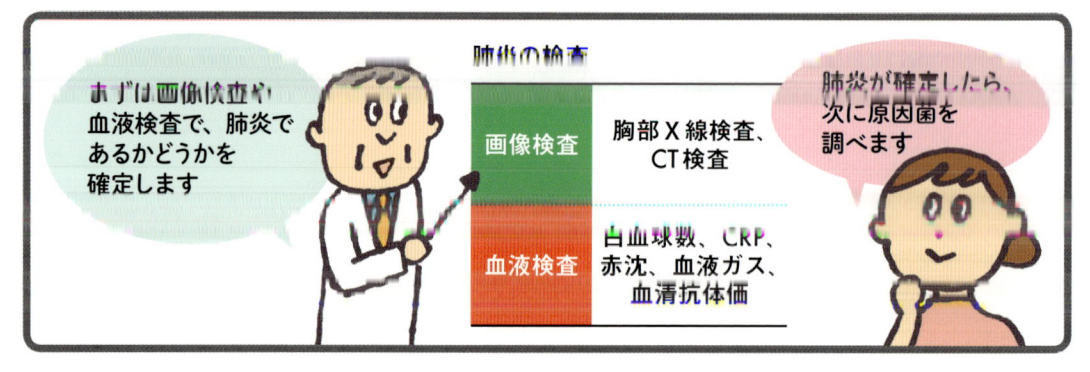

まずは画像検査や血液検査で、肺炎であるかどうかを確定します

肺炎が確定したら、次に原因菌を調べます

肺炎の検査

画像検査	胸部 X 線検査、CT 検査
血液検査	白血球数、CRP、赤沈、血液ガス、血清抗体価

喀痰検査で原因菌を調べる

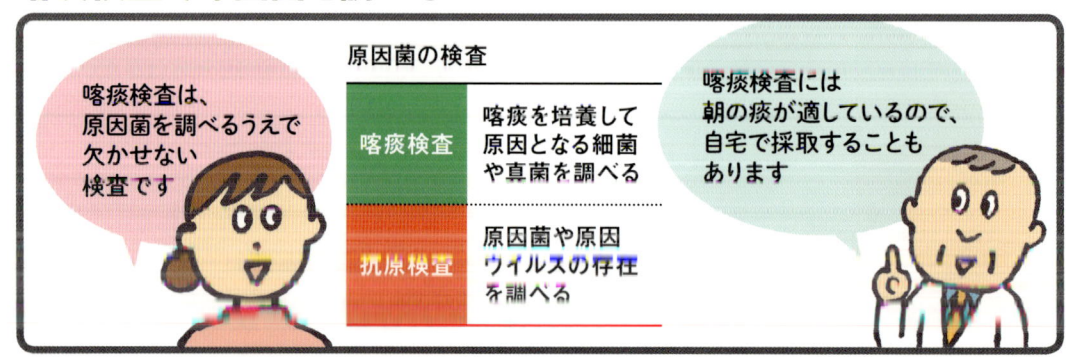

喀痰検査は、原因菌を調べるうえで欠かせない検査です

喀痰検査には朝の痰が適しているので、自宅で採取することもあります

原因菌の検査

喀痰検査	喀痰を培養して原因となる細菌や真菌を調べる
抗原検査	原因菌や原因ウイルスの存在を調べる

肺炎の主要検査

異常値一覧

検査		異常値
白血球数（WBC） **P.100**		9,700/μL 超
C-反応性タンパク（CRP） **P.41**		0.3mg/dL 超
赤血球沈降速度（ESR、赤沈） **P.103**		男性：10mm/1h 超 女性：15mm/1h 超
血液ガス		低酸素血症

 # 異常値からわかること

胸部 X 線検査

　肺炎の診断では、胸部 X 線検査（または胸部 CT 検査）が非常に有用です。健康な肺は空気があるので黒く映りますが、肺胞内に炎症性の浸出液が溜まっていると、その部分が白っぽい影になります。

胸部 X 線以外の主要検査

検査項目	検査の目的
血液ガス検査	呼吸不全の程度と呼吸性（または代謝性）アシドーシスやアルカローシスを調べる。
末梢血液検査 RBC、Hb、Ht、WBC、WBC分画	貧血、脱水や栄養状態を調べる。
免疫血清学的検査 CRP	炎症の程度を調べる。
生化学検査 総タンパク、アルブミン、AST、ALT、LD、UN、クレアチニン、Na、K、Cl	全身状態を把握し、重症度を評価する。
尿検査	タンパク、糖、潜血、一般状態を調べる。

喀痰検査

　喀痰検査には、採取した痰を染色して中に含まれる病原菌を顕微鏡で調べる「喀痰グラム染色検査」と、痰に含まれる菌を培養して原因細菌を突き止める「培養検査」の2つがあります。培養検査は結果が出るまで数日かかるので、まずは喀痰グラム染色検査で定型肺炎か非定型肺炎のどちらであるかを調べます。

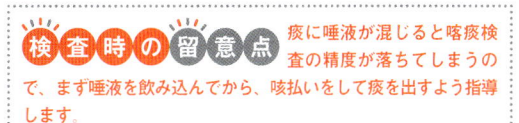 **検査時の留意点** 痰に唾液が混じると喀痰検査の精度が落ちてしまうので、まず唾液を飲み込んでから、咳払いをして痰を出すよう指導します。

慢性閉塞性肺疾患
COPD

原因
- 喫煙、受動喫煙、粉塵や化学物質の過剰吸引
- 遺伝性疾患（α_1-アンチトリプシン欠損症）　など

診断
- 40歳以上で喫煙など有害物質の長期曝露歴があり、かつ咳、痰、息切れなどの症状がある

慢性閉塞性肺疾患（COPD）の診断・検査

肺の炎症性疾患の総称

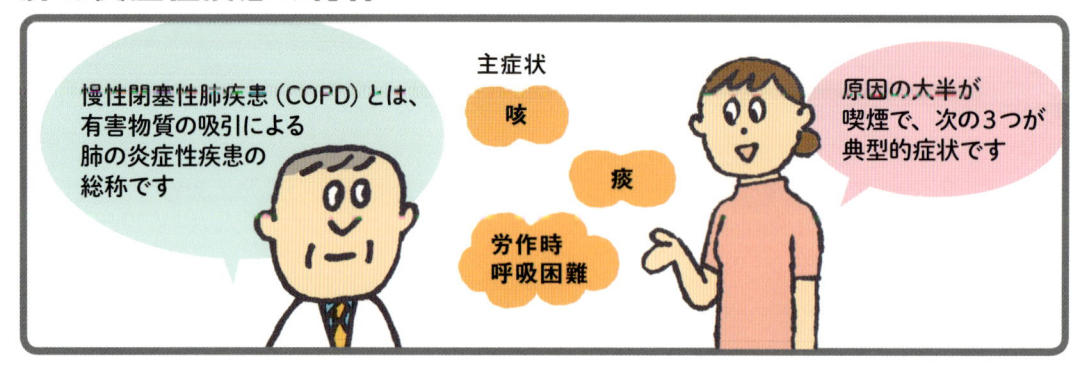

慢性閉塞性肺疾患（COPD）とは、有害物質の吸引による肺の炎症性疾患の総称です

主症状
- 咳
- 痰
- 労作時呼吸困難

原因の大半が喫煙で、次の3つが典型的症状です

肺機能を調べる

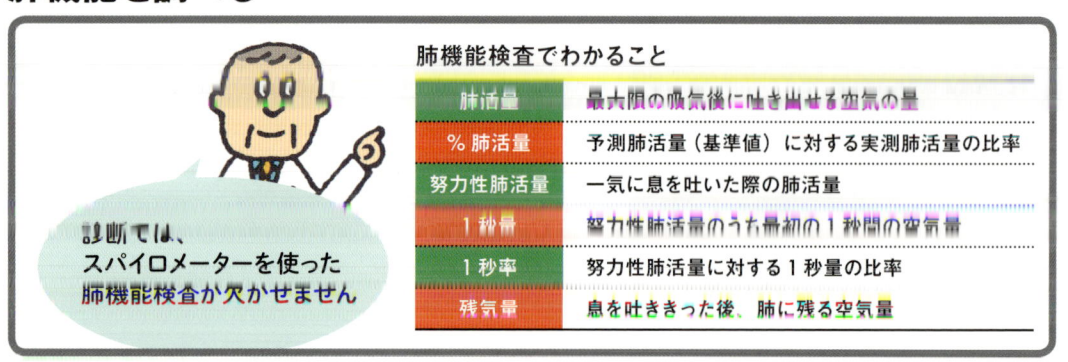

診断では、スパイロメーターを使った肺機能検査が欠かせません

肺機能検査でわかること

肺活量	最大限の吸気後に吐き出せる空気の量
％肺活量	予測肺活量（基準値）に対する実測肺活量の比率
努力性肺活量	一気に息を吐いた際の肺活量
1秒量	努力性肺活量のうち最初の1秒間の空気量
1秒率	努力性肺活量に対する1秒量の比率
残気量	息を吐ききった後、肺に残る空気量

胸郭の拡大に注意

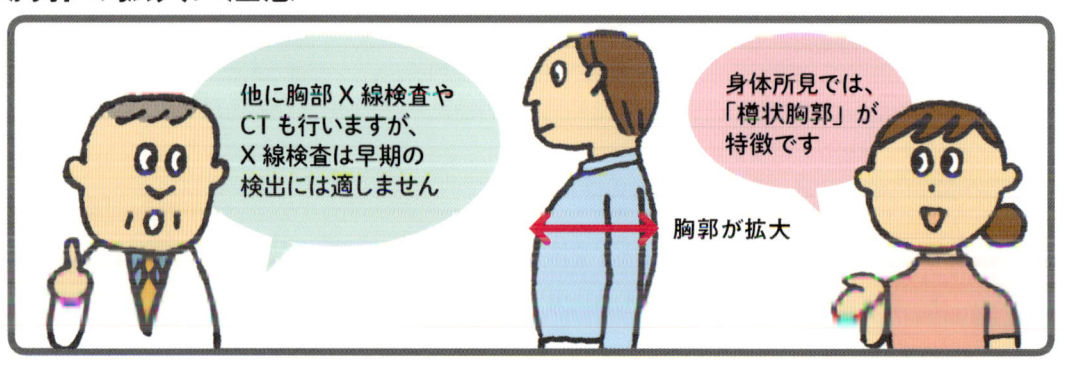

他に胸部X線検査やCTも行いますが、X線検査は早期の検出には適しません

胸郭が拡大

身体所見では、「樽状胸郭」が特徴です

慢性閉塞性肺疾患（COPD）の主要検査

異常値一覧

検査	異常値
血液ガス	A-aDO$_2$ の開大、 重責発作では PaCO$_2$40Torr 超
非特異的 IgE 定量　**P.65**	170IU/mL 超
呼気中一酸化窒素（NO）	上昇

異常値からわかること

スパイロメトリー検査

　専用の測定器であるスパイロメーターを使用し、吐き出す息の量と、息を吐き出す時間を測定します。最初の1秒間に吐き出す息の量が、吐き出す息の全量の何％を占めるかを表す数値が「1秒率」。1秒率が70％未満であれば、気管支拡張薬（β_2刺激薬）を吸入させて、再検査します。再検査でも1秒率が70％未満であった場合には、慢性閉塞性肺疾患が強く疑われます。

スパイロメトリー検査の異常値

1秒率	70％未満
1秒量	β_2 刺激薬吸入で12％以上 （200mL以上）改善

胸部画像検査

　胸部X線写真や胸部CTは、他疾患と区別するうえで有用な検査です。慢性閉塞性肺疾患の病状が進むと、肺が黒っぽく映ったり心臓が細長く映るといった特徴がみられるようになります。ただし、胸部X線写真は早期の検出には適しません。早期の検出には、肺気腫の最小単位である数mm径の病変内の構造までも捉えられるようになった最新の胸部CTが有用です。

 **検査時の留意点** 動脈血中の酸素飽和度が運動中にどのくらい低下するかを調べるためには、患者にパルスオキシメータをつけ、6分間でできるだけ長く歩ける距離を測ります（6分間歩行試験／6MWT）。これは運動療法や薬物療法の指針を決めるときにも役立ちます。

区別を要する他疾患

- ぜんそく
- びまん性汎細気管支炎
- 先天性副鼻腔気管支症候群
- 閉塞性細気管支炎
- 気管支拡張症
- 肺結核
- リンパ脈管筋腫症
- うっ血性心不全
- 間質性肺疾患
- 肺がん

肺結核

原因	・結核菌（ヒト型抗酸菌、牛型抗酸菌）の感染 ・疾患、治療、薬剤などによる細胞性免疫能の低下
診断	・微熱、寝汗、倦怠感、2週間以上続く咳などの症状 ・上気道の炎症に免疫力低下が伴う　など

● 肺結核の診断・検査

結核菌による感染症

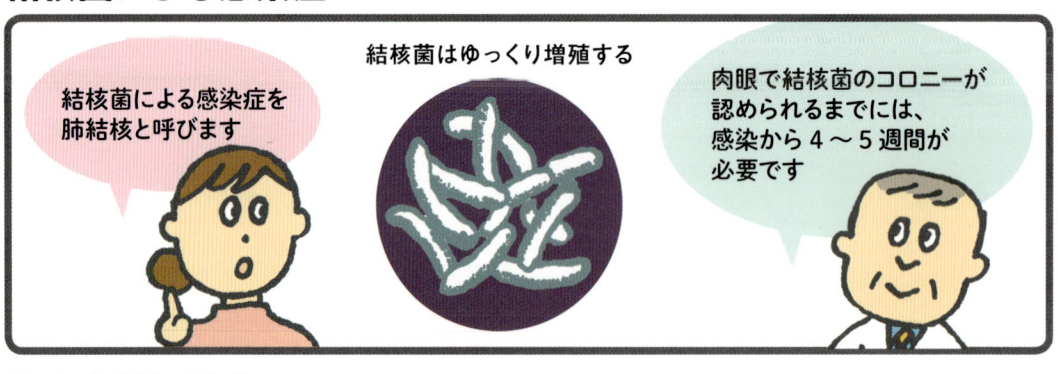

結核菌による感染症を肺結核と呼びます

結核菌はゆっくり増殖する

肉眼で結核菌のコロニーが認められるまでには、感染から4〜5週間が必要です

肺の空洞に注意

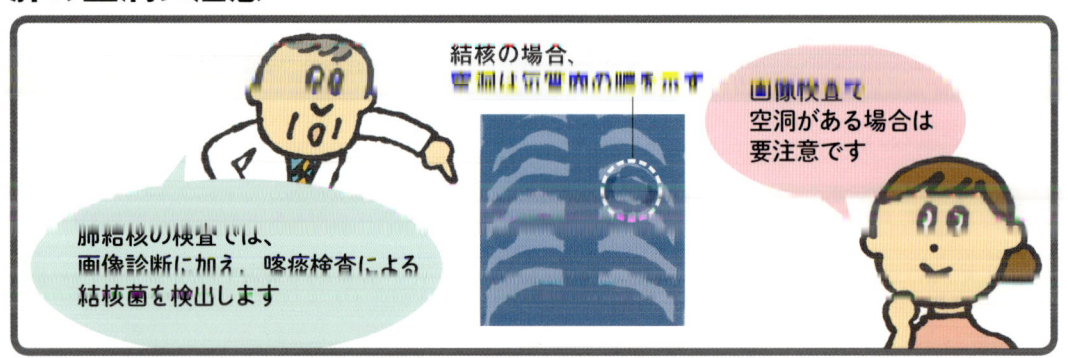

肺結核の検査では、画像診断に加え、喀痰検査による結核菌を検出します

結核の場合、空洞は気管支の順を示す

画像検査で空洞がある場合は要注意です

血液検査でも診断が可能

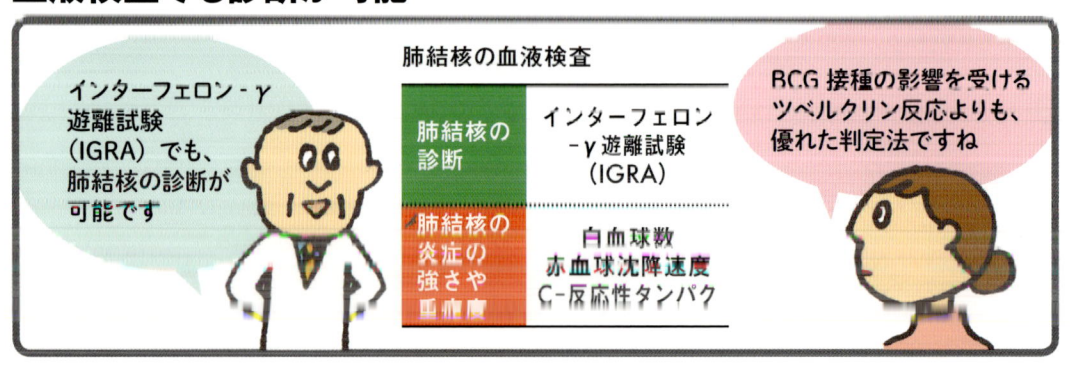

インターフェロン-γ遊離試験（IGRA）でも、肺結核の診断が可能です

肺結核の血液検査

肺結核の診断	インターフェロン-γ遊離試験（IGRA）
肺結核の炎症の強さや重症度	白血球数 赤血球沈降速度 C-反応性タンパク

BCG接種の影響を受けるツベルクリン反応よりも、優れた判定法ですね

肺結核の主要検査

異常値一覧

検査	異常値
白血球数（WBC） P.100	9,700/μL 超
赤血球沈降速度（ESR、赤沈） P.103	男性：10mm/1h 超 女性：15mm/1h 超
C-反応性タンパク（CRP） P.41	0.3mg/dL 超

異常値からわかること

胸部画像検査

　肺結核の検査として欠かさず行うのが、胸部X線検査と胸部CT検査です。胸部X線撮影によって疑わしい陰影が認められた場合、CTスキャンによって精密検査を行います。胸部CT写真では、結核病巣が黒く空洞化して映ります。これらの所見があれば、続いて喀痰検査によって結核菌を排菌しているかどうかを調べます。

 ＊ツベルクリン反応検査
結核が疑われる場合や結核患者に接触した人に対して行います。精製ツベルクリン液を含む検査液を皮下に注射し、48時間後に接種部位に出ている発赤が直径10mm以上の場合は結核が疑われます。この陽性反応がBCGによるものか結核菌への感染によるものかを判定するため、続いて血液検査を行います。

ツベルクリン反応の判定基準

判定	符号	区分
陰性	−	発赤長径9mm以下
弱陽性	＋	発赤長径10mm以上
中等度陽性	＋＋	発赤長径10mm以上、硬結を伴う
強陽性	＋＋＋	発赤長径10mm以上、硬結に二重発赤、水泡または壊死を伴う

喀痰検査

　喀痰検査には塗抹検査、培養検査、遺伝子検査の3種類があります。塗抹検査はスライドグラス上に喀痰の一部を塗抹・染色して、顕微鏡で結核菌の有無を調べる検査。培養検査は喀痰を前処理し、抗酸菌のみを選択的に培養する検査です。遺伝子検査は喀痰を前処理して結核菌のDNAを抽出し、それを増幅して結核菌の有無を調べる検査です。

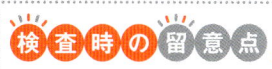 ＊十分な喀痰が得られない場合は3％高張食塩水2〜3mL吸入させ、誘発喀痰を採取します。
＊結核菌は分裂が遅いため、菌のコロニーがみえるようになるのに4〜5週間ほどかかります。また、痰の中に混入した様々な細菌を処理しておかないと、結核菌の培養はうまく進みません。

免疫学的検査

寒冷凝集反応

主にマイコプラズマ肺炎感染の有無を調べる。

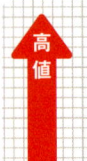

高値

▶ **高値で考えられる疾患**

マイコプラズマ肺炎
（原発性異型肺炎） **P.58** 、
気管支炎、上気道炎、
寒冷凝集素症、
悪性リンパ腫 **P.186** 、
慢性腎不全 など

基準値 ◀ **32倍** 未満

検査値のしくみ

　寒冷凝集反応検査は血清から冷式の赤血球自己抗体である寒冷凝集素を検出し、凝集素価を求める検査です。主にマイコプラズマ肺炎、他のウイルス性疾患や自己免疫性溶血性貧血の鑑別に用いられます。

　検査ではあらかじめ 20 ～ 37℃に温めた注射器およびスピッツで採血し、直ちに検査室にて血清分離して計測します。

検査時の留意点

* できれば 37℃、少なくとも 20℃以上の室温で、すみやかに血清分離します。
* 血清中に不規則性抗体が存在すると解離しない凝集が起き（異種凝集）、判定保留となります。

免疫学的検査

結核菌IFN-γ測定（QFT：クォンティフェロン）

結核菌感染の有無を調べる。

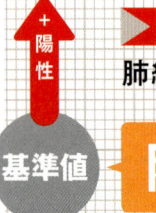

＋陽性

▶ **陽性で考えられる疾患**

肺結核 **P.62**

基準値 ◀ **陰性（－）**

検査値のしくみ

　結核菌に感染すると約5％の人が発病し、残り95％の人は無症状のままとなります。この中の約5 ～ 10％の人が内因性の再燃によって発病します。

　これは感染から発病までの潜在性感染に至っていないかを調べる検査で、結核菌特異タンパク刺激によってＴ細胞から遊離したインターフェロン-γ（IFN-γ）を EIA 法によって数値的に判定します。

検査時の留意点

* 被験者１人につき３種類の採血管（灰色、赤色、紫色）を使用します。
* 採血管は室内温度（22 ± 5℃）になってから使用し、真空採血管ホルダーから 1mL を直接採血します。

Anti-streptolysin O Antibody

ASO定量（抗ストレプトリジン-O価定量）

A群溶連菌への感染の有無を調べる。

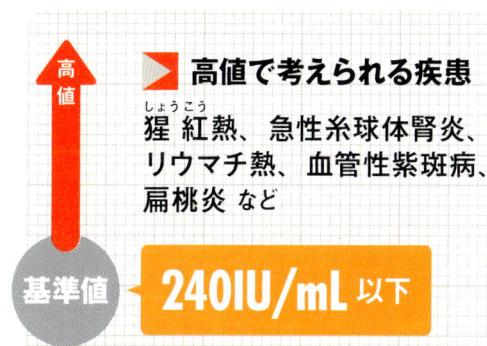

高値で考えられる疾患

猩紅熱（しょうこう）、急性糸球体腎炎、リウマチ熱、血管性紫斑病、扁桃炎 など

240IU/mL 以下

基準値

高値

検査値のしくみ

ASOとはA群溶連菌（A群β型溶血性連鎖球菌）が作り出す毒素を中和する働きを持つ抗体で、感染後約1週間で血液中のASOが増加し、4～5週でピークに達した後、次第に減少します。

したがって、検査にあたっては2週間以上の間隔で再測定し、抗体価が4倍以上の上昇を認めた場合にA群溶連菌感染と判断します。

検査時の留意点

* 採血は少なくとも食後3～4時間経ってから行います。
* 基準値は測定法によって異なるので、各製品の仕様書に従って判断します。

Immunoglobulin E

非特異的IgE定量

アレルギー性疾患が疑われる場合、IgE量を測定し判定する。

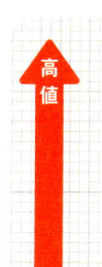

高値で考えられる疾患

気管支ぜんそく **P.56**、アトピー性疾患、アレルギー性鼻炎、花粉症、寄生虫疾患、IgE型骨髄腫 など

170IU/mL 以下

基準値

高値

検査値のしくみ

免疫グロブリンE（IgE）の血中濃度は、アレルギー疾患や寄生虫疾患において有意に高値を示します。

血清中に存在するIgEの総量測定には、従来RIST（放射性免疫吸着試験）が広く用いられてきましたが、小児期における低濃度のIgE測定には限界がありました。そのため近年ではFEIA法などより高感度な測定法が導入され、年齢に応じた基準値が定められています。

検査時の留意点

* IgE値には季節性の変動があるため、IgE総量の増減の判定には考慮が必要となります。
* 臨床現場において、IgE高値はアレルギー疾患と関係するケースがほとんどですが、自己免疫疾患や腫瘍性病変などの可能性も忘れないようにしましょう。

糸球体腎炎

原因	・上気道への A 群β溶連菌、肺炎球菌、ブドウ球菌や一部ウイルスの感染
診断	・腎疾患の既往や腎障害合併の全身症状がない症例で、急性の異常な尿所見、腎不全による浮腫、胸腹水、高血圧などを呈する

糸球体腎炎の診断・検査

糸球体が侵される疾患

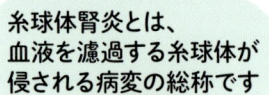

糸球体腎炎とは、血液を濾過する糸球体が侵される病変の総称です

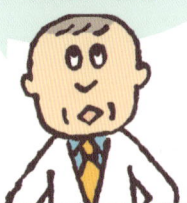

慢性糸球体腎炎	原発性	続発性
	腎臓自体の異常によって発症	他の疾患によって2次的に発症
急性糸球体腎炎	大半はレンサ球菌による咽喉や皮膚の感染によって発症	

慢性は腎臓の異常や原因疾患、急性は感染菌が原因となります

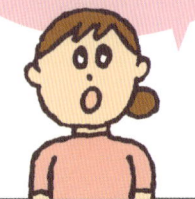

腎生検が必要かを調べる

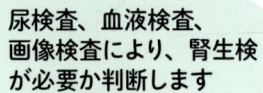

尿検査、血液検査、画像検査により、腎生検が必要か判断します

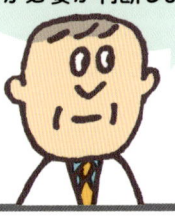

尿検査	タンパク尿・血尿の有無
血液検査	血清タンパク・赤血球数・アルブミンの測定、血清クレアチニン値
画像検査	腹部超音波検査、CT検査

むくみや貧血の有無も、同時にチェックします

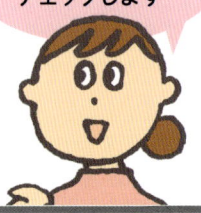

腎生検で診断

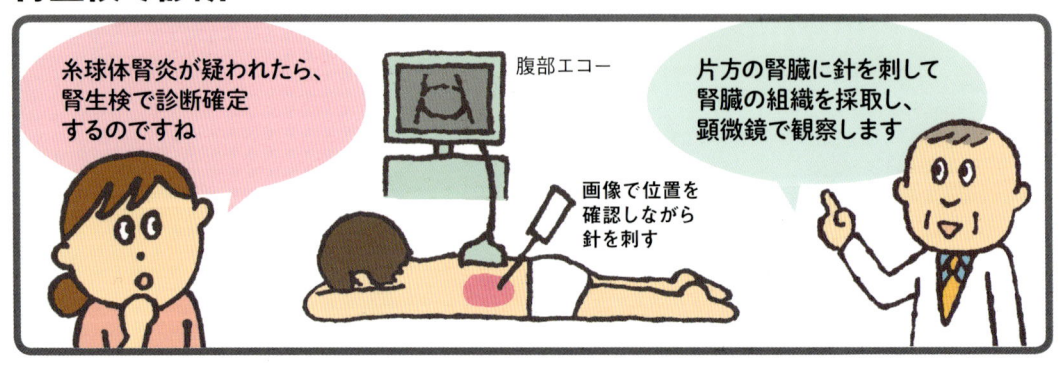

糸球体腎炎が疑われたら、腎生検で診断確定するのですね

腹部エコー

画像で位置を確認しながら針を刺す

片方の腎臓に針を刺して腎臓の組織を採取し、顕微鏡で観察します

糸球体腎炎の主要検査

異常値一覧

検査	異常値
尿検査 P.76~78	タンパク尿または血尿を認める
血清タンパク分画（TP-F） P.34	高度タンパク尿を呈する場合は低下
赤血球数（RBC） P.100	男性：438万/μL未満 女性：376万/μL未満
血清クレアチニン P.80	男性：1.09mg/dL超 女性：0.82mg/dL超

異常値からわかること

尿・血液検査

　臨床検査では、タンパク尿と血液細胞が様々な量で検出されるほか、しばしば腎臓の機能障害が尿素およびクレアチニンの血中濃度の上昇として確認されます。病気が進行している場合、糸球体から尿中に漏れ出た赤血球や白血球が、尿細管でタンパク成分と共に円柱状になった「赤血球円柱」や「白血球円柱」などが認められることがあります。

腎生検の適応

血尿（軽度の顕微鏡的血尿は除く）
タンパク尿（1g/日以上）
血尿およびタンパク尿（0.5g/日以上）
画像検査による発症の疑い

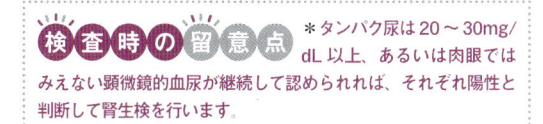 検査時の留意点 ＊タンパク尿は20～30mg/dL以上、あるいは肉眼ではみえない顕微鏡的血尿が継続して認められれば、それぞれ陽性と判断して腎生検を行います。

腎生検

　確定診断には腎生検が必要です。超音波画像やCT画像で位置を確認しながら針を刺し、腎臓の組織を少量だけ採取して観察・診断します。腎生検では、糸球体のメサンギウム領域の細胞増殖、および糸球体メサンギウム領域のIgAと免疫成分の一種である補体のC3の沈着が認められます。

 検査時の留意点 その他の腎炎（膜性増殖性糸球体腎炎、ループス腎炎）でも急性糸球体腎炎と同様の腎生検所見がみられることがあるので、臨床経過とあわせた鑑別が必要となります。

慢性腎臓病
CKD

原因	・すべての腎・泌尿器疾患。特に糖尿病性腎症、慢性糸球体腎炎、腎硬化症　など
診断	・腎障害の存在（特にタンパク尿） ・GFR（糸球体濾過量）＜ 60mL/ 分 /1.73m²

慢性腎臓病（CKD）の診断・検査

腎臓の働きが慢性的に低下する疾患

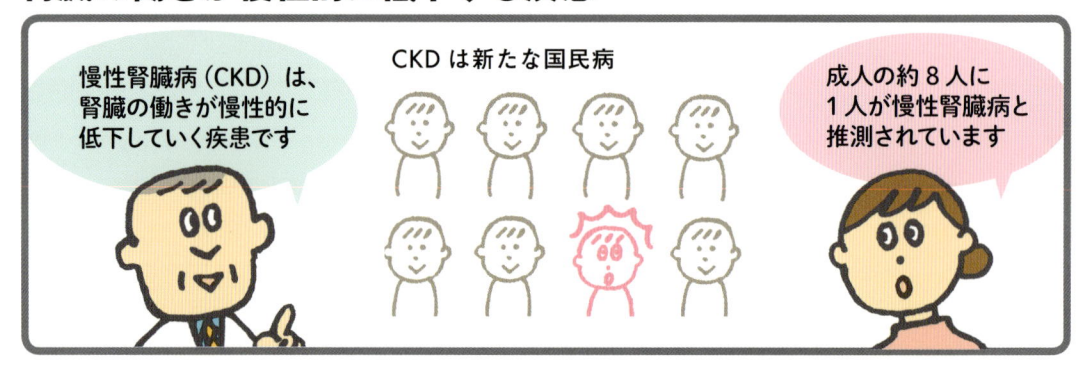

慢性腎臓病（CKD）は、腎臓の働きが慢性的に低下していく疾患です

CKD は新たな国民病

成人の約 8 人に 1 人が慢性腎臓病と推測されています

糸球体濾過量を調べる

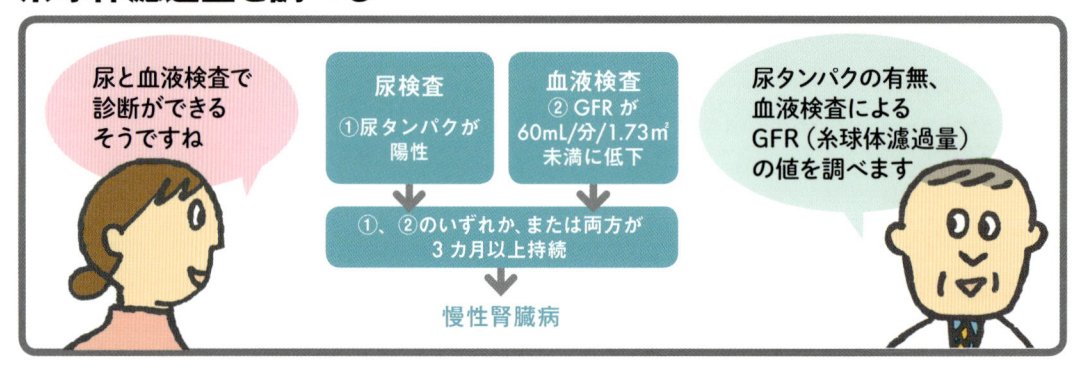

尿と血液検査で診断ができるそうですね

尿検査
①尿タンパクが陽性

血液検査
② GFR が 60mL/分/1.73㎡ 未満に低下

①、②のいずれか、または両方が 3 カ月以上持続

慢性腎臓病

尿タンパクの有無、血液検査による GFR（糸球体濾過量）の値を調べます

セルディンの分類で進行を把握

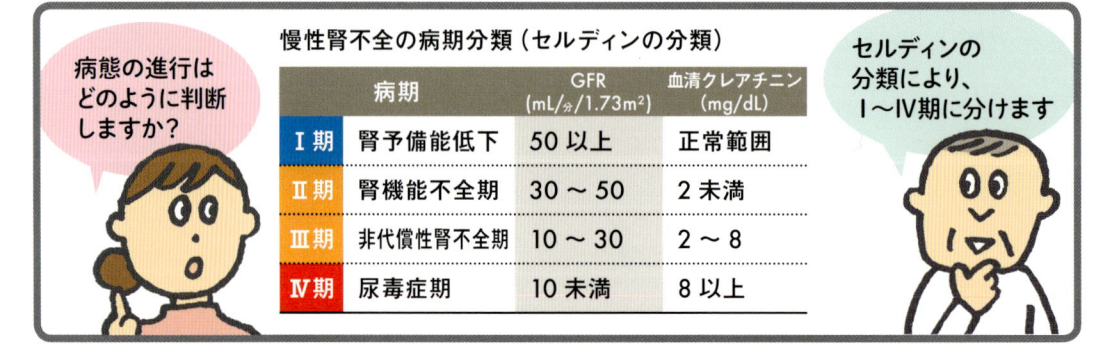

病態の進行はどのように判断しますか？

慢性腎不全の病期分類（セルディンの分類）

病期		GFR (mL/分/1.73m²)	血清クレアチニン (mg/dL)
I 期	腎予備能低下	50 以上	正常範囲
II 期	腎機能不全期	30 ～ 50	2 未満
III 期	非代償性腎不全期	10 ～ 30	2 ～ 8
IV 期	尿毒症期	10 未満	8 以上

セルディンの分類により、I～IV期に分けます

慢性腎臓病（CKD）の主要検査

異常値一覧

検査	異常値
尿タンパク P.77	陽性
尿潜血 P.78	陽性
推算 GFRcreat(eGFR) P.83	60mL/分/1.73㎡未満に低下

異常値からわかること

尿検査

　尿にタンパク質や血液が漏れ出ていないかを検査します。共に採取した尿に試薬や試験紙を浸し、変色具合によって判定します。試薬や試験紙の色が変われば陽性とみなします。ただし、発熱や激しい運動などでも陽性になることがあるので、1度検出された場合でも、必ず再検査して確認する必要があります。

尿検査における判断基準

尿タンパク	主に糸球体の障害がわかります。
尿潜血	糸球体の障害によるもの以外に、尿道に結石やがんなどができた場合にも潜血が認められることがあります。
白血球尿	尿道に感染が起きた場合に現れます。
尿糖	糖尿病などで血糖値が高くなると現れます。

GFR（糸球体濾過量）

　慢性腎臓病の進行度は GFR（糸球体濾過量）によって判断します。GFR とは1分間に糸球体が血漿を濾過できる量のことで、健康な人の GFR は100mL/分/1.73㎡前後となります。糸球体から直接濾液（原尿）を採取することはできないので、一般的には血清クレアチニン値をもとに GFR を推定する「推算糸球体濾過量 GFRcreat（eGFR）」が用いられます。

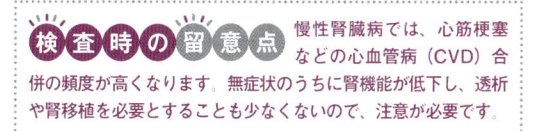

検査時の留意点 慢性腎臓病では、心筋梗塞などの心血管病（CVD）合併の頻度が高くなります。無症状のうちに腎機能が低下し、透析や腎移植を必要とすることも少なくないので、注意が必要です。

腎機能別の心血管病の発症頻度

心血管病（CVD）発症率（100人／年あたり）

GFR	発症率	倍率	CVD ステージ
≧90	2.11		1・2
45-59	3.65	1.5倍	3
30-44	11.29	5倍	3
15-29	21.80	10倍	4
<15	36.60	20倍	4

eGFR の計算式

$$\text{eGFR} = 194 \times 血清クレアチニン値[\text{mg/dL}]^{-1.094} \times 年齢^{-0.287}$$
（女性の場合は ×0.739）

ネフローゼ症候群

原因	・糸球体疾患による発症（原発性） ・全身性疾患などに伴う糸球体病変（続発性）
診断	・急速に発現する浮腫、短期間での体重増加 ・浮腫の高度化による腹水・胸水

● ネフローゼ症候群の診断・検査

多量のタンパク質が尿と共に漏れ出す疾患

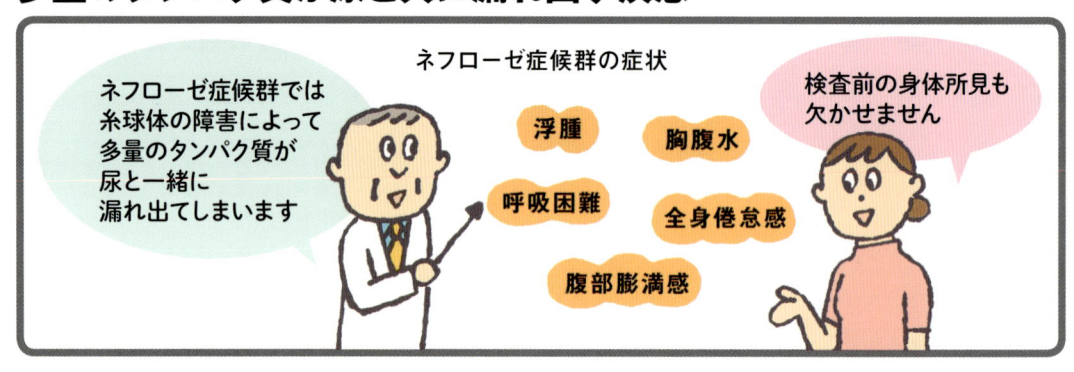

ネフローゼ症候群では糸球体の障害によって多量のタンパク質が尿と一緒に漏れ出てしまいます

ネフローゼ症候群の症状

浮腫　胸腹水　呼吸困難　全身倦怠感　腹部膨満感

検査前の身体所見も欠かせません

原発性と続発性

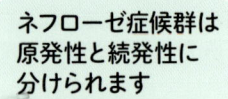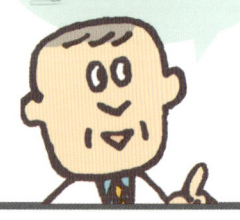

ネフローゼ症候群は原発性と続発性に分けられます

続発性の原因疾患には糖尿病やアミロイドーシスなどがあります

ネフローゼ症候群の分類

原発性	腎臓自体に異常がある
続発性	他の部位の疾患が原因

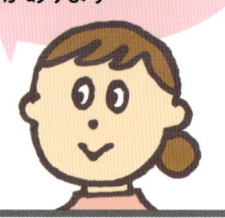

タンパクと脂質を調べる

検査ではタンパクと脂質を調べるのですね

それぞれの数値を超えると異常となります。特に①〜③は必須検査です

ネフローゼ症候群の検査

尿検査	①尿タンパク	陽性
血液検査	②血清総タンパク	6.5g/dL 以下
	③血清アルブミン	3.7g/dL 以下
	④総コレステロール	250mg/dL 以上

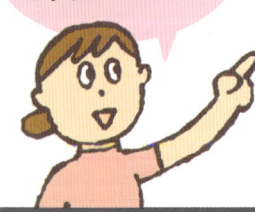

● ネフローゼ症候群の主要検査

異常値一覧

検査	異常値
尿タンパク※ P.77	陽性
血清総タンパク（TP） P.35	6.5g/dL 未満
血清アルブミン	3.7g/dL 未満
総コレステロール（TC） P.142	219mg/dL 超

※尿タンパクは、強陽性、血尿の有無や程度は原疾患によって異なります。

● 異常値からわかること

尿・血液検査

上記検査で異常値を示せば、原因にかかわらずネフローゼ症候群と診断します。尿所見では大量の尿タンパクが認められ、血液検査では低タンパク血症、低アルブミン血症、高コレステロール血症などが認められます。ネフローゼ症候群と診断した際は、続いて原疾患を確定する検査を行います。

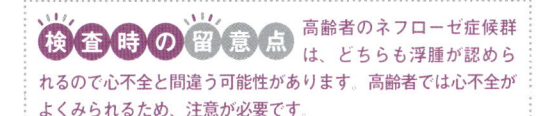 高齢者のネフローゼ症候群は、どちらも浮腫が認められるので心不全と間違う可能性があります。高齢者では心不全がよくみられるため、注意が必要です。

原発性ネフローゼ症候群の原疾患とその頻度

疾患名	頻度
微小変化型ネフローゼ症候群	35%
メサンギウム増殖性糸球体腎炎	26%
膜性腎症	25%
膜性増殖性糸球体腎炎	5%
巣状糸球体硬化症	4%
その他の糸球体腎炎	4%
その他	1%

病型決定・治療方針決定のための検査

ネフローゼ症候群の病型や原疾患を確定するための検査には、以下のようなものがあります。特に腎生検は、病型の確認と治療方針を決定するうえで非常に有用です。ただし、原疾患が明らかな場合（糖尿病性腎症など）や腎萎縮を伴う腎機能低下がみられる場合、リスクを考慮して慎重に判断する必要があります。

検査	検査内容
尿沈渣	－
血清生化学	TP、Alb、UN、Cr、UA、Na、K、Cl、総コレステロールなど
クレアチニンクリアランス	－
免疫学的検査	IgG、IgA、IgM、C3、C4、CH50
胸部 X 線写真	肺うっ血、心拡大、胸水の程度
腹部エコー、IVP	腎サイズ、皮質萎縮の有無、腎静脈血栓の有無、腹水の程度
腎生検	光顕、蛍光抗体法、電顕

腎盂腎炎

原因	・大腸菌、緑膿菌などの尿路上行性感染
	・腎盂・尿管の形態異常、尿路結石、前立腺肥大症　など
診断	・頻尿、排尿時痛などの急性膀胱炎症状
	・悪寒戦慄を伴う高熱、腰背部痛、全身倦怠感　など

● 腎盂腎炎の診断・検査

腎盂などへの細菌感染による疾患

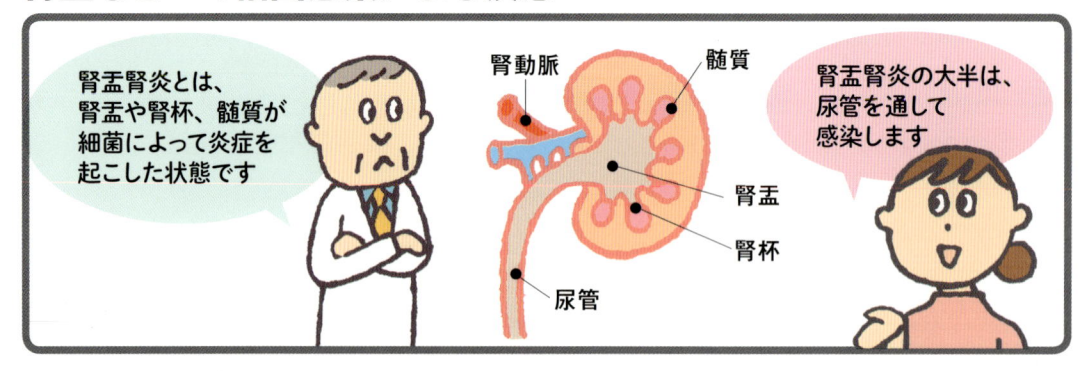

細菌の種類を調べる

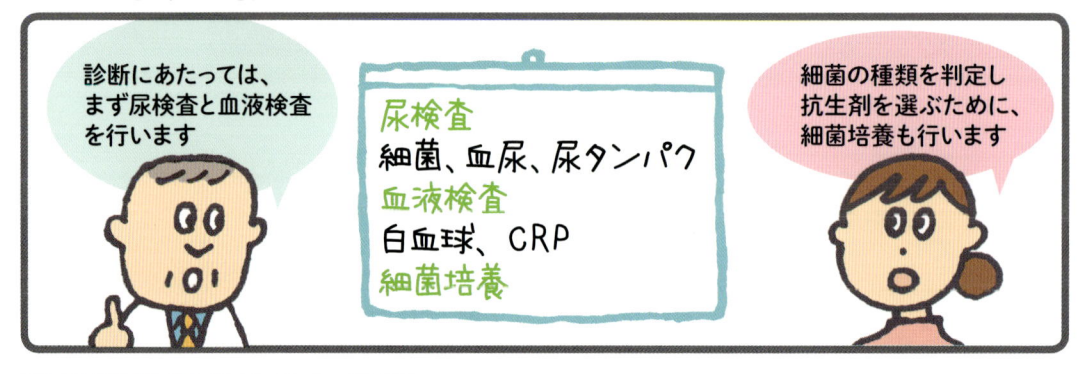

肋骨脊柱角の痛みに注意

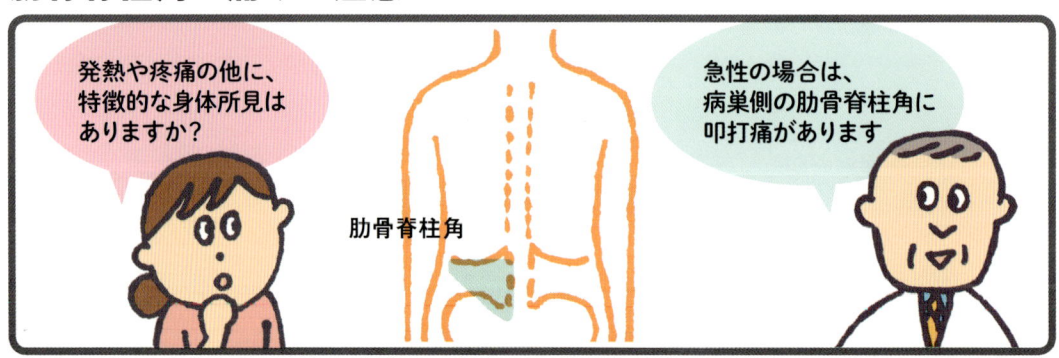

腎盂腎炎の主要検査

異常値一覧

検査	異常値
尿潜血 P.78	陽性
尿タンパク P.77	陽性
白血球数（WBC） P.100	異常増加
C-反応性タンパク（CRP） P.41	上昇
血中尿素窒素（BUN） P.75	21mg/dL 超
血清クレアチニン（Cr） P.80	男性：1.09mg/dL 超 女性：0.82mg/dL 超

異常値からわかること

尿・血液検査

　細菌の腎臓への感染を確かめる基本的な臨床検査は、尿検査と血液検査の2つ。尿検査で尿中の細菌、潜血、尿タンパク、白血球の有無などを確認し、血液検査で炎症や腎機能障害の程度を調べます。細菌が認められる場合には、菌種や数を把握するため、尿や血液のサンプルに含まれる細菌を培養してその種類を特定する細菌培養検査を行います。

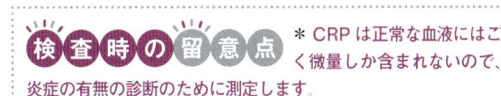 ＊CRPは正常な血液にはご く微量しか含まれないので、炎症の有無の診断のために測定します。
＊尿路感染で一番多いのは、大腸菌のようなグラム陰性桿菌です。

画像検査

　尿管や腎盂に溜まった尿で腎臓が腫れる水腎症や結石などの基礎疾患の有無を調べるためには、画像検査が必要となります。最も用いられるのは超音波検査ですが、腎膀胱部単純X線(KUB)や静脈性腎盂造影(IVP)が用いられることもあります。また、重度の腎感染である気腫性腎盂腎炎や腎膿瘍などの診断には、X線やCT検査が必要となります。

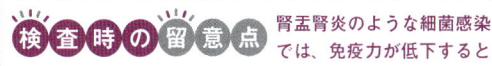 腎盂腎炎のような細菌感染では、免疫力が低下すると発症リスクが高まります。最もリスクが高いのは糖尿病であり、糖尿病患者の場合は腎盂腎炎の可能性を確認する必要があります。

確定診断のための主な検査

腎部超音波検査

腎膀胱部単純X線、静脈性腎盂造影

糖尿病の有無

臨床検査

CRP、尿培養、血液培養

腎部CT

腎・泌尿器系疾患
でよく使う検査値

Lactate Dehydrogenase

乳酸脱水素酵素 (LDH)

臓器や組織の損傷を調べる。

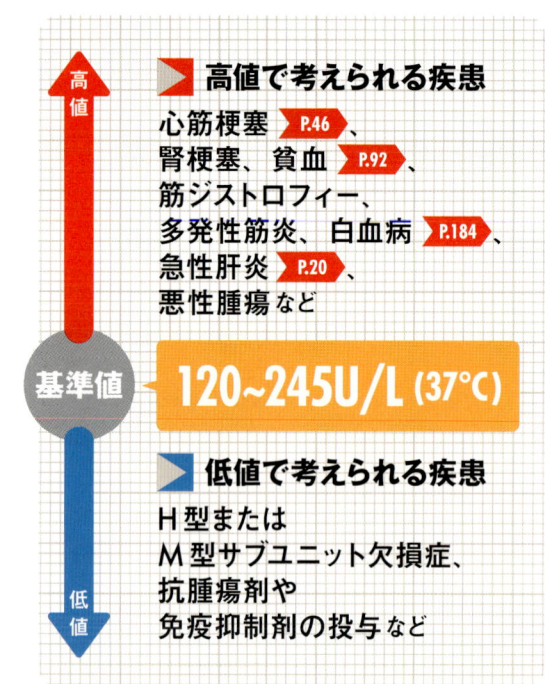

高値 ▷▶ **高値で考えられる疾患**

心筋梗塞 **P.46** 、
腎梗塞、貧血 **P.92** 、
筋ジストロフィー、
多発性筋炎、白血病 **P.184** 、
急性肝炎 **P.20** 、
悪性腫瘍 など

基準値 120~245U/L (37℃)

▷▶ **低値で考えられる疾患**

H 型または
M 型サブユニット欠損症、
抗腫瘍剤や
免疫抑制剤の投与 など

低値

検査値のしくみ

　乳酸脱水素酵素（LDH）とは糖をエネルギーに変える酵素のひとつで、特に心臓、肺、腎臓、肝臓、骨格筋、赤血球などに多く含まれています。LDH1～LDH5 の 5 種類のアイソザイム（同じ働きを持ちながら、分子構造などが異なる酵素群）に分けられ、臓器や組織によって含まれる種類が異なります。

　臓器や組織が損傷を受けると、細胞中の LDH が血液中に流れ出します。検査では血液を採取して遠心分離し、自動分析器で測定。アイソザイムによって、損傷した臓器や組織を確定します。

検査時の留意点

＊ 運動によって LDH 値が増加することがあるので、採血前は安静をキープします。
＊ LDH 値が高い場合にはアイソザイムを調べ、損傷した臓器や組織を確かめます。

LDH アイソザイムが異常値を示す主な疾患

↑（高値）

疾患名／LDH アイソザイム	LDH1	LDH2	LDH3	LDH4	LDH5
心筋梗塞	↑	↑			
急性腎不全	↑	↑			
溶血性貧血	↑	↑			
悪性貧血	↑	↑			
肝炎				↑	↑
肝がん		↑	↑	↑	↑
白血病		↑	↑		
悪性リンパ腫		↑	↑		
肺梗塞		↑	↑	↑	
筋ジストロフィー		↑	↑		
膠原病		↑	↑		

血中尿素窒素（BUN）

腎機能障害の有無や腎疾患の経過状態を調べる。

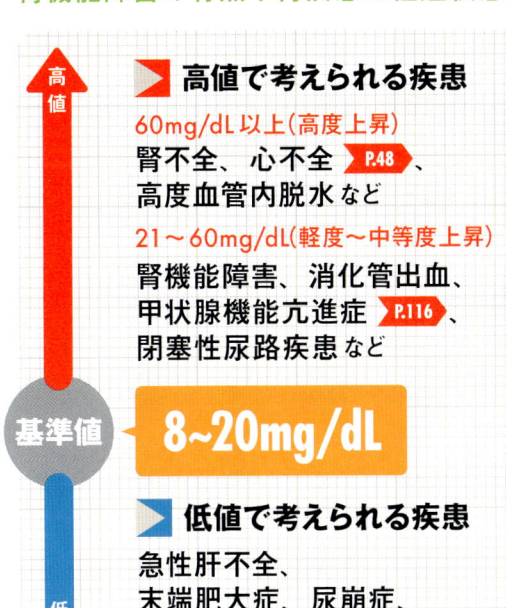

▶ 高値で考えられる疾患

60mg/dL 以上（高度上昇）
腎不全、心不全 **P.48**、
高度血管内脱水 など

21〜60mg/dL（軽度〜中等度上昇）
腎機能障害、消化管出血、
甲状腺機能亢進症 **P.116**、
閉塞性尿路疾患 など

8~20mg/dL

▶ 低値で考えられる疾患

急性肝不全、
末端肥大症、尿崩症、
マンニトール利尿 など

検査値のしくみ

　尿素窒素とは体内でタンパク質を使い終わったときに発生する物質で、大半は尿から排出され、血液中には微量の尿素窒素のみが存在しています。しかし腎機能が低下すると濾過しきれない分が血液中に残り、血中尿素窒素の数値が上昇します。

　一方、肝機能に障害が起きたりすると、数値が低くなります。検査にあたっては血液を採取し、分析器で測定します。

検査時の留意点

＊ 基準値を超えた際は、腎機能を調べるための様々な検査を行います。
＊ 100mg/dL 以上では尿毒症の起こる可能性が高く、かなり危険な状態です。

BUN/Cr 比の異常値で考えられる原因

　血中尿素窒素とクレアチニンは、腎性因子だけでなく腎外性因子によっても変化します。特に血中尿素窒素は、脱水や心不全、タンパク量などの腎外性因子の影響を強く受けます。したがって、BUN／Cr 比の計算によって腎外性因子の影響を推定することができます。

BUN/Cr 比 10以上（上昇）	脱水、心不全、消化管出血、副腎皮質ステロイド剤の使用、高タンパク食、ショックなど
BUN/Cr 比 10未満（低下）	低タンパク食、人工透析治療後、重度肝不全など

腎機能障害と BUN・クレアチニン・腎予備能

症状・疾患	BUN (mg/dL)	クレアチニン (mg/dL)	腎予備能 (%)
腎予備能の低下	15〜30	1〜2.5	50〜75
腎機能低下	25〜60	2.5〜6	25〜50
腎不全	55〜110	5.5〜11	10〜25
尿毒症	>100	>8	0〜10

Urinary Sediment

尿沈渣

腎・尿路系の疾患の有無と経過状態を調べる。

沈渣成分		陽性所見	異常増加を示す原因
赤血球		5/HPF以上	急性・慢性腎炎、腎腫瘍、腎結石、尿路感染症、膀胱炎 など
白血球		5/HPF以上	結核 P.62、クラミジア感染症、尿路感染症、膀胱炎 など
上皮細胞	尿細管上皮細胞	1/HPF以上	腎・尿路系の炎症、悪性腫瘍 など
	円柱上皮細胞		
	異型細胞	全視野に1個以上	
	扁平上皮細胞	基準なし	病的意義なし
円柱	硝子円柱	弱拡大（×100）で全視野に1個以上	腎疾患、糖尿病性腎症 P.66、高血圧症 P.44 など
	上皮円柱		糸球体腎炎、腎不全 など
	顆粒円柱		急性・慢性腎炎、慢性腎不全 など
	ロウ様円柱		重症腎障害 など
	脂肪円柱		ネフローゼ症候群 P.70、低タンパク血症 など
	赤血球円柱		腎の出血、糸球体腎炎、IgA腎症 など
	白血球円柱		糸球体および間質における炎症・感染症、腎盂腎炎 P.72、糸球体腎炎 など
結晶	ビリルビン	全視野に1個以上	重症肝障害
	シスチン		シスチン血症・尿症
	ロイシン		重症肝障害
	コレステロール		ネフローゼ症候群

検査時の留意点

＊ 検査にあたっては、薬剤の服用を控え、体調を整えて安静な状態で臨むよう指導します。
＊ 異常値が出た場合、さらに腎機能検査、尿路系のX線検査などの二次検査を行います。

検査値のしくみ

尿沈渣とは尿中の赤血球、白血球、細胞、結晶成分などを調べる検査で、尿タンパクや尿糖、尿潜血などが異常値を示したときに行われます。尿を遠心分離機にかけて成分を沈殿させ、沈渣した固形成分の数や有無を観察します。顕微鏡の一視野の中にあるこれらの数をそれぞれ数え、基準値より増加していないかを調べます。この検査によって、腎臓や尿路系の病気の種類や部位を推測することができます。

Urinary Protein

尿タンパク

腎障害の有無や尿路の異常を調べる。

基準値 **陰性（－）〜偽陽性（±）**

タンパクの種類		異常増加を示す原因
腎前性タンパク	アルブミン α₁-糖タンパク など	急性感染症、心不全 **P.48**、悪性腫瘍、静脈うっ血症 など
	ヘモグロビン	溶血性貧血 **P.92** など
	ミオグロビン	骨格筋の障害 など
	ベンスジョーンズタンパク	多発性骨髄腫 **P.94** など
腎性タンパク	アルブミン α₁-糖タンパク など	糸球体腎炎 **P.66**、ネフローゼ症候群 **P.70**、糖尿病性腎症、腎不全、痛風腎 など
	β₂-ミクログロブリン α₁-ミクログロブリン など	重金属中毒、急性尿細管壊死、ネフローゼ症候群、流行性出血熱、溶血性尿毒症症候群 など
腎後性タンパク	アルブモーゼ、酢酸体、ムチンなど類タンパク	尿路感染症、尿路結石、尿路腫瘍、前立腺疾患 など

尿タンパク検査の比較

	試験紙法	スルフォサリチル酸法
検出感度	25mg/dL程度	20mg/dL程度
操作	スルフォサリチル酸法より簡便、迅速	簡便
必要な検体	微量	約3mL
誤差要因	・ヘモグロビン、ベンスジョーンズタンパクに反応しにくい ・アルカリ尿で偽陽性を示す ・採光条件による誤差の可能性がある	・X線造影剤、トリブタマイド代謝産物で偽陽性を示す ・アルカリ尿で偽陽性を示す ・採光条件による誤差の可能性がある

検査値のしくみ

尿タンパクとは尿の中に含まれているタンパクの総称で、腎障害や尿路に異常が起きると、正常量（1％程度）以上のタンパクが尿中に漏れ出します。

検査には、試験紙を尿に浸した際の変色具合や、スルフォサリチル酸を尿に加えたときの混濁状況で判断する定性検査と、尿中のタンパクの量を測定する定量検査の2つがあります。一般には、定性検査で尿タンパクが認められた場合に定量検査が行われます。

検査時の留意点

＊ 精液や膣分泌液などが混入すると陽性を示す場合があります。誤診を防ぐために、必ず再検査を行います。

＊ 検査のたびに異常が認められれば、腎臓内科や泌尿器科で精密検査を行います。

Urinary Occult Blood

一般検査

尿潜血

出血性疾患の有無を調べる。

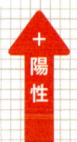

＋陽性

▶ 陽性で考えられる疾患

血尿
腎臓・尿路系の炎症
（糸球体腎炎 **P.66**、膀胱炎、
尿道炎）、尿路結石、
腎臓・尿路系の腫瘍 など

ヘモグロビン尿
溶血性貧血 **P.92**、膀胱炎、
不適合輸血 など

ミオグロビン尿
筋ジストロフィー、
心筋梗塞 **P.46** など

基準値

試験紙が変色せず、陰性（－）と出れば正常

検査値のしくみ

　尿潜血とは、尿中に赤血球のヘモグロビンやミオグロビンが混じっているかどうかを調べる検査です。尿に赤血球が混入した場合に陽性になり、腎臓、尿管、膀胱、尿道（下部尿路）からの出血が考えられます。

　検査では採尿した尿に試験紙を入れ、その変色の度合いを調べます。なお、採尿する際は、尿の出始めと終わりは捨て、中間の尿だけを採取します。

検査時の留意点

＊ 女性の場合はなるべく月経期間を避けて検査します。
＊ 持続的に陽性となる場合、尿の成分を顕微鏡で調べる「尿沈渣」を行います。

尿検体の種類

	血尿	ヘモグロビン尿	ミオグロビン尿
尿の色	赤褐色～暗赤褐色	赤褐色～暗赤褐色	赤褐色～暗赤褐色
血清の色	正常	淡赤色～赤色	正常
尿潜血反応	（＋）	（＋）	（＋）
尿沈渣赤血球	（＋）	（－）	（－）
血清CKの上昇	（－）	（－）	（＋）
その他	腎・尿路系疾患	溶血性貧血	筋肉障害

尿酸 (UA)

尿酸の産生・排泄の異常を調べる。

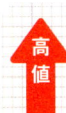

高値 ▶ **高値で考えられる疾患**

尿酸過剰産生

痛風、糖尿病 **P.134**、溶血性貧血 **P.92**、白血病 **P.184**、多血病、多発性骨髄腫 **P.94** など

腎臓機能低下や尿路閉塞

急性・慢性糸球体腎炎 **P.66**、悪性高血圧 **P.44**、脂質異常症 **P.136**、前立腺肥大、アルコール中毒、妊娠中毒症、糖尿病 など

基準値 ▶ 男性 3.6~7mg/dL
女性 2.7~7mg/dL

▶ **低値で考えられる疾患**

尿酸産生低下

キサンチン尿症、PNP欠損症 など

尿酸排出亢進

ウィルソン病、ファンコニー症候群 など

その他

尿酸低下薬の過剰投与、低プリン体食による尿酸再吸収障害 など

低値

検査値のしくみ

　尿酸は体内でプリン体が分解されて生じる老廃物で、約70%は尿の一部となって排泄されます。ところが何らかの原因で尿酸が作られ過ぎたり、正しく排泄されなくなると、溜まった尿酸が異常を引き起こします。

　検査では採取した血液を自動分析器にかけ、血清中の尿酸の濃度を測定します。尿酸の過剰産生による疾病の代表例として痛風が挙げられます。

検査時の留意点

＊ 検査前日の夕食の後は、コップ1杯の水以外は飲食しないよう指導します。

＊ ホルモンの関係上、女性の数値が低めですが、女性の数値は閉経後に上昇します。

尿酸クリアランス計算式

$$尿酸クリアランス = \frac{[尿中尿酸濃度(mg/dL)] \times [60分間尿量(mL)]}{[血漿尿酸濃度(mg/dL) \times 60]} \times \frac{1.73}{体表面積(m^2)}$$

正常値 11.0(7.3~14.7)mL/分

生化学的検査

血清クレアチニン (Cr)

腎臓機能の低下の程度を調べる。

高値

▶ **高値で考えられる疾患**

急性・慢性腎炎、
腎不全、腎盂腎炎 P.72 、
腎臓結石、心不全 P.48 、
尿管結石、前立腺肥大 など

基準値

男性 0.65~1.09mg/dL
女性 0.46~0.82mg/dL

▶ **低値で考えられる疾患**

初期糖尿病 P.134 、
妊娠、筋ジストロフィー、
尿崩症、多発性筋炎、
筋萎縮性側索硬化症 など

低値

検査値のしくみ

クレアチニンとは筋肉に含まれているタンパク質の老廃物で、本来は腎臓の糸球体で濾過され尿中に排泄されます。しかし、腎臓の機能が低下すると尿中に排泄される量が減少し、血中内のクレアチニン濃度が上昇します。

検査では採取した血液に酵素を利用した試薬を加え、比色計で色の変化を調べます。他に、尿中のクレアチニン含有量を測定する尿中クレアチニン検査もあります。

検査時の留意点

* 食事制限はありませんが、検査前日からは激しい運動を控えるよう指導します。
* クレアチニンの値が 5.0mg/dL を超えると回復は難しくなり、8.0mg/dL 以上となると透析導入が検討されます。

生化学的検査

クレアチニン・クリアランス

腎臓糸球体機能の異常や障害の程度を調べる。

高値

▶ **高値で考えられる疾患**

初期糖尿病 P.134 、
末端肥大症、
ネフローゼ症候群 P.70 など

基準値

82~183mL/分

▶ **低値で考えられる疾患**

糸球体腎炎 P.66 、腎硬化症、
慢性腎臓病 P.68 、腎不全、
心不全 P.48 、尿路閉塞、
ショック など

低値

検査値のしくみ

クレアチニンは体内でエネルギーとして消費されたタンパクの老廃物です。本検査では、腎臓の糸球体が1分間にクレアチニンを含む老廃物を何 mL 濾過できるかを採取した尿から測定します。

測定法には、1〜2時間の短時間法と24時間法があります。血清中と尿中のクレアチニンの量を測定して比較することもよく行います。

検査時の留意点

* 検査の2日ほど前から、食事で摂るタンパク質の量を1日40〜50gとするよう指導します。
* 検査結果が現れるのは、腎機能の働きが50%〜70%程度にまで低下してからです。

抗利尿ホルモン (ADH)

尿崩症の診断や下垂体後葉系の異常を調べる。

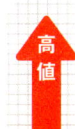

▶ 高値で考えられる疾患

腎性尿崩症
（特に多尿を伴う場合）、
ADH不適合分泌症候群
（SIADH）、
異所性ADH産生腫瘍、
脱水症 など

基準値　3.8pg/mL 以下

▶ 低値で考えられる疾患

中枢性尿崩症・心因性多飲症
（特に多尿を伴う場合）、
汎下垂体機能低下症、
水分過剰摂取 など

検査値のしくみ

抗利尿ホルモン（バソプレシン）は水分の再吸収の調節を行うホルモンで、視床下部で合成されて下垂体後葉から分泌されます。その分泌は血漿浸透圧、血液量、血圧などによって調節され、特に血漿浸透圧の変化に大きな影響を受けます。

脱水状態に陥る尿崩症の診断に欠かせない検査であり、通常は採取した血液から同時に血漿浸透圧も測定して診断します。

検査時の留意点

＊ アセトアミノフェン、コリン作用薬、エストロゲン、経口血糖降下薬、三環系抗うつ薬などは測定値に影響を与えます。

＊ 加齢による血漿浸透圧の上昇に伴って増加傾向を示します。

腎性尿崩症

抗利尿ホルモンが正常あるいは上昇しているにもかかわらず、抗利尿ホルモンに対する生体反応が低下している病態を腎性尿崩症といいます。症状としては多飲・多尿・夜尿・発熱・嘔吐・便秘などがあり、多尿により水腎症や尿路拡張をきたすことがあります。

腎性尿崩症の原因

遺伝性	・抗利尿ホルモン2型受容体遺伝子AVPR2の異常（ほとんどが男児） ・アクアポリン水チャネル遺伝子AQP2の異常（男女差なし）
薬剤性	リチウム
慢性腎疾患	多発性嚢胞腎、腎梗塞
電解質異常	高カルシウム血症、低カリウム血症

中枢性尿崩症

抗利尿ホルモンが分泌されなかったり分泌量が低下することによって、体内の水分が大量に尿として排出される病態を中枢性尿崩症といいます。極端なのどの渇きによる多飲、多尿が主症状で、水分補給が足りない場合は脱水症、低血圧、ショックを起こすことがあります。

尿崩症の診断

尿崩症が腎性であるか中枢性であるかの診断は、抗利尿ホルモン投与後の反応で判断します。

腎性尿崩症	抗利尿ホルモン投与後に、過剰な排尿がおさまり、尿が濃くなり、血圧や心拍数が正常に戻る。
中枢性尿崩症	抗利尿ホルモン投与後も、過剰な排尿が続き、尿は薄く、血圧や心拍数に変化がみられない。

Urinary α₁-Microglobulin

免疫学的検査

尿中α₁-マイクログロブリン（尿中α₁-MG）

腎尿細管機能の指標として測定する。

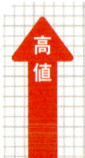

▶ **高値で考えられる疾患**

間質性腎炎、
慢性糸球体腎炎 ▶P.66 、
重金属（カドミウム、水銀）
または薬剤
（アミノグリコシド系など）
による尿細管障害 など

基準値

男性 0.6~16.6mg/L
女性 0.5~9.75mg/L

▶ **低値で考えられる疾患**

肝疾患による産生低下 など

検査値のしくみ

α₁-マイクログロブリンは主に肝臓で合成される低分子量タンパクで、通常は腎糸球体を通過した後、尿細管で再吸収されて分解されます。正常ではほとんど尿中には排泄されないため、尿細管障害や腎糸球体障害が起きると尿中の値が高くなります。一方、肝疾患が生じると、逆に尿中の値が低くなるケースが多くなります。

検査時の留意点

＊ 尿中β₂-MG とあわせて測定すると、疾患をより特定しやすくなります。
＊ 血清での測定では、腎糸球体濾過能、肝機能の評価としても利用されます。

Acid Phosphatase

生化学的検査

ACP（酸性ホスファターゼ）

前立腺、肝臓、骨、血液の疾患を調べる。

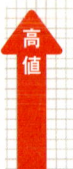

▶ **高値で考えられる疾患**

前立腺肥大症、
前立腺がん ▶P.176 、前立腺炎、
副甲状腺機能亢進症、
ページェット病 など

基準値

5.9~14U/L (37℃)

▶ **低値で考えられる疾患**

女性ホルモン・
副腎皮質ホルモンの服用患者、
抗血栓薬ヘパリンの服用患者、
低栄養状態 など

検査値のしくみ

ACP(酸性ホスファターゼ)は酸性の条件下でリン脂質を加水分解する酵素で、前立腺、肝臓、赤血球、血小板、骨などに高濃度で含まれています。これらの臓器に障害が起きると血中のACP濃度が高くなります。このうち、前立腺に多く含まれるACPをPAP（前立腺酸性ホスファターゼ）といい、特に前立腺がんの診断に有用です。

検査時の留意点

＊ ACP は赤血球中にも存在するため、採血時に溶血すると高値になります。
＊ 新生児は成人の2～3倍の高値を示し、思春期で正常値になります。

推算 GFRcreat（eGFR）

腎糸球体の機能を調べる。

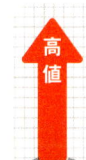

▷ 高値で考えられる疾患

糖尿病性細小血管障害に伴う
糖尿病性腎炎

60mL/分/1.73m² 以上

基準値

▷ 低値で考えられる疾患

慢性糸球体腎炎、
糖尿病性腎症、腎硬化症、
急性腎炎、ループス腎炎、
血管炎、間質性腎炎、
腎血管性高血圧 など

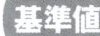

検査値のしくみ

　GFR とは単位時間あたりに腎臓の糸球体により血漿が濾過される量のことで、腎機能の健常度を反映します。この GFR 量の検査は複雑で時間を要するため、日常検査では計算式によって算出される推定 GFR 値を腎機能のスクリーニング検査として用いています。腎症が進行すると共に、また加齢によっても、推定 GFR 値は低下していきます。

検査時の留意点

* 小児や妊婦、急性腎不全などで Cr 値が安定していない患者には適応されません。
* eGFR はあくまで推定値であり、より正確な検査が必要な場合は他の腎機能評価検査を行います。

PSP試験（フェノールスルホンフタレイン試験）

腎疾患のスクリーニングに用いる。

経過時間	排出率
15分	25~50%
30分	40~60%
60分	50~75%
120分	55~85%

基準値

▷ 低値で考えられる疾患

腎機能障害、腎不全、
間質性腎炎、近位尿細管障害、
尿路障害、腎硬化症、
糸球体腎炎 ▷ P.66 、
本態性高血圧、腎発育不全、
嚢胞腎、腎盂腎炎 ▷ P.72 など

検査値のしくみ

　PSP とは人体に害のない紅い色素で、排尿後に水 300 〜 500cc を飲み、30 分後に PSP 試薬 6mg を静注して、15 分後、30 分後、60 分後、120 分後に排尿して PSP 試薬の濃度を測定します。腎機能に障害があると、濃度が低下します。中でも 15 分後の値が最重要視され、25% 未満ならば腎臓の機能に何らかの障害があると考えられます。

検査時の留意点

* 検査前にコーヒーや紅茶など利尿作用のある飲料を飲まないよう指導します。
* 検査のための尿は、必ず全量採取するように指導します。

脳血管障害

原因	・【くも膜下出血】脳動脈瘤、脳動静脈奇形　など ・【脳出血】脳動脈の血管壊死、脳内小動脈瘤破裂　など ・【脳梗塞】動脈硬化や塞栓物質による血管閉塞　など
診断	・障害血管、障害部位特有の臨床症状

脳血管障害の診断・検査

脳血管の損傷による疾患の総称

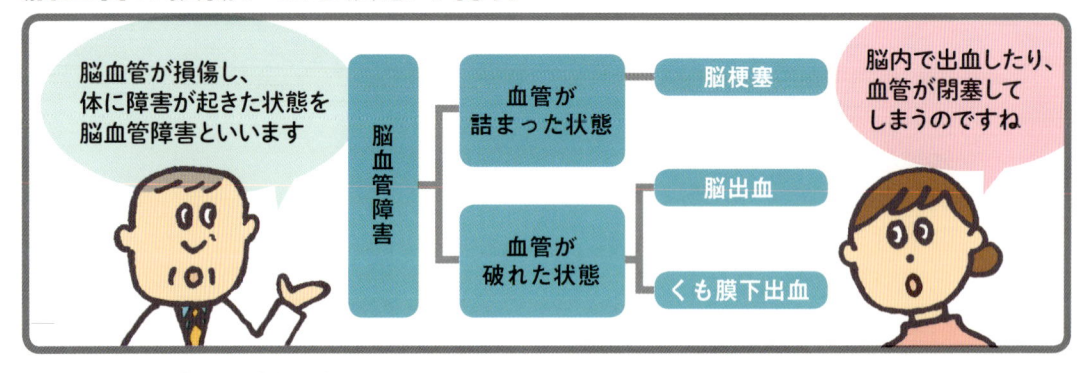

出血や閉塞の状態を調べる

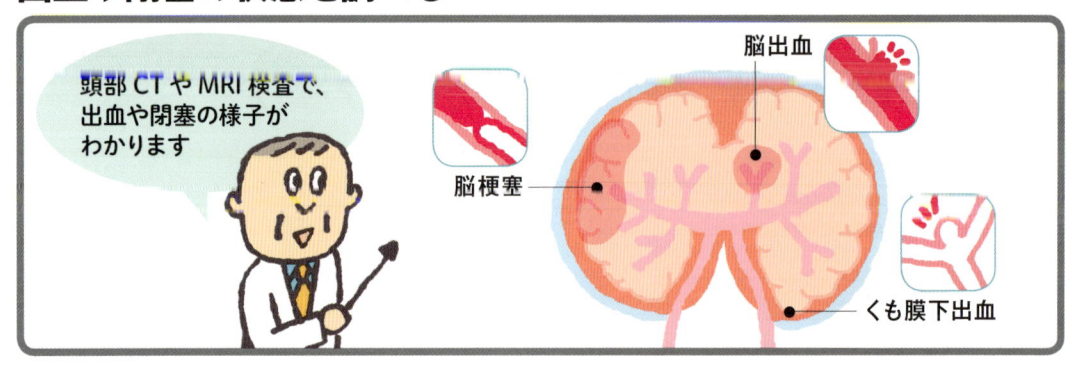

合併症がないか調べる

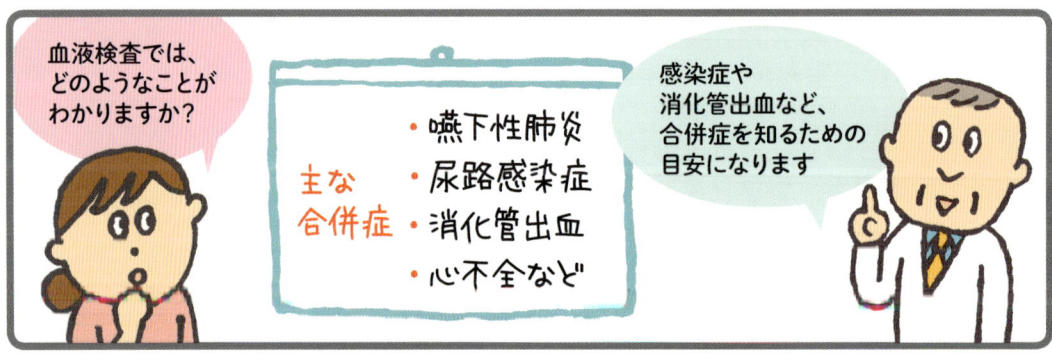

脳血管障害の主要検査

異常値一覧

検査	異常値	
血小板数(Plt) **P.104**	14万/μL 未満、または 37.9万/μL 超	
プロトロンビン時間(PT) **P.110**	14秒以上	
頭部CT	**脳梗塞** アテローム血栓性梗塞、 心原性脳梗塞、 ラクナ梗塞など	**脳出血** 脳室穿破、 海綿状血管腫、 動静脈奇形など
頭部MRI		

異常値からわかること

血小板数（Plt）検査

　血小板は凝固作用がある血液中の成分。血管が破れるとその部分に付着して止血をする働きがあるので、血小板数を調べることで止血能力がわかります。

　通常は 1 μL の血液中に 14 〜 37 万個の血小板が存在します。血小板が多過ぎる場合は、血小板の凝固作用によって血液が固まりやすくなり、血管を詰まらせる可能性が高くなります。血小板同士がくっつくと血栓が作られ、これが脳血管に詰まると脳梗塞を引き起こします。一方、悪性疾患などが原因となって血液の凝固が進み、血小板数の消費が起きて、血小板数が減少することもあります。

検査時の留意点 ヘパリン（抗凝固剤）投与開始後、出血傾向がみられないのに血小板が減少するヘパリン起因性の血小板減少症（HIT）のケースでは、ヘパリンの使用をやめ、他の抗凝固剤を使用します。血小板減少が顕著なときは確実に止血する必要があります。

プロトロンビン時間（PT）

　プロトロンビンとは止血の役割を果たす血液凝固因子のことで、血液が凝固するまでの時間を測定する検査です。血液凝固因子には、血管内で働く内因系と、血管外で働く外因系があり、プロトロンビン時間は血管外の凝固因子の異常を見つけるために行われます。

　血液が凝固するまでの時間は 10 〜 13 秒が正常範囲ですが、凝固しにくくなると、この時間が長くなります。14秒以上かかる場合は異常と考えられます。

　脳梗塞などの血栓症が起きている場合、抗凝固剤を投与しますが、プロトロンビン時間を調べて、投与量を決めるための指標にもされています。

PT 延長で疑われる疾患

PT	疾患
14〜18秒 （延長）	肝硬変、急性肝炎、肝がん、播種性血管内凝固症候群（DIC）、ビタミンK欠乏症など。
18秒以上 （高度延長）	非代償性肝硬変、劇症肝炎、播種性血管内凝固症候群（DIC）、ビタミンK欠乏症など。

※ワルファリン投与により PT 延長が起こることもある。

検査時の留意点 採血するときに穿針によって組織片や組織液が混入すると、プロトロンビン時間が短縮されるため、混入を避けなければいけません。血栓症予防のために抗凝固剤を服用している人は凝固時間が延長するため、事前に確認します。

髄膜炎・脳炎

原因	・ウイルス、細菌、真菌、寄生虫などの感染 ・悪性疾患、膠原病、薬物　など
診断	・髄液の性状、細胞数増加、タンパク増加、糖低下　など（髄膜炎） ・発熱、頭痛、意識障害、けいれん発作、意識障害　など（脳炎）

髄膜炎・脳炎の診断・検査

病原体が髄膜や脳に侵入する疾患

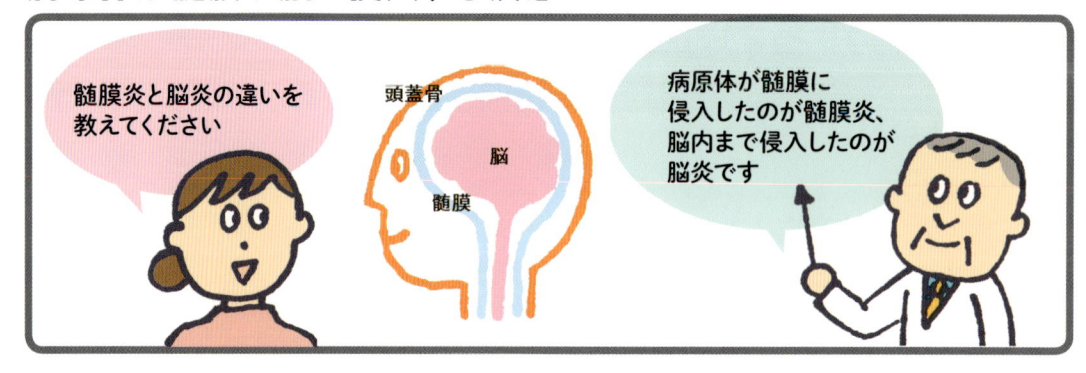

単純ヘルペス脳炎の判別

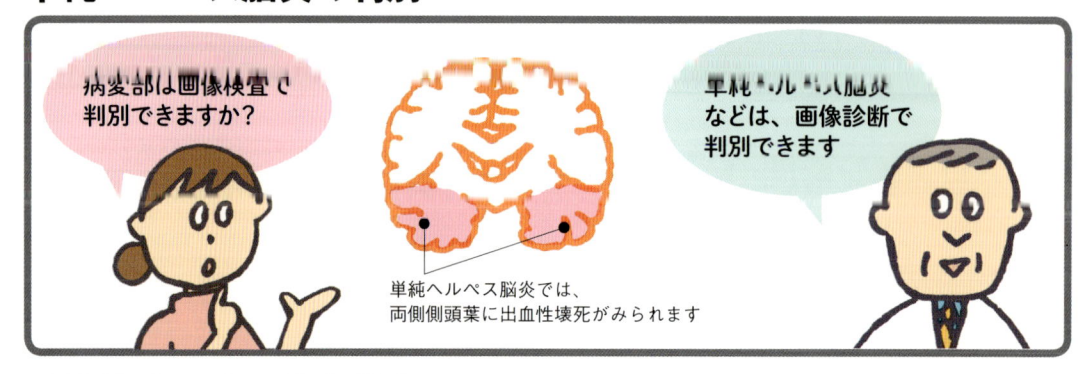

髄液検査で病原体を特定

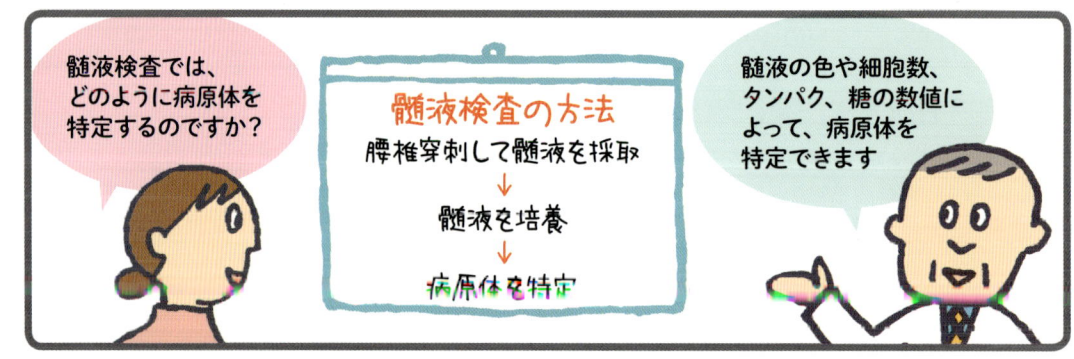

髄膜炎・脳炎の主要検査

異常値一覧

検査	異常値	
	細菌性 細胞数500以上(/μL)、 好中球優位、 タンパクの増加、 糖の減少	**ウイルス性** 細胞数30～300(/μL)、 リンパ球優位、 タンパクの軽度増加、 糖はほぼ正常
髄液		
C-反応性タンパク（CRP） **P.41**	0.3～1mg/dL(軽度上昇)、1～10mg/dL(中等度上昇)、 10mg/dL 以上(高度上昇)	
赤血球沈降速度(ESR、赤沈) **P.103**	男性2mm/1h未満、女性3mm/1h未満(遅延) 男性10mm/1h超、女性15mm/1h超(亢進)	

 # 異常値からわかること

髄液検査

　髄液検査では細胞の数と種類、タンパクや糖の濃度などを測定します。髄液中に好中球（感染予防に働く白血球の一種）の増加と共に、タンパクの増加、糖の減少がみられたら細菌性髄膜炎、細菌性脳炎が疑われます。また、リンパ球（免疫をつかさどる白血球の一種）の増加とタンパクの軽度増加がみられるものの、糖はほぼ正常というときはウイルス性髄膜炎、ウイルス性脳炎の疑いがあります。

　採取した髄液を培養することによって、脳や髄膜の炎症を引き起こした病原体（大腸菌やブドウ球菌など）の種類を特定することができます。

 脳腫瘍の場合は髄液を採取することによって頭蓋内圧が上昇し、脳ヘルニアを起こすリスクがあるため、事前にCTやMRI検査で頭蓋内に腫瘍がないかチェックします。髄液を採取する際、髄液圧が高い場合は脳腫瘍や脳血管障害が疑われます。

C-反応性タンパク（CRP）

　C-反応性タンパクは、体内の急性炎症や組織が破壊されたときに血中に現れるタンパク質です。肺炎球菌のC多糖体と結合するため、C-反応性と呼ばれます。CRPの上昇は炎症が起きているサイン。体内に侵入した病原体が白血球の一種のマクロファージに貪食され、活性化したマクロファージがサイトカインを放出して肝細胞を刺激することによってCRPが産生されます。炎症刺激が起こると24時間以内に急増しますが、回復後は比較的早く減少します。

C-反応性タンパク上昇で考えられる疾患

上昇度	疾患
軽度上昇 0.3～1mg/dL	軽症急性炎症性疾患、炎症性疾患（初期・回復期）、ウイルス感染、真菌感染、脳梗塞、造血系腫瘍など
中等度上昇 1～10mg/dL	細菌感染症、悪性腫瘍、心筋梗塞、関節リウマチ、血管炎、外傷、活動期の免疫不全症など
高度上昇 10mg/dL以上	重度感染症、関節リウマチの活動期、血液系悪性腫瘍など

 CRPによって、急性炎症の有無や炎症の度合いを把握することはできますが、原因を調べることができません。また、CRPは加齢と共に増加し、男性は女性よりもやや高めとなります。喫煙習慣のある人、抜歯後の人も高値となる傾向があります。

認知症

原因	・原因ははっきりとしていないが、身体状況の悪化や心理的ストレスなどの要因が考えられる
診断	・記憶障害などの認識脳障害（中核症状） ・幻覚や妄想などの心理症状、脱抑制などの行動異常（周辺症状）

● 認知症の診断・検査

脳細胞損傷による疾患

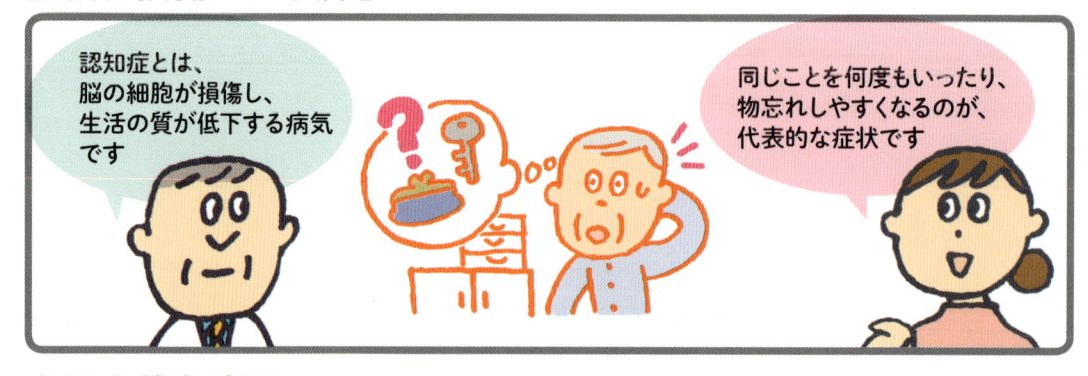

認知症とは、脳の細胞が損傷し、生活の質が低下する病気です

同じことを何度もいったり、物忘れしやすくなるのが、代表的な症状です

中核症状を確認

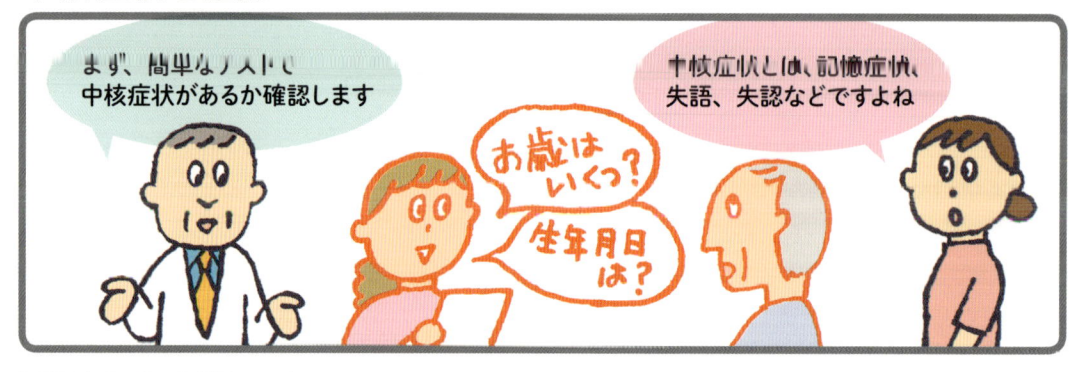

まず、簡単なテストで中核症状があるか確認します

中核症状とは、記憶症状、失語、失認などですよね

お歳はいくつ？

生年月日は？

原因疾患を調べる

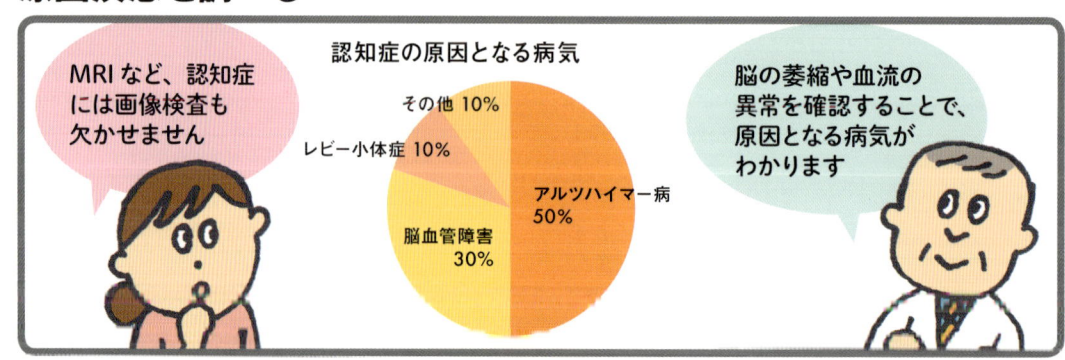

MRI など、認知症には画像検査も欠かせません

認知症の原因となる病気

その他 10%
レビー小体症 10%
アルツハイマー病 50%
脳血管障害 30%

脳の萎縮や血流の異常を確認することで、原因となる病気がわかります

認知症の主要検査

異常値一覧

検査	異常値
改訂長谷川式簡易知能評価スケール（HDS-R）	最高得点を30点とし、20点以下を認知症と判定する
MMSE(Mini-Mental State Examination)	最高得点を30点とし、23点以下を認知症と判定する
MRIや脳SPECTなどの画像検査	脳病巣の萎縮
VSRAD	側頭葉海馬萎縮

 # 異常値からわかること

神経心理学的検査

　認知能力の低下がないかどうかを調べるスクリーニングとして、改訂長谷川式簡易知能評価スケール（HDS-R）と、MMSE（Mini-Mental State Examination）という検査を行います。医師が9項目の質問をする改訂長谷川式簡易知能評価スケールでは30点満点中20点以下のときに、11項目の質問（図形問題を含む）をするMMSEでは30点満点中23点以下のときに認知症と診断されます。

　検査結果が正常値に満たなかったときは、記憶力、理解力、問題解決力、見当識（日時や自分が今いる場所を認識できているか）などの低下が疑われます。

 検査を行う際は、被験者をリラックスさせ、不安にさせないように配慮することが必要です。被験者にとっては自分の物忘れの症状を受け入れ難く、うまく取り繕って質問に答えるケースもあるため、医療者側の客観的な洞察力が求められます。

画像検査、VSRAD

　MRIや脳SPECTなどの画像検査は、認知症の原因疾患（アルツハイマー病、脳血管障害、レビー小体症など）を見分けるために必要です。MRIでは様々な角度から脳の断面図をチェックして、特定の部位に萎縮がみられるかどうか、血管が詰まっている部分や血腫の有無などを調べます。脳の後方の部位が萎縮して形態異常が目立つ場合は、アルツハイマー病か、レビー小体症が疑われ、脳梗塞や脳出血が原因の場合は脳血管性と診断されます。

　VSRADはMRI画像から海馬傍回の体積の萎縮度を数値化する検査で、前駆期を含む早期アルツハイマー病の診断の支援として行われます。

検査時の留意点　ペースメーカーを使用する人はMRIを行うことができませんが、脳SPECT検査は問題ありません。アルツハイマー型の高齢発症では、進行してからでないと血流低下が目立ちませんが、65歳以下の若年性ほど血流低下が目立ちやすいとされています。

パーキンソン病

原因	・一部の家族性を除いて原因は不明 ・ドーパミン減少、アセチルコリン優位の神経症状が起こる
診断	・中脳黒質メラニン含有神経細胞の消失、レビー小体の出現 ・大脳基底核における多発性虚血病巣（脳血管性パーキンソン病）

パーキンソン病の診断・検査

脳内伝達に不具合が生じる疾患

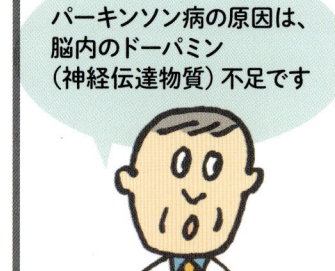

パーキンソン病の原因は、脳内のドーパミン（神経伝達物質）不足です

手足が震える

手足がこわばる

動作が遅い・少ない・小さい

体のバランスが取れず、転びやすい

脳内の伝達に不具合が生じて、手足の震えなどが起きるのですね

パーキンソン症候群との鑑別

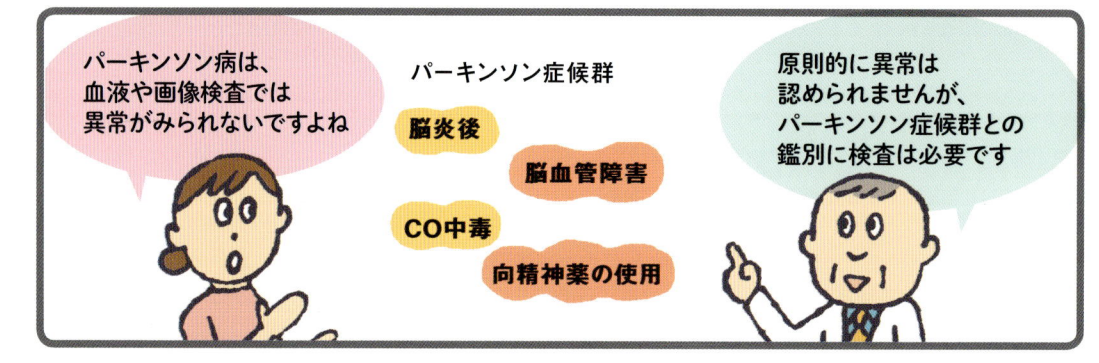

パーキンソン病は、血液や画像検査では異常がみられないですよね

パーキンソン症候群

脳炎後

脳血管障害

CO中毒

向精神薬の使用

原則的に異常は認められませんが、パーキンソン症候群との鑑別に検査は必要です

重症度分類で進行を評価

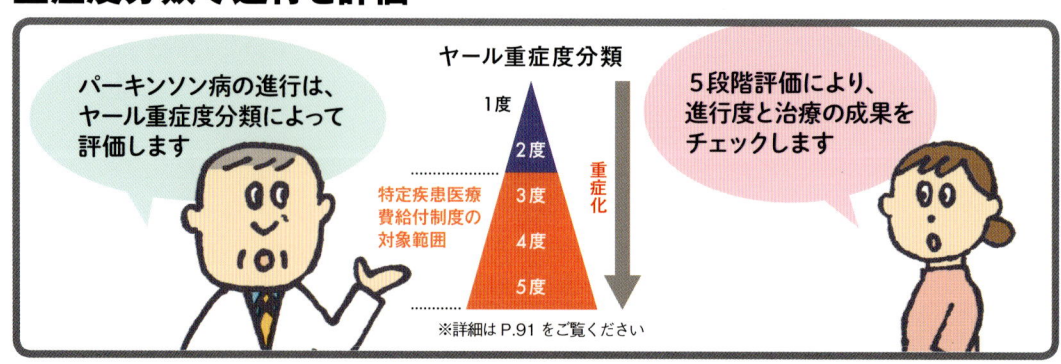

パーキンソン病の進行は、ヤール重症度分類によって評価します

ヤール重症度分類

1度
2度
3度
4度
5度

特定疾患医療費給付制度の対象範囲

重症化

※詳細は P.91 をご覧ください

5段階評価により、進行度と治療の成果をチェックします

パーキンソン病の主要検査

異常値一覧

検査	異常値
問診、診察による徴候の確認	振戦、筋固縮、寡動・無動、神経反射障害
血液・尿検査 頭部画像検査	血液や尿の一般検査、頭部画像検査では、原則的に異常は認められない。異常がある場合は他の疾患が疑われる
ヤール重症度分類	進行度を5段階で評価。4度以上は重症

異常値からわかること

CT・MRI 検査

パーキンソン病は CT や MRI 検査で異常がみられることはないため、もしも脳内に何らかの異常がみつかった場合は、パーキンソン症候群（パーキンソン病とよく似た症状が現れる別の病気）が疑われます。したがって、画像検査は他の病気の可能性を確認するために行うものといえます。

パーキンソン病は脳の奥の〈黒質〉で作られる神経伝達物質のドーパミンが減少するのが原因ですが、パーキンソン症候群は脳血管障害、ウイルス性脳炎、脳腫瘍などの病気が脳の働きを障害するために起こり、パーキンソン病とは区別されます。

消化器系薬剤、抗精神病薬、抗うつ剤、降圧剤を服用している場合、副作用として、ドーパミン作用が阻害され、手足の震えなど、パーキンソン病とよく似た症状がみられることがあるため、検査前には必ず服用中の薬について確認します。

ヤール重症度分類

パーキンソン病は進行性の病気なので、治療開始後も進行度をチェックしていきます。病状の段階を評価する「ヤール重症度分類」では、症状が軽いステージ1から、ほぼ寝たきりとなって、全面介助が必要になるステージ5までの5段階に分類され、進行度と治療の成果をチェックする目安とされています。

近年ではパーキンソン病の進行を遅らせる薬も開発されています。最終的に寝たきりとなるのを予防するためにも、ヤール重症度分類の進行度を目安として、適切な治療方針やリハビリの方向性について、早い段階で対処していくことが求められます。

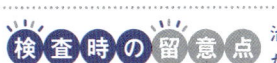

治療が長期化すると、症状がよくなったり、悪くなったりする on-off 現象や、薬の効果が短時間で薄れる wearing-off 現象などの副作用が現れます。患者本人や家族とのコミュニケーションを大切にしながら、進行度を把握する必要があります。

ヤール重症度分類

重症度	症状
1度	体の片側に、振戦や固縮がみられる
2度	振戦、固縮、寡動・無動が体の両側にみられる
3度	明らかな歩行障害や立ち直り反射障害など、日常生活動作障害が進んだ状態
4度	歩行などの日常生活動作の低下が著しく、部分介助が必要な状態
5度	日常動作に全面介助が必要な状態

貧血

原因	・食事摂取量不足、ビタミン B₁₂ 低下、葉酸欠乏、消化管出血、自己免疫（溶血性）、薬剤（再生不良性・溶血性）、特発性（原因不明）など
診断	・血清鉄低下、総鉄結合能高値、血清フェリチン値低下（鉄欠乏性貧血） ・汎血球減少傾向、過分葉好中球、巨大後骨髄球（巨赤芽球性貧血）

● 貧血の診断・検査

赤血球、ヘモグロビンが基準値を下回った状態

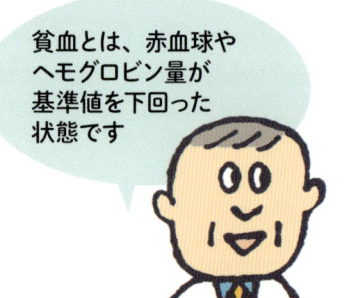

貧血とは、赤血球やヘモグロビン量が基準値を下回った状態です

貧血の主原因

慢性的な出血過剰

赤血球の産生低下

赤血球の大量破壊

何らかの疾患や食習慣が、次の 3 つのいずれかの状態を引き起こします

ヘモグロビン濃度が重要

血液検査では、赤血球数、ヘモグロビン濃度、ヘマトクリット値を調べます。特にヘモグロビン濃度が重要です

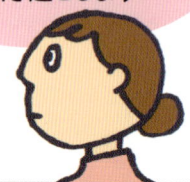

男女差や年齢差がありますね

ヘモグロビン濃度（Hb）の異常値

成人男性	13.6g/dL 未満
成人女性	11.2g/dL 未満
妊娠中	11g/dL 未満
高齢者	11g/dL 未満

ヘモグロビン濃度は年齢により変化する

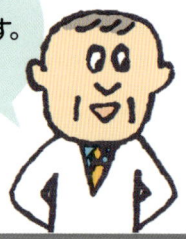

男女では造血能力に差があります。女性で最も多いのは、鉄欠乏性貧血ですね

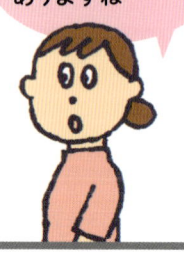

貧血を招く疾患は高齢になるほど増えるので、貧血もまた高齢になるほど多く発症します

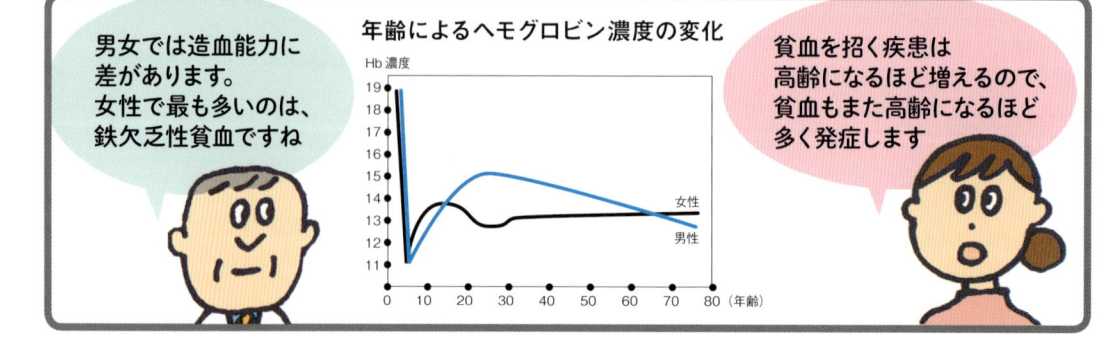

年齢によるヘモグロビン濃度の変化

Hb 濃度
19 18 17 16 15 14 13 12 11

女性
男性

0 10 20 30 40 50 60 70 80 （年齢）

貧血の主要検査

異常値一覧

検査	異常値
赤血球数(RBC) P.100	男性：438万/μL未満 女性：376万/μL未満
血色素量(ヘモグロビン濃度：Hb) P.103	男性：13.6g/dL未満、女性：11.2g/dL未満
ヘマトクリット値 P.106	男性：40.4％未満、女性：34.3％未満

異常値からわかること

血色素量 (ヘモグロビン濃度)

　貧血を赤血球のサイズとヘモグロビン濃度の観点から分類すると、「小球性低色素性貧血（赤血球のサイズが通常よりも小さく、ヘモグロビン量が少ない）」と「正球性正色素性貧血（赤血球のサイズもヘモグロビン濃度も正常）」に分かれます。赤血球サイズとヘモグロビン量を比較・判別し、ヘモグロビン量が基準値を下回った場合は、貧血の正確な判定を行います。

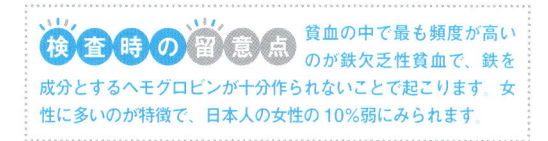 貧血の中で最も頻度が高いのが鉄欠乏性貧血で、鉄を成分とするヘモグロビンが十分作られないことで起こります。女性に多いのが特徴で、日本人の女性の10％弱にみられます。

赤血球恒数

　貧血の正確な判定にはヘモグロビン量、赤血球数、ヘマトクリットの値を一定の公式にあてはめて算出する赤血球恒数を用います。赤血球恒数は貧血の原因、種類、性質などを区別するうえで有効な指数で、MCV（平均赤血球容積）、MCH（平均赤血球色素量）、MCHC（平均赤血球色素濃度）の3つがあります。

赤血球恒数の基準値

赤血球恒数	定義	基準値
MCV	赤血球の大きさ(平均容積)	80〜100 fL
MCH	各赤血球中に含まれるヘモグロビン量の平均値	26〜32pg
MCHC	一定量の血液中の赤血球容積に対するヘモグロビン量の割合	30〜36%

検査結果と診断

検査結果	診断
MCV、MCH、MCHCが基準値以下	小球性低色素性貧血（鉄欠乏性貧血など）
MCV、MCH、MCHCが基準値以上	大球性高色素性貧血（悪性貧血など）
MCV、MCH、MCHCが正常なのに貧血を呈する場合	正球性正色素性貧血（再生不良性貧血、溶血性貧血など）

鉄欠乏性貧血の診断のポイント

- ・血色素量とヘマトクリットが低値であること（赤血球数は正常のことも多い）。
- ・赤血球が小さくやせていること（MCV、MCH、MCHCが低下している）。
- ・赤血球が大小不同を示したり、奇形赤血球を伴うこと。

多発性骨髄腫

原因	・高齢、性別（男性に多い）遺伝的要因　など ・放射線被曝、薬品、ダイオキシン曝露　など
診断	・持続的な腰・背部痛、貧血、タンパク尿などの症候 ・血清総タンパクや膠質反応の高値、赤沈の亢進　など

● 多発性骨髄腫の診断・検査

形質細胞のがん

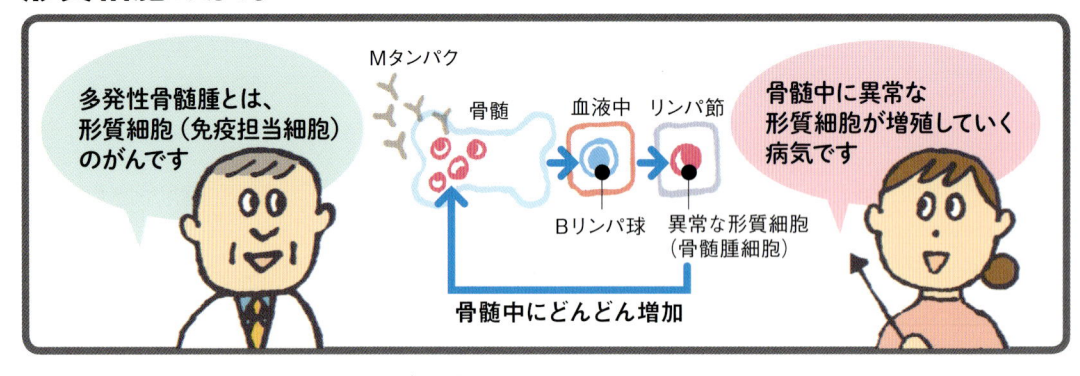

骨髄腫ではMタンパクが増加

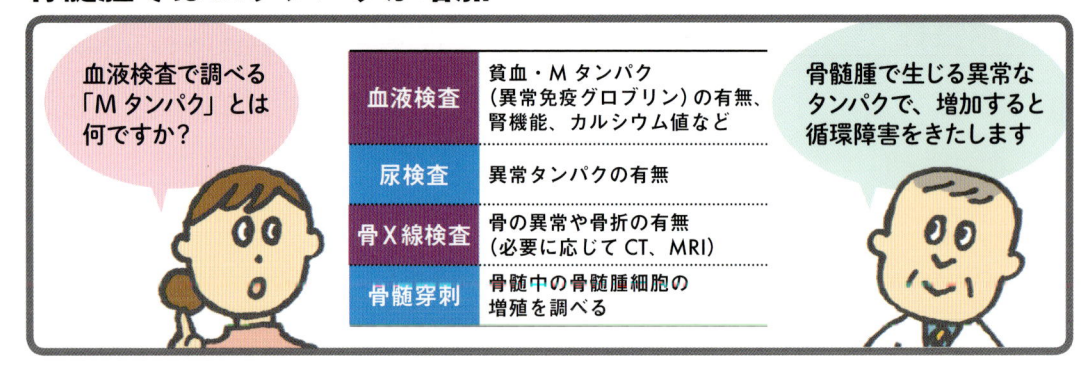

β₂ ミクログロブリンとアルブミン値で診断

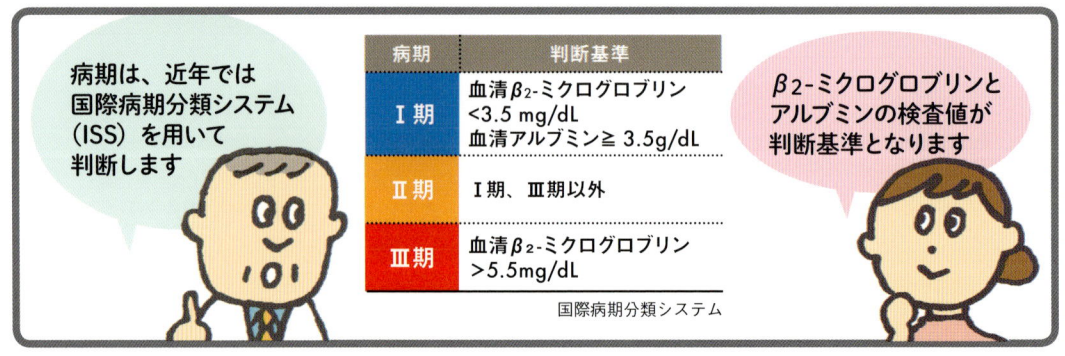

多発性骨髄腫の主要検査

異常値一覧

検査	異常値
血清中Mタンパク	増加(IgG：2g/dL以上、IgA：1g/dL以上)
血清タンパク電気泳導	急峻なピーク(Mタンパク)を認める
免疫グロブリン	減少
尿タンパク　P.77	陽性(過半数でベンスジョーンズタンパク[BJP]を認める)

異常値からわかること

血液・尿検査

　基本となるのは血液検査と尿検査です。血液検査ではMタンパク、免疫グロブリン、血清β_2-ミクログロブリン、IgG、IgA、IgMといった各種の抗体を測定します。尿検査では、多発性骨髄腫に特有のベンスジョーンズタンパク（BJP）の有無を調べます。また、また尿タンパクの量を測定することで、腎臓の障害の有無を調べます。

 ＊血液生化学検査
LDHやBUN、クレアチニン、カルシウム、アルブミンの値を測定し、骨髄腫の進行度や腎障害の有無を調べます。
　骨髄腫は、増加するMタンパクによってIgG型、IgA型、ベンスジョーンズ型、Mタンパクが増加しない非分泌型に分けられます。

骨髄穿刺

　診断を確定するには、腸骨または胸骨に穿刺して骨髄液を採取し、顕微鏡で骨髄の造血の状態、骨髄腫細胞の数および特徴について調べます。多発性骨髄腫では、これらの採取サンプルに、多数の形質細胞がシート状や房状になって異常な並び方をしているのがみられます。個々の細胞の形状にも異常がみられることもあります。

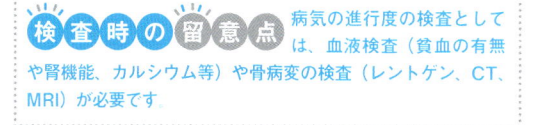 病気の進行度の検査としては、血液検査（貧血の有無や腎機能、カルシウム等）や骨病変の検査（レントゲン、CT、MRI）が必要です。

多発性骨髄腫の診断基準
(International Myeloma Working Group)

疾患	症状
本態性Mタンパク血症(MGUS)	血清Mタンパク<3g/dL かつ骨髄の腫瘍性形質細胞<10%、臓器障害※を伴わない。
無症候性骨髄腫	血清Mタンパク≧3g/dL または骨髄の腫瘍性形質細胞≧10%および両者。臓器障害※を伴わない。
症候性骨髄腫	血清あるいは尿、または両者にMタンパクを検出し、骨髄での腫瘍性の形質細胞の増加、あるいは形質細胞腫を認める。臓器障害※を伴う。

※臓器障害
高Ca血症（Ca＞11 mg/dL、または基準値を1mg/dL以上超える上昇）、腎不全（クレアチニン値>2mg/dL）、貧血（Hb＜10g/dL、または基準値より2g/dL以上低下）、骨病変、過粘稠度症候群、アミロイドーシス、年2回以上の感染のいずれか。

特発性血小板減少性紫斑病

原因	・免疫異常による血小板減少 ・免疫異常（自己抗体の産生）の原因ははっきりしていない
診断	・皮膚の紫斑、粘膜出血などの出血症状 ・ウイルス感染後などの急激な血小板減少

● 特発性血小板減少性紫斑病の診断・検査

血小板が減少する疾患

特発性血小板減少性紫斑病とは、基礎疾患を伴わずに血小板が減少する疾患です

急性型	慢性型
発症から6カ月以内に正常に回復（小児に多い）	血小板減少が6カ月以上持続（成人に多い）

皮膚の紫斑の他に、歯ぐきや口腔粘膜からの出血、鼻血もみられます

血小板数を調べる

難病（特定疾患）に指定されていますが、どんな検査を行うのですか？

除外すべき他疾患
白血病、再生不良性貧血、骨髄異形成症候群、膠原病、薬剤による血小板減少症　など

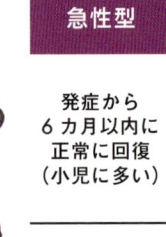

血小板数が10万/μL以下に減少
↓
本疾患の疑い

血液検査や生化学検査で他疾患の可能性を除外したうえで、血小板数を調べます

未熟な巨核球が増加

場合によっては骨髄検査を行います。本疾患では未熟な巨核球が増加する特徴があります

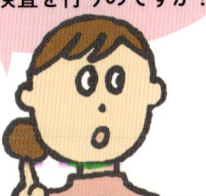

巨核球

血小板

巨核球とは、血小板を作る大きな血液細胞です

特発性血小板減少性紫斑病の主要検査

異常値一覧

検査	異常値
血小板数（Plt）　**P.104**	10万/μL以下に減少
骨髄巨核球（骨髄像で確認）　**P.115**	増加ないし正常
血小板関連IgG（PA-IgG）	高値

異常値からわかること

血液・生化学検査

血小板数が10万/μL以下に落ちるのが大きな特徴です。白血球数は正常範囲ですが、赤血球数は出血の持続による貧血のために低下していることもあります。PA-IgG（血小板結合性免疫グロブリン）は全身性エリテマトーデス（SLE）など他の自己免疫疾患でも高値の場合がありますが、特発性血小板減少性紫斑病では特に高値となります。

 検査時の留意点　＊PA-IgG
PA-IgGとして検出されているものすべてが抗血小板自己抗体というわけではなく、ときに高値を示さないこともあるので、注意が必要です。
＊尿素呼気試験・抗ピロリ菌抗体検査
ヘリコバクター・ピロリ菌感染を起こしているかどうかを判定するため、状況に応じて検査します。

骨髄検査（骨髄生検）

特発性血小板減少性紫斑病では、巨核球数が増加していることが多く、巨核球は血小板付着像を欠くものが多く認められます。一方、赤芽球および顆粒球は数、形態共に正常となります。骨髄検査は白血病や骨髄異形成症候群（MDS）の鑑別の確認のためにも有用です。骨髄の造血細胞に異常があって血小板が減少することがあるので、そうした疾患ではないことを骨髄検査によって確かめます。

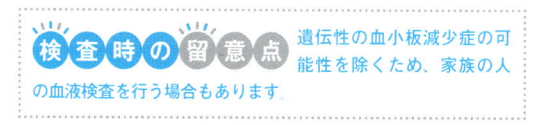 検査時の留意点　遺伝性の血小板減少症の可能性を除くため、家族の人の血液検査を行う場合もあります。

血小板減少をきたす他の疾患

白血病	再生不良性貧血
骨髄異形成症候群	発作性夜間血色素尿症
全身性エリテマトーデス	悪性リンパ腫
転移性骨腫瘍	播種性血管内凝固症候群
血栓性血小板減少性紫斑病	脾機能亢進症
巨赤芽球性貧血	敗血症
結核症	サルコイドーシス
血管腫	薬剤または放射線障害など

血友病

原因	・血液凝固第 VIII 因子または第 IX 因子の低下・欠乏 ・基本的に遺伝病だが、突然変異による発症もある
診断	・出血症状の反復 ・X 連鎖劣性遺伝形式、常染色体性遺伝

● 血友病の診断・検査

止血異常をきたす疾患

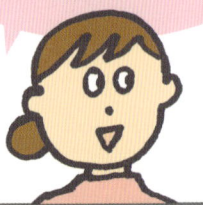

血友病は、血液凝固因子が低下・欠乏し、止血異常をきたす病気です

11 種類ある凝固因子のうち、第VIII因子が低下・欠乏しているのが血友病 A、第IX因子の場合が血友病 B です

血液凝固因子が足りないので、血がうまく固まらない

APTT が減少する

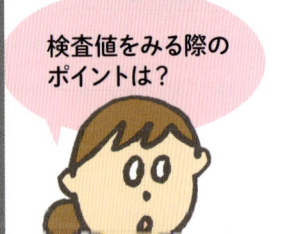

検査値をみる際のポイントは?

APTT（活性化部分トロンボプラスチン時間）	延長
PT（プロトロンビン時間）	正常
血小板数	基準範囲
第VIII因子および第IX因子	※血友病の型と重症度を判定

血友病では、APTT が延長し、PT と血小板数は正常となります

凝固因子の活性レベルを算出

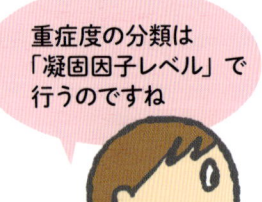

重症度の分類は「凝固因子レベル」で行うのですね

重症度分類	凝固因子レベル（%）
重症型	1％未満
中等型	1 〜 5％未満
軽症型	5 〜 40％以上

凝固因子の数ではなく、正常なレベルを 100％として「凝固因子の活性レベル」を算出します

血友病の主要検査

検査	異常値
活性化部分トロンボプラスチン時間（APTT） P.107	延長（基準値は26〜38秒）
第Ⅷ因子凝固活性	血友病Aは低下、血友病Bは基準範囲
第Ⅸ因子凝固活性	血友病Aは基準範囲、血友病Bは低下

異常値からわかること

APTT（活性化部分トロンボプラスチン時間）

　血液が凝固するまでの時間を計るAPTTは血友病の最も重要な検査で、血友病の原因となる第Ⅷ因子と第Ⅸ因子の欠乏を調べます。血漿に部分トロンボプラスチンの試薬とカルシウムイオンを加え、血液が凝固するまでの時間を測定します。血液が凝固するまでの基準値は26〜38秒で、基準値より10秒以上延長した場合は異常と判断します。

APTTが延長する場合に疑われる疾患

血友病A（第Ⅷ因子欠乏症）	血友病B（第Ⅸ因子欠乏症）
血液凝固因子欠乏	肝硬変
肝臓がん	播種性血管内凝固症候群（DIC）
ビタミンK欠乏症	重症感染症など

検査時の留意点
＊採血方法や血漿の取り扱い方などによって測定値が変動するため、基準値より延長していたら、同一検体で再検査します
＊肝炎や肝硬変などの肝細胞障害があると、複数の因子が低下して凝固時間が延長します
＊ビタミンK欠乏症、血管内凝固異常症、重症感染症などでも異常値を示すことがあります

重症度の分類

　血液凝固検査では、出血時間とＰＴ（プロトロンビン時間）は正常ですが、全血凝固時間とＡＰＴＴ（活性化部分トロンボプラスチン時間）は延長します。確定診断には凝固因子活性化検査を行い、血中第Ⅷ因子または第Ⅸ因子の活性を測定して、重症型（1％未満）、中等型（1〜5％未満）、軽症型（5〜40％以上）に分類します。

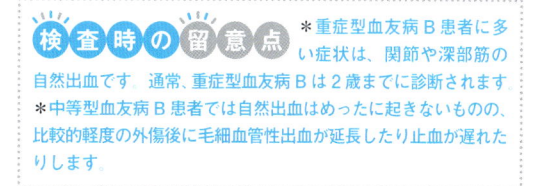検査時の留意点
＊重症型血友病B患者に多い症状は、関節や深部筋の自然出血です。通常、重症型血友病Bは2歳までに診断されます
＊中等型血友病B患者では自然出血はめったに起きないものの、比較的軽度の外傷後に毛細血管性出血が延長したり止血が遅れたりします。

白血球数（WBC）

感染症を含む炎や血液疾患の有無を調べる。

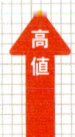

高値

▷ **高値で考えられる疾患**

50,000/μL以上（高度増加）
白血病 **P.184**、骨髄増殖性疾患、
重篤な感染症 など

10,000～50,000/μL（軽度～中等度増加）
感染症（細菌、ウイルス）、
自己免疫性疾患、組織障害 など

基準値

3,500~9,700/μL
（静脈血）

▷ **低値で考えられる疾患**

1,000～3,500/μL（軽度～中等度減少）
ウイルス感染症、薬剤アレルギー、
急性白血病 など

1,000/μL以下（高度減少）
軽度～中等度減少と同様

低値

検査値のしくみ

　白血球数は、細菌・ウイルス感染症などにかかると増え、骨髄の造血機能の低下などがあると減少します。白血球数の異常を認めた場合、必ず白血球分類を行って異常をきたした白血球の種類を同定します。

　検査では血液を採取し（検体量は血液2mL、抗凝固剤はEDTA）、自動血球計数器で測定します。

検査時の留意点

＊ 基準値は年齢によって異なり、新生児や幼児は成人よりかなり多めです。
＊ 特に造血機能を持つ骨髄、白血球細胞を破壊する臓器である脾臓の機能チェックに重要です。

赤血球数（RBC）

貧血や多血症の有無を調べる。

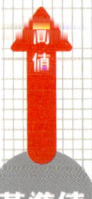

高値

▷ **高値で考えられる疾患**

真性多血症、二次性多血症、
脱水症 など

基準値

男性 438~577万/μL
女性 376~516万/μL

▷ **低値で考えられる疾患**

各種貧血、
（鉄欠乏性貧血 **P.92**、再生不良性貧血、
溶血性貧血、悪性貧血）
白血病 **P.184** など

低値

検査値のしくみ

　1μl中の赤血球の数を調べる検査で、採取した血液を自動血球計数器にかけて測定します。同時に算出される赤血球恒数（赤血球指数）によって、貧血の種類を診断することもできます。

検査時の留意点

＊ 多血症では血液の流れが悪くなり、血管が詰まりやすくなります。
＊ 運動によって高値を示すことがあるので、検査前の運動は控えるよう指導します。

白血球分画（白血球像）

感染症、アレルギー、薬剤の副作用を診断する手がかりとなる。

白血球	基準値	高値で考えられる疾患	低値で考えられる疾患
好中球	42~74%	60%以上、7,500/μL以上 細菌感染症、 慢性骨髄性白血病 P.184 、 膠原病　など	40%以下、1,000/μL以下 再生不良性貧血、 急性白血病、 ウイルス感染症　など
桿状核球	0~19%		
分葉核球	27~72%		
好酸球	0~7%	5%以上、700/μL以上 アレルギー性疾患、 骨髄増殖性疾患、 好酸球増加症候群　など	2%以下、100/μL以下 感染症初期、悪性貧血 P.92 、 再生不良性貧血、 顆粒球減少症、 クッシング症候群 P.122 　など
好塩基球	0~2%	2%以上、150/μL以上 アレルギー疾患、内分泌疾患、 血液疾患　など	
リンパ球	18~50%	4,000/μL以上 （絶対的リンパ球増加） 急性感染症、急性中毒症の回復期、慢性リンパ性白血病、 アジソン病　など 40%以上(相対的リンパ球増加) 好中球減少症を起こす場合と同様	25%以下、1,000/μL以下 悪性リンパ腫 P.186 、 先天性リンパ系疾患、 AIDS　など
単球	1~8%	7%以上、1,000/μL以上 活動性結核、亜急性心内膜炎、 慢性骨髄性白血病、 慢性肝炎 P.20 　など	3%以下、300/μL以下 重症敗血症、悪性貧血　など

検査値のしくみ

　白血球は、大きく好中球、リンパ球、単球、好酸球、好塩基球の5種類に分類され、これを白血球像（白血球分画）といいます。これらの血液像には異なる役割や性質があり、通常は一定の割合で分布が保たれていますが、体の異常によりお互いの比率に変化が現れます。

　白血球像の検査では、それぞれの血液像の増減を調べ、診断の目安とします。その際は、ひとつの血液像の増加や異常を単一的に捉えるのではなく、全体をみて総合的に判断することが大切です。

検査時の留意点

* 白血球像の異常は、それぞれの血液像が占める割合で判定するのではなく、白血球数を乗じて得られる絶対数で判定します。
* ステロイド薬を服用している場合は、白血球像が大きく変動するので注意が必要です。

Erythrocyte Indices

血液学的検査

赤血球恒数
貧血の状態、種類、性質を調べる。

	参考基準値	計算式
MCV （平均赤血球容積）	80~100fL	ヘマトクリット(Ht)（%）×10÷赤血球数(×百万/μL)
MCH （平均赤血球ヘモグロビン量）	26~32pg	ヘモグロビン(g/dL)×10÷赤血球数(×百万/μL)
MCHC （平均赤血球ヘモグロビン濃度）	30~36%	ヘモグロビン(g/dL)×100÷ヘマトクリット(Ht)（%）

▶ **MCV、MCH、MCHC 共に正常範囲（正球性正色素性貧血）**
溶血性貧血 P.92 、再生不良性貧血、赤芽球癆、腎性貧血、内分泌疾患、薬剤副作用、放射線障害 など

▶ **MCV、MCH、MCHC が共に低値（小球性低色素性貧血）**
鉄欠乏性貧血、慢性炎症性疾患（関節リウマチ P.152 など）、サラセミア、鉄芽球性貧血、無トランスフェリン血症 など

▶ **MCV、MCH、MCHC が共に高値（大球性高色素性貧血）**
悪性貧血、葉酸欠乏性貧血、肝臓障害 など

検査値のしくみ

赤血球恒数は貧血があると判断した場合に算出します。赤血球数、ヘモグロビン、ヘマトクリットの測定値から、赤血球1個の平均容積（MCV）、赤血球1個の平均ヘモグロビン量（MCH）、赤血球中の平均ヘモグロビン濃度（MCHC）を計算式によって算出。正球性正色素性貧血、小球性低色素性貧血、大球性高色素性貧血の3つの型に分類して鑑別診断を行います。

検査時の留意点
* 採取した血液を自動血球計数器にかけて測定します。
* 著しい貧血の場合は、白血球数と血小板数も同時に測定します。

赤血球恒数でわかること

MCV：平均赤血球容積	赤血球数とヘマトクリット値を用いることで、赤血球の大きさ(平均容積）がわかる。貧血の原因を調べるのに最も適している。
MCH：平均赤血球色素量	赤血球数とヘモグロビン量を用いることで、1個の赤血球に含まれるヘモグロビン量の平均値を得る。
MCHC：平均赤血球色素濃度	ヘモグロビン量とヘマトクリット値を用いることで、一定量の赤血球中のヘモグロビン量がわかる。

赤血球沈降速度（ESR、赤沈）

血液成分の異常や炎症の程度を調べる。

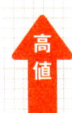

高値 ▶ **高値で考えられる疾患**

100mm/h以上（著明促進）
原発性マクログロブリン血症、
多発性骨髄腫 など

50mm/h以上（高度促進）
関節リウマチ **P.152**、
全身性エリテマトーデス **P.154**、
自己免疫性溶血性貧血、
高ガンマグロブリン血症 など

15mm/h以上（促進）
感染症、心筋梗塞 **P.46**、
肝硬変 **P.22**、白血病 **P.184**、
悪性リンパ腫 など

基準値 男性 **2~10mm/h** 女性 **3~15mm/h**

▶ **低値で考えられる疾患**
播種性血管内凝固症候群（DIC）、
赤血球増加症（多血症）、
アレルギー疾患 など

低値

検査値のしくみ

　採取した血液を試験管に入れ、血液が固まらないように抗凝固剤（3.8%クエン酸Na）を混ぜて放置すると、やがて赤血球が下に沈み、透明な血漿が上に残ります。液の上端から赤血球の上端までが赤血球の沈んだ距離となり、1時間後に赤血球が何mm沈んだかを測定します。

　早期に異常を発見したり、あらかじめ異常箇所をチェックするためのスクリーニング検査としてよく用いられます。

検査時の留意点

＊ 変動範囲には個人差があるので、20mm以内であればさほど問題にはなりません。
＊ 女性は軽い貧血時、妊娠後期、生理時に沈降が進み、やや高い値になります。

血色素量（ヘモグロビン濃度：Hb）

酸素と二酸化炭素の代謝状態を調べる。

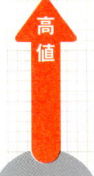

高値 ▶ **高値で考えられる疾患**

悪性貧血 **P.92**、
肝臓疾患、栄養不良 など

基準値 男性 **13.6~18.3g/dL**
女性 **11.2~15.2g/dL**

▶ **低値で考えられる疾患**
鉄欠乏性貧血、
再生不良性貧血、
溶血性貧血 など

低値

検査値のしくみ

　ヘモグロビンは肺から酸素を全身の組織に運び、二酸化炭素を受け取って肺まで運んで放出させる役割を担います。ヘモグロビンが不足すると酸素の運搬が不十分になり、貧血状態に陥ります。

　赤血球中のヘモグロビン濃度を測る血色素量検査は、自動血球計数装置で行われます。

検査時の留意点

＊ 検査前の激しい運動は高い値を招くことがあるので、控えるように指導します。
＊ 女性（特に妊婦）や高齢者は、ヘモグロビン量が低い傾向にあります。

血液・造血器系疾患／検査データ

第6章

Platelet Count

血小板数（Plt）
血小板の異常の有無を調べる。

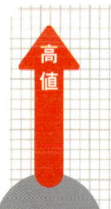

高値で考えられる疾患
（40万/μL以上）

鉄欠乏性貧血 P.92、
本態性血小板血症、
慢性骨髄性白血病 P.184 など

基準値 14~37.9万/μL

低値で考えられる疾患
（10万/μL以下）

産生低下
再生不良性貧血、巨赤芽球性貧血、
骨髄異形成症候群、骨髄への浸潤
（白血病、悪性リンパ腫 P.186 など）、
ウイルス感染症 など

破壊亢進
特発性血小板減少性紫斑病 P.96、
続発性血小板減少性紫斑病、
播種性血管内凝固症、
全身性エリテマトーデス P.154、
敗血症など

検査値のしくみ

　血小板の主な機能は止血ですが、様々な疾患の発病に伴って血小板数の増減が起こります。そのため、近年では血液中の血小板数をチェックすることで、疾患を特定するための指標としています。

　検査では採取した血液を自動血球計数器にかけて測定します。測定値が3万個以下になると腸内出血や血尿が起きることが多く、2万個以下になると生命も危険になります。

検査時の留意点
＊ 採血の際には、針刺入部の圧迫止血を十分に行います。
＊ 低値の場合、他の白血球系、赤血球系の異常がないかを確認します。

Reticulocyte Count

網赤血球数（RET）
貧血の原因や治療効果を調べる。

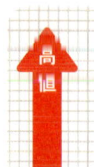

高値で考えられる疾患
（造血亢進）

溶血性貧血 P.92、
鉄欠乏性貧血や巨赤芽球性貧血の
治療開始後、大量出血後の回復時 など

基準値 0.1~2.6%

低値で考えられる疾患
（造血低下）

鉄欠乏性貧血、再生不良性貧血、
悪性貧血、急性白血病 P.184、
骨髄異形成症候群、骨髄線維症 など

検査値のしくみ

　網赤血球とは骨髄で作られたばかりの若い赤血球のことです。2日以内に成熟した赤血球になるため、網赤血球数の増加・減少は、骨髄における造血能力を直に反映します。

　検査では自動血球計数器で測定し、測定値は赤血球数に対する比率（%）で表します。貧血の原因や治療効果を知るための重要な指標となります。

検査時の留意点
＊ 採血は早朝の空腹時に行い、気泡を混入しないよう注意します。
＊ 動悸、めまい、頭痛、息切れ、疲労感、黄疸の有無がないかも確認します。

出血時間

血小板の数や機能、毛細血管の収縮力に異常がないか調べる。

 時間延長で考えられる疾患

血小板減少による場合
再生不良性貧血、
急性白血病 `P.184`、
特発性血小板減少性紫斑病、
播種性血管内凝固症候群、
全身性エリテマトーデス `P.154`、
がんの転移による造血障害
など

血小板機能異常による場合
血小板無力症、骨髄腫、
尿毒症 など

血管の異常による場合
遺伝性出血性末梢血管拡張症、
壊血病 など

凝固性因子異常による場合
フォン・ウィレブラント病、
先天性無フィブリノーゲン血症、
先天性凝固因子欠乏症 など

薬剤の影響による場合
アスピリン、ジピリダモール、
インドメタシン、コカイン、
フェントラミンの筋肉注射、
デキストランの静脈注射、
抗がん剤 など

その他
老人性紫斑病、放射線照射、
ヘビ毒 など

基準値

Duke 法 1〜5 分
Ivy 法 2〜6 分

検査値のしくみ

出血時間は皮膚に小さな傷をつけ、実際に自然に血が止まるまでの時間を測定する検査で、血小板の機能と毛細血管の状態を推定できます。

一般的な検査は Duke 法で、耳たぶをランセットで切開して出血させ、30 秒おきに濾紙で血をふきとって止血するまでの時間を計ります。他に、腕に血圧計で 40mmHg の圧をかけて静脈圧を高め、血管を拡張させた状態で傷をつける Ivy 法があります。

検査時の留意点

＊ 非ステロイド系鎮痛消炎剤や抗血小板剤の服用の有無を確認します。
＊ 過去の出血傾向や止血困難の有無、家族に同傾向がないかどうか確認します。

一次止血と二次止血

血管が破れて出血すると血管の収縮が起こり、血小板が損傷部位に集まってきて血栓を作り傷口をふさぎます。これを一次止血といいます。

血小板による血栓だけでは不安定なので、次に血液中の凝固因子が働き、血小板血栓の全体を覆い固めて止血は完了します。これを二次止血といいます。

出血時間の検査は、血小板の数と機能による一次止血の指標となるものです。

Hematocrit

ヘマトクリット値 (Ht)

血液中の赤血球の割合を調べる。

高値

▶ 高値で考えられる疾患

真性・二次性赤血球増加症
（心肺疾患への代償、
異常ヘモグロビン、
腎がんなどの
エリスロポエチン産生腫瘍、
アンドロゲン分泌増）、
多血症(脱水、ストレス、
激しい下痢、嘔吐、火傷)
など

基準値

| 男性 40.4~51.9% |
| 女性 34.3~45.2% |

▶ 低値で考えられる疾患

鉄欠乏性貧血 、
再生不良性貧血、
小球性低色素性貧血、
慢性出血性貧血、妊婦貧血、
鉄芽球性貧血、
正球性正色素性貧血、
急性出血性貧血、溶血性貧血、
赤芽球癆、各種二次性貧血
（腎、内分泌、自己免疫性、肝、
悪性などの各疾患に伴う貧血）、
大球性高色素性貧血 など

低値

検査値のしくみ

　血液中に含まれる赤血球の割合を調べる検査で、採取した血液を遠心分離するか自動血球計測器を使って測定します。測定値は赤血球の全容積が全血液中に占める割合（%）で表します。

　貧血や赤血球増加症の程度を知るうえで基本的な検査ですが、評価はヘモグロビン濃度（Hb）、赤血球指数（MCV、MCH、MCHC）などと共に総合的に行います。

検査時の留意点

- ＊ 妊娠中の場合（特に妊娠後半）はヘマトクリット値は少なくなります。
- ＊ 脱水症状や血栓症状、貧血症状の有無を確認します。

多血症の目安

	男性	女性
赤血球数	600万/μL以上	540万/μL以上
ヘモグロビン濃度	18g/dL以上	16g/dL以上
ヘマトクリット値	54%以上	48%以上

多血症の原因

相対的多血症	・嘔吐、下痢、発汗、熱傷などによる脱水 ・ストレス
絶対的多血症	・遺伝子異常（真性多血症） ・組織の低酸素症、エリスロポエチン生産異常、先天性エリスロポエチン受容体異常（二次性多血症）

活性化部分トロンボプラスチン時間（APTT）

血友病のスクリーニングに加え、内因子系凝固因子の異常を調べる。

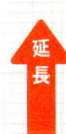

▶ 時間延長で考えられる疾患

血友病A（Ⅷ因子欠乏病） **P.98**、
血友病B（Ⅸ因子欠乏病）、
先天性凝固因子欠乏病・異常症、
重症肝障害、
播種性血管内凝固症候群（DIC）、
線溶亢進、
ビタミンK欠乏症 など

基準時間

26~38秒

▶ 時間短縮で考えられる疾患

血栓症（凝固亢進時）、妊娠、
高齢による生理的変動 など

検査値のしくみ

　トロンボプラスチンは血小板や白血球に含まれる物質で、血液を凝固させる働きを持っています。ところが、血友病の原因となる第Ⅷ因子と第Ⅸ因子が遺伝的に欠乏したり、肝細胞障害があると複数の因子が低下して凝固時間が延長します。

　検査では血漿に部分トロンボプラスチンの試薬と塩化カルシウム混合液を加え、血液が凝固するまでの時間を測定します。

検査時の留意点

＊ 基準値より10秒以上延長した場合は、異常とみなします。
＊ 時間が著しく延長するのは、圧倒的に血友病の場合が多くなります。

Dダイマー

DICや肺塞栓症など血栓を起こす疾患を診断する。

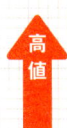

▶ 高値で考えられる疾患

5μg/mL以上（高度増加）
DIC（播種性血管内凝固症候群）、
血栓症（DVT、PE）、心筋梗塞 **P.46**
脳梗塞 **P.84**、白血病 **P.184**、
肝硬変 **P.22**、大動脈瘤、腎不全、
悪性腫瘍、紫斑病 など

1~5μg/mL（増加）
DIC、劇症肝炎、非代償性肝硬変、
心筋梗塞、白血病、血栓症、
悪性腫瘍 など

基準値

1μg/mL 以下
（ラテックス凝集法）

検査値のしくみ

　Dダイマーは過剰にできた血栓を溶かす線維素溶解現象（フィブリン溶解現象）を調べる検査です。Dダイマーはフィブリン（FDP）がプラスミンによって分解される際の分解産物であり、体内のどこかに血栓ができていれば線溶現象が亢進し、FDPとDダイマーが高い値を示します。特に播種性血管内凝固症候群（DIC）診断に欠かせない検査です。

検査時の留意点

＊ 採取した血液を試験キットに入れ、FDPが集まってきて塊を作る反応（ラテックス凝集反応）で測定します。
＊ 基準値は検査方法、測定機器、用いる試薬、単位などによって値が異なります。

Thrombo Test

トロンボテスト（TT）

血液凝固因子（第Ⅱ、Ⅶ、Ⅹ因子）の働きを調べ、抗凝固療法をモニタリングする。

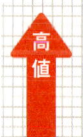

▷ **高値で考えられる疾患**
脂質異常症 `P.136`

基準値

70% 以上
（治療域 10〜20%）

▷ **低値で考えられる疾患**
ワルファリンによる
経口抗凝固療法時、
ビタミンK吸収障害、
先天性凝固因子欠乏症
（第Ⅱ、Ⅶ、Ⅹ因子）、
播種性血管内凝固症候群(DIC)、
肝炎 `P.20` 、肝硬変 `P.22` など

検査値のしくみ

　トロンボテスト（TT）とは、血液凝固因子のうち、肝臓で作られるときにビタミンKを必要とする第Ⅱ、Ⅶ、Ⅹ因子の働きを調べる検査です。主にワルファリンによる経口抗凝固療法時に測定し、薬のコントロール状態を確認しながら治療を進めます。

　計測は採取した血液に試薬を加えて行います。抗凝固療法の治療域の値は10〜20%で、5%以下では出血の危険性が増大します。

検査時の留意点

＊ 新生児・乳幼児は低値、妊産婦は高値となります。
＊ 目的は抗凝固療法のモニタリングであり、凝固系のスクリーニング検査としては用いません。

Fibrinogen

フィブリノゲン定量（Fib 定量）

血液疾患や肝機能の診断に用いる。

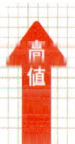

▷ **高値で考えられる疾患**
感染症、炎症性疾患、
脳血管障害 `P.84` 、心筋梗塞 `P.46` 、
悪性腫瘍、ネフローゼ症候群、
ショック、糖尿病 `P.134` など
＊700mg/dLを超えると血栓傾向を示す。

基準値

170〜410mg/dL
（トロンビン法）

▷ **低値で考えられる疾患**
播種性血管内凝固症候群(DIC)、
肝障害、悪性貧血 `P.92` 、
白血病 `P.184` 、無・低フィブリノゲン血症、
線溶亢進時、大量出血 など
＊60mg/dL以下になる凝固時間が延長し、出血傾向を示す。

検査値のしくみ

　フィブリノゲンは肝臓で産生される血液凝固因子のひとつで、血栓生成の止血機構の中心的役割を担っています。血液疾患が起きると血液中のフィブリノゲンが増減するので、これらの異常を診断するために有用です。特にDICを疑う場合には必須の検査です。フィブリノゲンが肝臓で合成されているため、肝機能検査としても用いられます。

検査時の留意点

＊ 検査値に影響する新鮮凍結血漿（FFP）、フィブリノゲン製剤、抗凝固剤、経口避妊薬などの服用の有無を確認します。
＊ そのうえで、出血がないかどうか、ある場合はその量と部位を調べます。

フィブリン・フィブリノゲン分解産物定量（FDP）

血液凝固の異常や血栓症の病態を調べる。

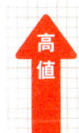

高値 ▷ **高値で考えられる疾患**

播種性血管内凝固症候群(DIC)、
一次線溶亢進、
異常フィブリノゲン血症、
血栓性血小板減小性紫斑病(TTP)、
劇症肝炎 P.20 、肝硬変 P.22 、
溶血性尿毒症症候群(HUS)、
悪性腫瘍、膠原病 P.152-155 など

基準値 **5μg/mL 以下**

検査値のしくみ

　FDP はフィブリン（またはフィブリノゲン）が分解された際にできる老廃物で、血液凝固異常や血栓ができやすい状態が生じると、血漿中の FDP 値が上昇します。

　本検査は二次線溶亢進を伴う播種性血管内凝固症候群（DIC）の診断に最も重要で、血栓症や血栓溶解治療などの病態や効果判定の指標としても有用です。

検査時の留意点

＊ 出血斑、下血など出血の有無、服用薬剤を確認します。
＊ 検査時の採血や処置の際は、出血しないよう十分に注意します。

ヘパプラスチンテスト（HPT）

肝機能検査やビタミン K 欠乏状態のスクリーニングとして行う。

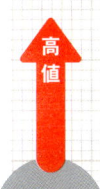

高値 ▷ **高値で考えられる疾患**

採血時に組織液が
混入した可能性

基準値 **70~130%**

▷ **低値で考えられる疾患**

ワルファリン投与、
ビタミンK欠乏症、
重症肝障害、
播種性血管内凝固症候群
（DIC）など

検査値のしくみ

　トロンボテスト（TT）と共に外因系凝固因子（Ⅱ、Ⅶ、Ⅹ）の働きを調べる検査で、ヘパプラスチンテスト（HPT）は凝固因子である PIVKA-Ⅱの影響を受けないため、ほぼ忠実に 3 因子の働きを調べることができます。肝臓の合成能の障害の有無、ビタミン K 欠乏状態のスクリーニング、重症度判定、経過観察などに利用します。

検査時の留意点

＊ クエン酸ナトリウム 1：血液 9 の割合で採血し、軽く転倒攪拌します。
＊ 採血後はすみやかに遠心し、血漿分離を行います。

血液・造血器系疾患／検査データ

第 6 章

Prothrombin Time

血液学的検査

プロトロンビン時間（PT）

外因系凝固因子（Ⅰ、Ⅱ、Ⅴ、Ⅶ、Ⅹ）の異常を調べる。

 高値

 基準値

低値

▶ **高値で考えられる疾患**

先天性凝固因子
（Ⅰ、Ⅱ、Ⅴ、Ⅶ、Ⅹ）欠乏症
および分子異常症、
ビタミンK欠乏症
（肝機能障害、新生児脳内出血、
抗凝固剤投与など）、
肝障害（劇症肝炎 P.20 など）、
播種性血管内凝固症候群(DIC)、
線溶亢進、多発性骨髄腫、
尿毒症、薬剤投与
（ワルファリンカリウム、
ヘパリン、抗生剤など）など

凝固時間
10~13秒
プロトロンビン活性
80~120%
プロトロンビン比
0.90~1.13

▶ **低値で考えられる疾患**

血栓症（凝固亢進時）、
妊娠、高齢による
フィブリノーゲンとⅧ因子の
増加 など

検査値のしくみ

　プロトロンビンは血液凝固因子のひとつで、けがなどの障害（外因系）に対して働く止血作用の中核的な役割を果たしています。肝臓で産生されるため、肝機能に異常が生じると分泌量が増減します。

　検査では遠心分離した血漿に試薬（クエン酸ナトリウム）を入れ、専用容器内で凝固するまでの時間を計ります。秒単位のため、3～4回繰り返して検査します。

検査時の留意点

＊ 事前に抗凝固剤や線溶阻害剤などの服用の有無を確認します。
＊ 播種性血管内凝固症候群（DIC）では短時間で変動するため、連日調べます。

プロトロンビン時間
異常値の原因

プロトロンビン時間延長の場合	・先天的に血液凝固因子が欠乏しているか、活性異常を示す場合。 ・様々な原因で肝細胞に障害がある場合。 ・ビタミンKが欠乏した場合（正常な血液凝固活性が生じなくなる）。 ・ワルファリンなどの抗凝固薬を服用している場合。 ・様々な出血傾向を示す病態、ヘパリン投与、線溶亢進状態など。
プロトロンビン時間短縮の場合	・播種性血管内凝固症候群（DIC）などで組織因子が流入した場合。 ・採血時に皮下組織の組織トロンボプラスチンが混入した場合。

プラスミノゲン活性

出血性疾患や血栓症の病態を調べる。

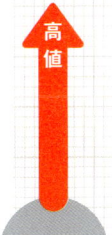

▶ 高値で考えられる疾患

悪性腫瘍、ストレス、
慢性腫瘍、妊娠後期、
経口避妊薬投与 など

基準値　75~125%

▶ 低値で考えられる疾患

先天性プラスミノゲン欠乏症、
先天性プラスミノゲン異常症、
肝疾患(肝硬変、肝がん)、急性心筋梗塞、
播種性血管内凝固症候群(DIC)、
薬物投与(ストレプトキナーゼ、
ウロキナーゼ、レプチラーゼなど) など

検査値のしくみ

　プラスミノゲンは肝臓で産生された後、プラスミノーゲンアクチベータ(PA)により活性化されてプラスミンとなり、フィブリン、凝固第Ｖ・Ⅷ因子などを分解します。本検査ではプラスミンの前駆物質であるプラスミノゲンの血中濃度を測定し、生体内での凝固・線溶状態、特に線溶活性を調べます。活性が低下すると血栓傾向になり、各種の動静脈血栓症をきたします。

検査時の留意点

＊ 3.2%のクエン酸ナトリウム 0.2mL に血液 1.8mL の割合で採血します。
＊ 採血後 5 ～ 6 回転倒混和を繰り返し、すみやかに血漿分離して凍結保存します。

アンチプラスミン活性(α₂-プラスミンインヒビター)

主に DIC の診断や治療の指標として調べる。

基準値　80~130%

▶ 低値で考えられる疾患

播種性血管内凝固症候群
(DIC)、血栓症、悪性腫瘍、
肝硬変 、狭心症、
ネフローゼ症候群、大動脈瘤、
先天性 α₂-プラスミン
インヒビター欠損症、
α₂-プラスミンインヒビター
分子異常症 など

検査値のしくみ

　アンチプラスミンは主に肝臓で産生される生理的線溶阻止因子で、血液が凝固した血栓を溶解する作用(線溶)を持つプラスミンの活性が過剰にならないように調整する重要な役割を担っています。血小板が活性化すると肝臓から放出されます。

　アンチプラスミン検査は、特に播種性血管内凝固症候群(DIC)の診断や治療の指標として行います。

検査時の留意点

＊ 採血や処置の際に出血しないように注意します。
＊ 高度に低値になると、出血症状が著しくなることがあります。

血液・造血器系疾患／検査データ

第6章

血液学的検査

アンチトロンビン活性（AT 活性）
血液凝固の亢進状態を調べる。

基準値
75~125%

▶ 低値で考えられる疾患
播種性血管内凝固症候群（DIC）、
血栓症、肝硬変、肝がん P.170、
ネフローゼ症候群 P.70、
敗血症、先天性AT（Ⅲ）欠乏症
など

低値

検査値のしくみ

アンチトロンビンは肝臓で産生される糖タンパクで、体内の重要な凝固阻止因子です。従来はアンチトロンビンⅢと称されましたが、アンチトロンビンは現在Ⅲのみのため、単にアンチトロンビンと記すのが一般的です。

検査は血漿から合成基質法によって測定します。何らかの要因で凝固因子が活性化したり肝予備能が低下した場合に、血中 AT 濃度が低下します。

検査時の留意点

＊ アンチトロンビンは播種性血管内凝固症候群（DIC）で著しく減少します。
＊ 採血や処置の際に出血しないように注意します。

血液学的検査

エリスロポエチン（EPO）
貧血、多血症かどうかとその病態を調べる。

高値

▶ 高値で考えられる疾患
再性不良性貧血、
骨髄異形成症候群、
慢性赤血球増加症、
酸素分圧の低下する肺疾患や心疾患、
鉄欠乏性貧血、
エリスロポエチン産生腫瘍、
偽性多血症、小細胞性肺がん、
小脳腫瘍 など

基準値
4.2~23.7mIU/mL

▶ 低値で考えられる疾患
真性赤血球増加症、腎性貧血、
多発性骨髄腫、
慢性炎症性疾患に伴う貧血の一部
など

低値

検査値のしくみ

エリスロポエチンは、大部分が腎臓、一部が肝臓などで産生される糖タンパクホルモンで、骨髄の造血幹細胞に作用して赤血球分化を促進させる造血因子です。腎組織に崩壊が生じると産生が低下して貧血の原因となり、貧血が高度になると産生が活発化します。

検査では血清を CLEIA 法によって測定します。赤血球増加症の鑑別診断や腎性貧血の診断などに有用です。

検査時の留意点

＊ 基準値は貧血がない場合のもので、貧血があれば EPO 値は上昇します。
＊ 腎性貧血の場合は EPO 値が上昇しないので、注意が必要です。

血清鉄 (Fe)

貧血の病態把握など鉄代謝異常を調べる。

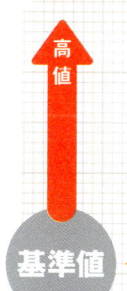

高値で考えられる疾患

ヘモクロマトーシス、悪性貧血 `P.92`、再生不良性貧血、急性肝炎初期 `P.20`、薬剤性肝障害、赤芽球癆、急性白血病 `P.184`、鉄芽球性貧血 など

基準値

男性 60~210µg/dL
女性 50~170µg/dL

低値で考えられる疾患

鉄欠乏性貧血、妊婦貧血、関節リウマチ、多発性筋炎（皮膚筋炎）、慢性消耗性疾患、肝硬変 `P.22`、悪性疾患末期（特に多発性骨髄腫）、感染症、膠原病、悪性腫瘍、真性赤血球増加症 など

検査値のしくみ

　鉄は赤血球のヘモグロビンを構成する元素で、欠乏すると様々な貧血をきたします。これは血清中に含まれる鉄分を調べる検査で、鉄代謝異常が確認できるため、特に貧血の病態把握を行ううえで基本的な検査となります。

　検査にあたっては、採取した血液を遠心分離機で沈殿物と血清に分離し、血清部分の鉄分量を測定します。

検査時の留意点

* 女性は月経期にはさらに低い数値を示す傾向にあります。
* 日内変動が大きく、朝は高く、夕方から夜間には低い数値を示します。

各種病態における鉄代謝マーカーの関係

病態	血清鉄（Fe）	総鉄結合能（TIBC）	不飽和鉄結合能（UIBC）
鉄欠乏性貧血	↓↓	↑↑	↑↑
再生不良性貧血	↑↑	N, ↑	↓↓
溶血性貧血	V	N	V
急性肝炎	↑	N, ↓	↓
真性多血症	N,低下傾向	↑	↑
悪性腫瘍	↓↓	↓↓	↓
慢性感染症	↓↓	↓	↓

↑：上昇　↓：低下　N：正常　V：不定

血液・造血器系疾患／検査データ

第6章

Ferritin

免疫学的検査

フェリチン定量

鉄代謝異常の診断やがんのスクリーニング検査として用いる。

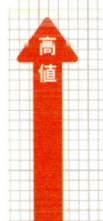

基準値

▶ 高値で考えられる疾患

ヘモクロマトーシス、ヘモジデローシス、再生不良性貧血、慢性炎症、急性骨髄性白血病 P.184 、悪性リンパ腫 P.186 、急性肝炎 P.20 、各種がん など

男性 21~282ng/mL
女性 5~157ng/mL

▶ 低値で考えられる疾患

発作性夜間ヘモグロビン尿症、鉄欠乏性貧血、慢性出血 など

検査値のしくみ

フェリチンは鉄の貯蔵と血清鉄濃度の維持を行うタンパクで、血清フェリチン濃度は貯蔵鉄量と相関するため、鉄代謝異常の指標となります。また、フェリチンは悪性腫瘍において上昇するため、部位の限定はできませんが、がんのスクリーニング検査や病状判定、経過観察にも使用します。

検査時の留意点

* 鉄欠乏状態の患者でも、慢性感染症がある場合は低下しないことがあります。
* 動悸、息切れ、脈拍、黄疸の有無も確認します。

Vitamin B12

生化学的検査

ビタミンB12（シアノコバラミン）

悪性貧血や慢性骨髄性白血病などの有無を調べる。

基準値

▶ 高値で考えられる疾患

慢性骨髄性白血病、慢性赤血球増加症、骨髄線維症、悪性腫瘍、急性肝炎 P.20 など

233~914pg/mL

▶ 低値で考えられる疾患

悪性貧血、胃切除後貧血、萎縮性胃炎、ビタミンB12吸収障害、ブラインドループ症候群、ゾリンジャー・エリソン症候群 など

検査値のしくみ

ビタミンB12は葉酸と共に造血機能に必要なビタミンで、体内で作ることができず、動物性の食物から摂取します。欠乏すると貧血、特に巨赤芽球貧血を起こします。

一方、骨髄性増殖性疾患などが発症すると、血中のビタミンB12は異常な高値を示します。特に慢性骨髄性白血病では、正常の10倍～数10倍となります。

検査時の留意点

* B12は光に対して不安定で低値となるため、遠心分離した血清は遮光・凍結保存します。
* プロトンポンプ阻害薬などの投与で吸収不全を起こし、低値となる場合があります。
* B12を含んだ経口総合ビタミン剤などでは、異常高値となることがあります。採血前には服薬履歴の問診を行います。

骨髄像

骨髄の造血機能の異常を調べる。

異常の場合に考えられる疾患と原因

有核細胞数	増加	骨髄性白血病 P.184 、リンパ性白血病、骨髄異形成症候群、真性赤血球増加症 など
	減少	再生不良性貧血、骨髄線維症、白血病の治療 など
巨核球数	増加	特発性血小板減少性紫斑病 P.96 、本態性血小板症
赤芽球	増加	溶血性貧血
異常細胞		巨赤芽球性貧血、白血病、骨髄異形性症候群、多発性骨髄腫、骨髄線維症、がん・悪性リンパ腫 P.186

基準値

有核細胞数	10~25万/μL	棹状核球	13.6%	形質細胞	1.2%
巨核球数	50~150/μL	分節核球	13.6%	細網細胞	1.8%
骨髄芽球	1.3%	好酸球	3.8%	前赤芽球	0.2%
前骨髄球	4.4%	好塩基球	0.2%	好塩基性赤芽球	1.8%
骨髄球	7%	リンパ球	19%	多染性赤芽球	16.6%
後骨髄球	10%	単球	3.3%	正染性赤芽球	2.2%

骨髄検査の適応

| 骨髄穿刺 | ・血球成分の異常
・染色体異常
・骨髄に変化を伴う疾患の治療効果判定 |
| 骨髄生検 | ・汎血球減少症
・骨髄線維症
・結核などの肉芽腫
・悪性腫瘍
・骨髄液が吸引できないケース |

検査値のしくみ

採取した骨髄液から骨髄標本を作成し、顕微鏡で骨髄の様子を形態学的に観察する検査です。骨髄中の造血幹細胞は分化して、赤血球、白血球、血小板になるため、骨髄細胞を末梢血液所見と対比して観察します。

骨髄像の検査によって、主に造血障害と造血器腫瘍の診断が可能となります。標本の冷蔵保存はできません。

検査時の留意点

※ 検査後は迅速に圧迫止血し、出血が強い場合には圧迫固定します。
※ 完全に止血してから穿刺部位を消毒し、30〜60分ベッドで安静にします。

血液・造血器系疾患／検査データ

第6章

甲状腺機能亢進症

原因	・甲状腺刺激ホルモンの受容体に対する自己抗体産生
診断	・頻脈、体重減少、発汗などの甲状腺中毒症状 ・眼球突出など特有の眼症状 ・FT_4・FT_3高値、TSH低値

● 甲状腺機能亢進症の診断・検査

過剰な甲状腺ホルモン分泌による疾患

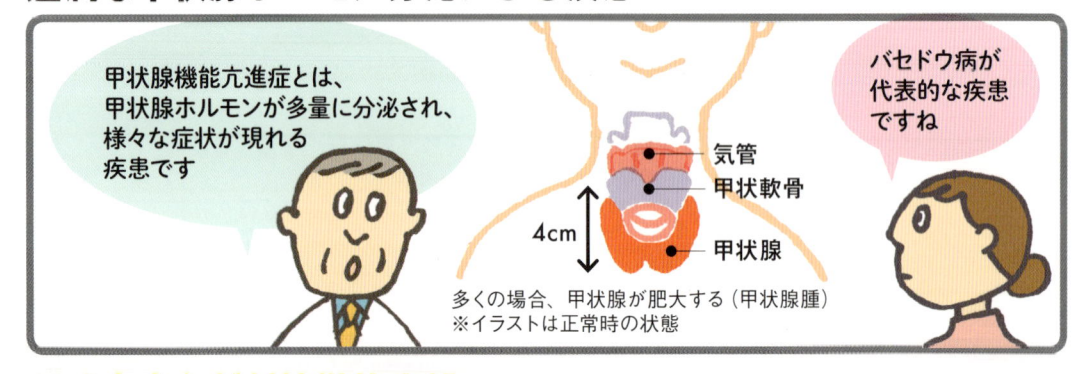

甲状腺機能亢進症とは、甲状腺ホルモンが多量に分泌され、様々な症状が現れる疾患です

バセドウ病が代表的な疾患ですね

気管
甲状軟骨
4cm
甲状腺

多くの場合、甲状腺が肥大する（甲状腺腫）
※イラストは正常時の状態

眼球突出などが特徴的症状

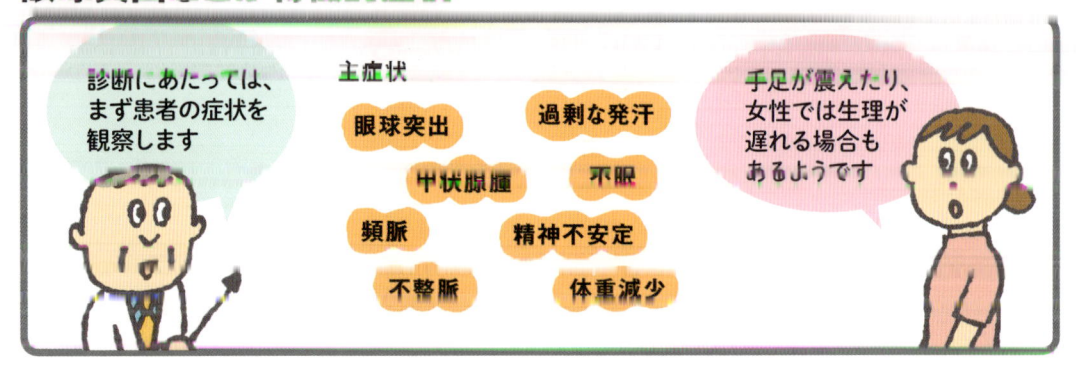

診断にあたっては、まず患者の症状を観察します

手足が震えたり、女性では生理が遅れる場合もあるようです

主症状

眼球突出　　過剰な発汗
甲状腺腫　　不眠
頻脈　　精神不安定
不整脈　　体重減少

FT_4、FT_3 は高値を示す

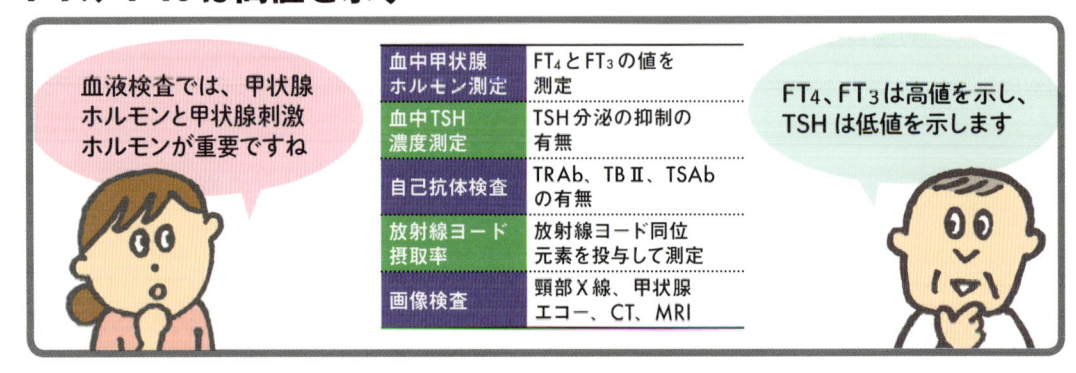

血液検査では、甲状腺ホルモンと甲状腺刺激ホルモンが重要ですね

FT_4、FT_3は高値を示し、TSHは低値を示します

血中甲状腺ホルモン測定	FT_4とFT_3の値を測定
血中TSH濃度測定	TSH分泌の抑制の有無
自己抗体検査	TRAb、TBⅡ、TSAbの有無
放射線ヨード摂取率	放射線ヨード同位元素を投与して測定
画像検査	頸部X線、甲状腺エコー、CT、MRI

甲状腺機能亢進症の主要検査

異常値一覧

検査	異常値
遊離サイロキシン(FT₄) P.127	1.9ng/dL 超
遊離トリヨードサイロニン(FT₃) P.127	4.1pg/mL 超
甲状腺刺激ホルモン(TSH) P.126	0.4μIU/mL 未満
自己抗体	抗TSHレセプター抗体(TRAb、TBⅡ)陽性、または刺激性レセプター抗体(TSAb)陽性

異常値からわかること

血中甲状腺ホルモン

甲状腺ホルモンである T_4、T_3 は、大半がタンパク質と結合しているため、血中タンパク質量の影響を受けます。そのため、検査ではタンパク質と結合していない遊離 T_4（FT_4）と遊離 T_3（FT_3）の値を測定します。遊離 T_4、遊離 T_3 のいずれか一方または両方が高値を示すと、甲状腺が過剰に反応し、甲状腺ホルモンを必要以上に分泌していることがわかります。

FT₄とFT₃の測定頻度

急性期	急激に低下することがあるので、2週ごと
慢性期	治療効果を判定するため、1〜3カ月ごと

甲状腺刺激ホルモン(TSH)

TSH は下垂体から分泌される甲状腺刺激ホルモンで、T_4、T_3 の分泌を亢進させます。甲状腺機能が亢進すると T_4、T_3 の分泌を促す必要がなくなるので、TSH 値が低くなります。抗 TSH レセプター抗体の測定は、バセドウ病の判定に有用です。

TSH は必ず甲状腺ホルモン値（特に FT_4 値）とあわせて判定します。原発性甲状腺疾患による甲状腺ホルモン分泌の異常は、TSH 値に最も早く反映されます。

甲状腺機能亢進症の診断

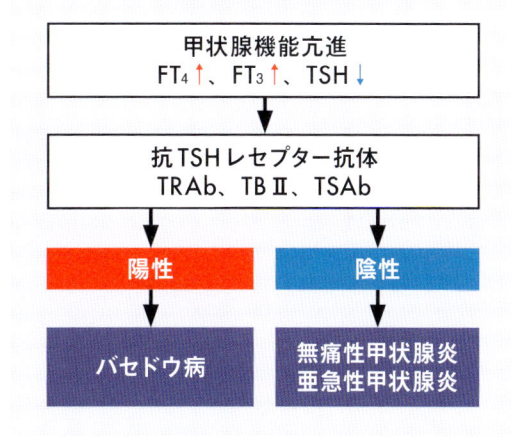

甲状腺機能低下症

原因	・視床下部、下垂体、甲状腺いずれかの臓器障害 ・甲状腺慢性炎症による甲状腺構造の障害（橋本病）
診断	・びまん性甲状腺腫大 ・FT$_4$・FT$_3$ 低値、TSH 高値

● 甲状腺機能低下症の診断・検査

甲状腺ホルモン産生が不足する疾患

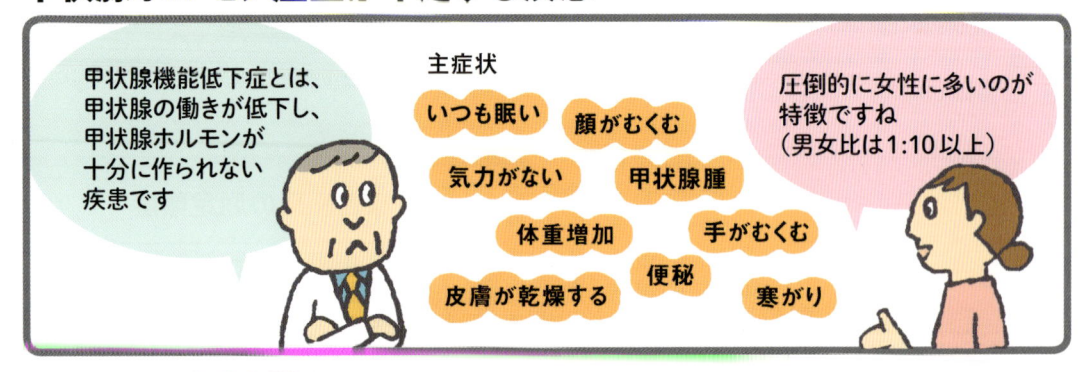

ほとんどが橋本病

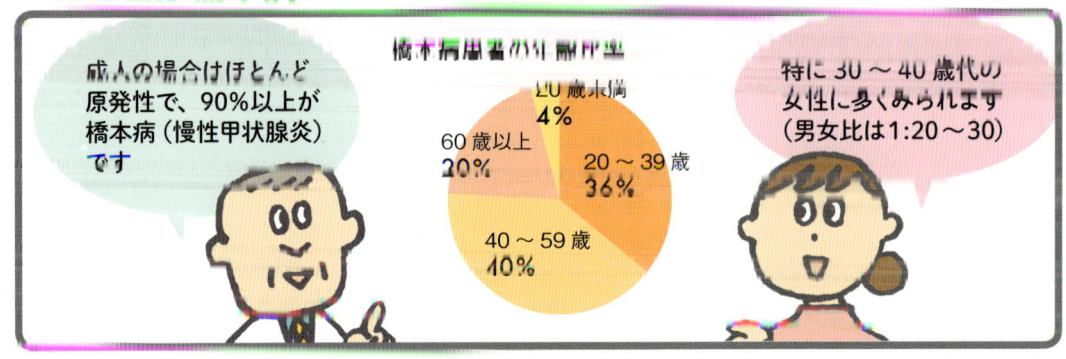

甲状腺ホルモン、抗甲状腺抗体を検査

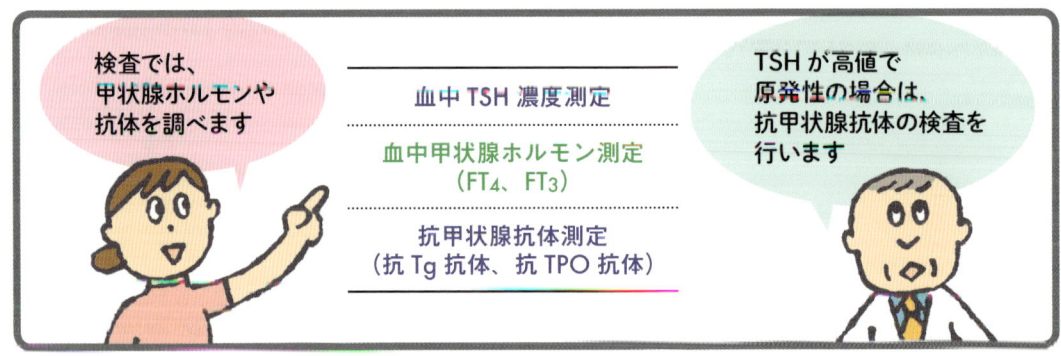

甲状腺機能低下症の主要検査

検査	異常値
甲状腺刺激ホルモン(TSH) **P.126**	$4\mu IU/mL$ 超
遊離サイロキシン(FT₄) **P.127**	$0.8ng/dL$ 未満
遊離トリヨードサイロニン(FT₃) **P.127**	$2.2pg/mL$ 未満
抗甲状腺抗体	抗Tg抗体、抗TPO抗体共に陽性 (慢性甲状腺炎)

異常値からわかること

甲状腺刺激ホルモン (TSH)

　甲状腺機能低下症では TSH の分泌を調整する機能が作用しないため、TSH は高値を示します。もっとも、中枢性甲状腺機能低下症では低値～正常値となるので、注意が必要です。

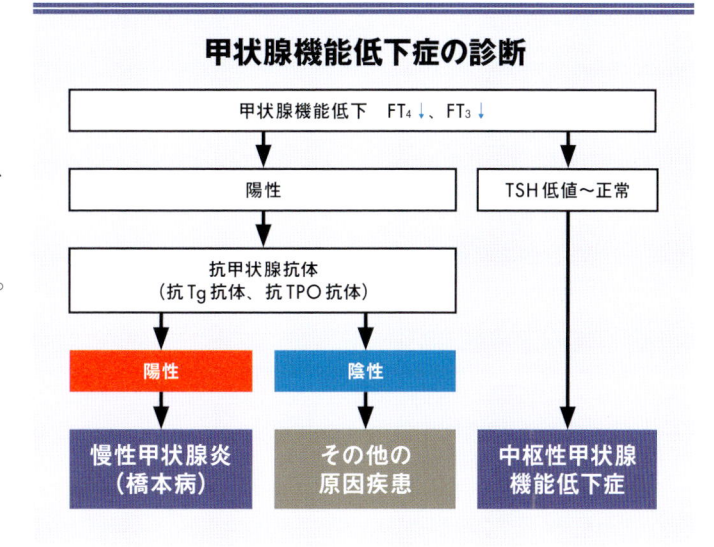

抗甲状腺抗体

　病因検査として重要で、慢性甲状腺炎では抗 Tg 抗体、抗TPO 抗体共に陽性となります。ただし、まれに陰性例もあるので、確認のために甲状腺エコー検査も行います。陰性の場合には下記のような原因疾患が考えられます。

抗甲状腺抗体が陰性の場合に考えられる疾患

亜急性甲状腺炎(経過中に一過性)	甲状腺ホルモン不応症(全身性)
無痛性甲状腺炎 (経過中に一過性)	先天性甲状腺機能低下症(クレチン症など)
下垂体性甲状腺機能低下症	放射性ヨード治療後
視床下部性甲状腺機能低下症	抗甲状腺薬の過剰投与

内分泌系疾患／甲状腺機能低下症

第7章

甲状腺腫瘍

原因	・原因ははっきりしていない
診断	・甲状腺腫の触知 ・甲状腺の小結節

● 甲状腺腫瘍の診断・検査

良性腫瘍と悪性腫瘍

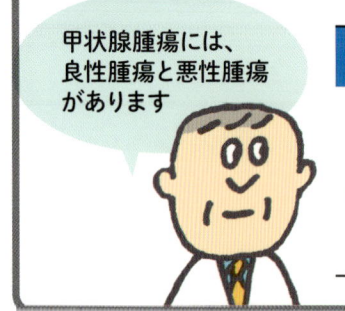

甲状腺腫瘍には、良性腫瘍と悪性腫瘍があります

甲状腺にある「こぶ」として、偶然にみつかることも多いです

良性腫瘍	悪性腫瘍
濾胞腺腫 腺腫様甲状腺腫	乳頭がん 濾胞がん 未分化がん 髄様がん 悪性リンパ腫

咽頭のしこりを観察

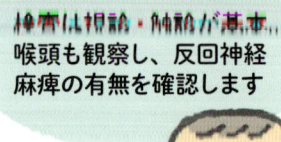

問診し視診・触診が基本。喉頭も観察し、反回神経麻痺の有無を確認します

反回神経麻痺とは、声帯が動かす、かすれ声になったり、声がほとんど出ない状態です

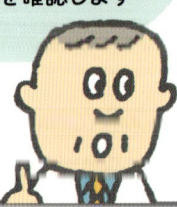

しこりが1つのとき
→ 腺腫か嚢腫

しこりが2つのとき
→ 腺腫様甲状腺腫

甲状腺エコー、細胞診が重要

しこりなどの異常が認められたら、さらに詳しい検査を行います

甲状腺エコーと穿刺吸引細胞診が最も重要で、穿刺はエコーガイド下で行います

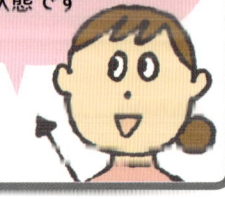

- 甲状腺エコー
- 穿刺吸引細胞診
- 血清サイログロブリン測定
- 甲状腺機能検査
- TSH、FT_4 を測定

甲状腺腫瘍の主要検査

異常値一覧

検査	異常値
甲状腺エコー	良悪性の判別、腫瘍の形態、リンパ節転移の有無の検索
穿刺吸引細胞診	良悪性の判別、組織型の決定
血清サイログロブリン	血中に漏れ出ているか確認（陽性（＋）＝異常値）

異常値からわかること

甲状腺エコー

結節（しこり）や内部に体液の溜まった囊胞の有無、大きさ、性状を確認します。囊胞は内部が真っ黒にみえ、ゼラチン状の分泌物が溜まったコロイド囊胞では、囊胞内部に点状の白い部分を伴います。良性か悪性かは結節の性状によってある程度は推定できますが、確定はできません。

結節判定の目安

良性の結節

- しこりの形が比較的整い、境界がはっきりしている
- しこりの内部が正常の甲状腺組織と似ている
- 白く細かい多数の点を認めない

悪性の結節

- しこりの形がいびつで、境界が不明瞭で凹凸がある
- しこりの内部が不均一で、全体に黒っぽい
- 小さく白い石灰化を伴うことが多い

穿刺吸引細胞診

穿刺吸引細胞診は、腫瘍が良性か悪性かを判断するための検査です。細胞採取の際は、エコーでみながら針を結節に刺して注射器で陰圧をかけ、細胞を吸い取ります。5mm以下の小さな腫瘍でも診断できる最も重要な検査で、採れた細胞を加工後に顕微鏡で観察して診断を確定します。

悪性腫瘍の特徴

乳頭がん	甲状腺がんの中で約90％と最も多い。穿刺吸引細胞診でほぼ診断がつく。
濾胞がん	甲状腺がんの約6％。穿刺吸引細胞診でも確定診断は難しい。
未分化がん	甲状腺がんの約1％。診断はできるが、場合によっては生検が必要。
髄様がん	甲状腺がんの約1.4％。穿刺吸引細胞診でほぼ診断がつく。
悪性リンパ腫	甲状腺がんの1〜3％といわれる。診断はできるが、場合によっては生検が必要。

クッシング症候群

原因
- 下垂体や副腎皮質腫瘍によるコルチゾール過剰分泌
- 肺がんや膵臓がんからの ACTH 分泌

診断
- 満月様顔貌、水牛様肩、中心性肥満などの身体所見
- コルチゾールの過剰かつ自律性分泌

● クッシング症候群の診断・検査

コルチゾール過剰産生による疾患

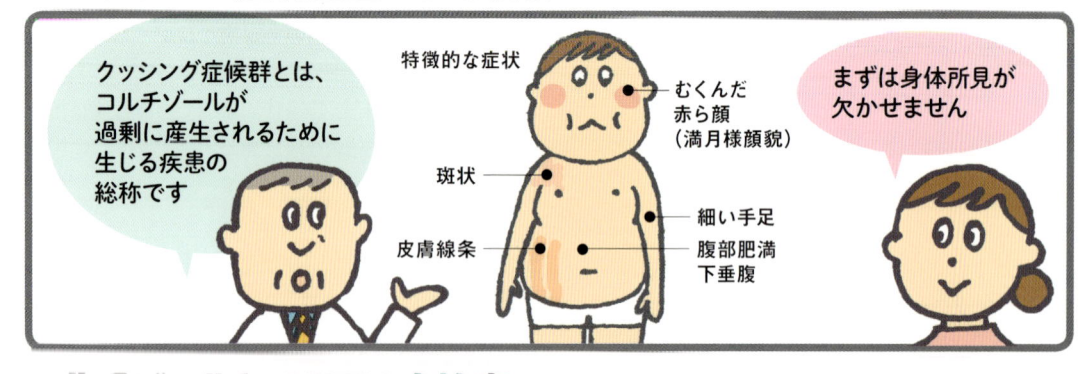

コルチゾールと ACTH を検査

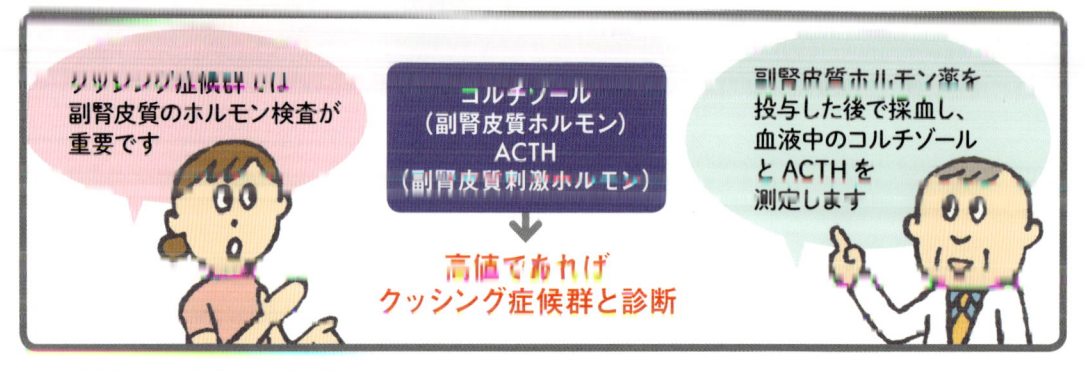

下垂体の腫瘍に注意

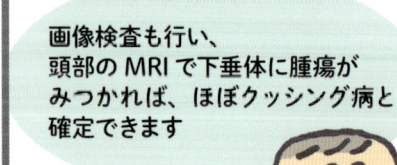
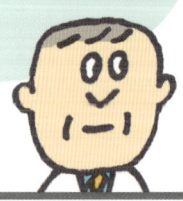
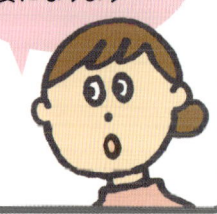

クッシング症候群の主要検査

異常値一覧

検査	異常値
コルチゾール `P.129`	高値
副腎皮質刺激ホルモン（ACTH） `P.130`	高値：クッシング病　　低値：クッシング症候群
尿中遊離コルチゾール排出量※	高値（基準範囲20～80μg/日）
血糖 `P.144`	高値
カリウム `P.211`	3.5mEq/L未満

※原則として24時間蓄尿した尿検体で測定

異常値からわかること

コルチゾール・副腎皮質刺激ホルモン（ACTH）

前夜23時に少量のデキサメタゾン（0.5mg）を内服した後、翌朝8～10時にコルチゾール濃度とACTH濃度を同時に測定します。

コルチゾールの正常値は早朝（午前6～8時）では5～25μg/dLで、徐々に低下して正午には1.8μg/dL未満となります。クッシング症候群ではコルチゾール産生の減少が正常に起こらず、正午の濃度は基準範囲を上回ります。ACTH濃度はクッシング症候群では低下、下垂体腫瘍が原因のクッシング病では上昇します。

コルチゾールと副腎皮質刺激ホルモン（ACTH）の同時測定による診断目安

検査値	主な疾患
コルチゾール：高値 副腎皮質刺激ホルモン（ACTH）：高値	クッシング病、異所性ACTH産生腫瘍
コルチゾール：高値 副腎皮質刺激ホルモン（ACTH）：低値	クッシング症候群
コルチゾール：低値 副腎皮質刺激ホルモン（ACTH）：低値	視床下部下垂体機能低下症

画像検査

原因となる腫瘍の有無を確認するために、下垂体のMRI検査を行います。下垂体に腫瘍がみつかれば、ほとんどの場合はクッシング病と診断できます。下垂体に腫瘍がみつからなければ、副腎のCTやMRI、肺の胸部X線、肺や腹部のCT検査を行い、腫瘍を探し出します。

選択的静脈カテーテル検査

体のどこにも腫瘍がみあたらない場合、大腿の付け根から静脈にカテーテルを入れ、頭の中の海綿静脈洞まで導いて海綿静脈洞の血液を採取する特殊検査を行うこともある。

アルドステロン症

原因	・副腎皮質の腫瘍または過形成（全体の腫れ）
診断	・血漿レニン活性低値，血漿アルドステロン高値 ・副腎皮質の腫瘍，過形成の存在

● アルドステロン症の診断・検査

アルドステロン過剰産生による高血圧

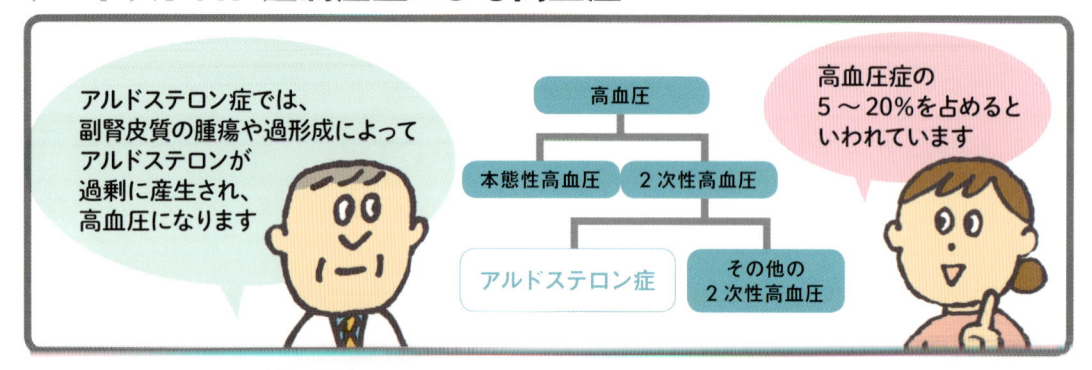

アルドステロン症では、副腎皮質の腫瘍や過形成によってアルドステロンが過剰に産生され、高血圧になります

高血圧症の5〜20%を占めるといわれています

高血圧
本態性高血圧　2次性高血圧
アルドステロン症　その他の2次性高血圧

アルドステロン濃度を測定

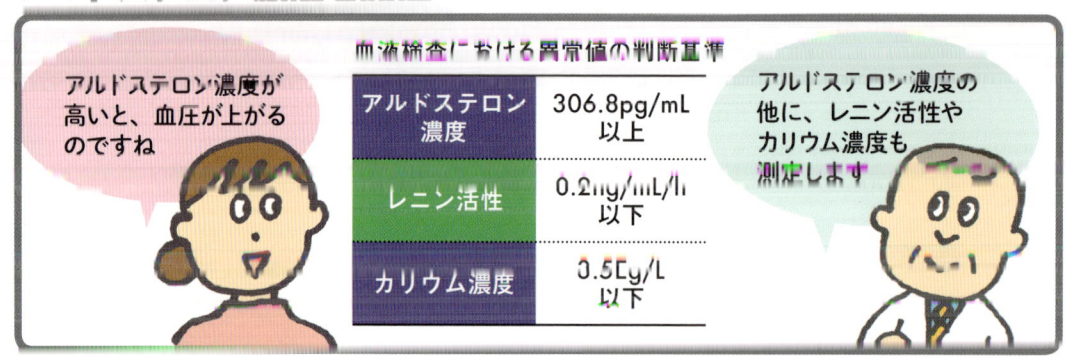

アルドステロン濃度が高いと、血圧が上がるのですね

アルドステロン濃度の他に、レニン活性やカリウム濃度も測定します

血液検査における異常値の判断基準

アルドステロン濃度	306.8pg/mL 以上
レニン活性	0.2ng/mL/h 以下
カリウム濃度	3.5Eg/L 以下

副腎の腫瘍に注意

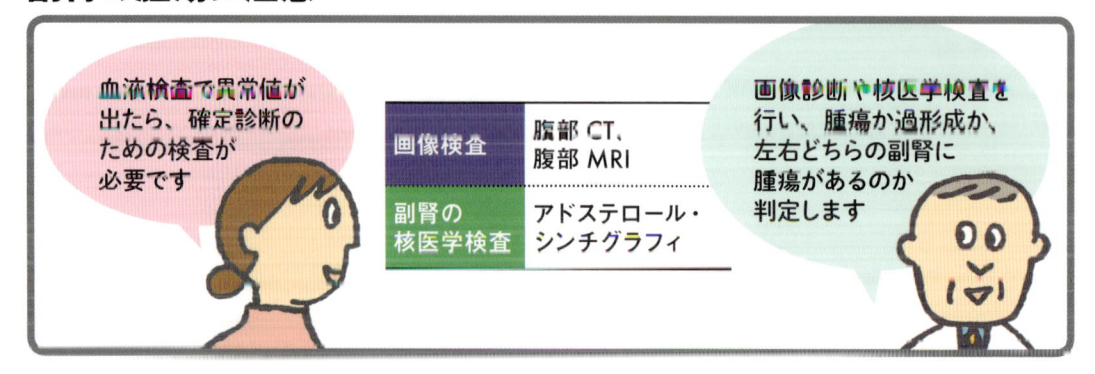

血液検査で異常値が出たら、確定診断のための検査が必要です

画像診断や核医学検査を行い、腫瘍か過形成か、左右どちらの副腎に腫瘍があるのか判定します

画像検査	腹部CT、腹部MRI
副腎の核医学検査	アドステロール・シンチグラフィ

アルドステロン症の主要検査

異常値一覧

検査	異常値
アルドステロン（PAC） P.128	306.8pg/mL 超
レニン活性（PRA） P.145	0.2ng/mL/h 未満
カリウム P.211	3.5mEq/L 未満
血圧	高値
ナトリウム P.210	高値

異常値からわかること

血液検査

　高血圧が認められたら、採血してアルドステロンとレニン活性を測定し、ARR（アルドステロン / レニン比：PAC/PRA）を算出します。ARR が 200 以上の場合はアルドステロン症を疑い、確定診断のための負荷試験を行います。1 つ以上が判定値を超えればアルドステロン症と確定します。

負荷試験と判定値

負荷試験	試験方法	判定値
カプトプリル負荷試験	カプトプリル 4 錠（50mg）を服用後、60（90）分後に安静臥位（または座位）で採血	ARR ≧ 200
フロセミド立位負荷試験	フロセミド 40mg を静注後、2 時間立位（歩行可）を維持して座位で採血	PRA < 2ng/mL/h
生理食塩水負荷試験	生理食塩水 2 リットルを 4 時間かけて点滴静注し採血	PAC ≧ 60pg/mL

治療方針決定のための検査

　患者が外科手術を希望する場合は、腹部 CT や MRI 検査で病変や血管走行を調べます。手術で治るのは病変が「片側性」の場合で、「両側性」では内服治療が選ばれます。両者を判定するために、副腎静脈サンプリングも実施します。

副腎静脈サンプリング（AVS、副腎静脈採血）

カテーテルを大腿静脈から挿入し、副腎静脈のコルチゾール濃度などを測定して、過剰アルドステロン産生部位を判定する検査。

Thyroid Stimulating Hormone

内分泌学的検査

甲状腺刺激ホルモン（TSH）

甲状腺機能の異常の有無を調べる。

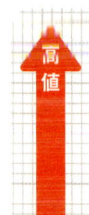

高 ▶ **高値で考えられる疾患**

原発性甲状腺機能低下症 **P.118**、慢性甲状腺炎（橋本病）、無痛性甲状腺炎、TSH産生下垂体腺腫、TSH不適合分泌症候群（SITSH）など

基準値 **0.4~4μIU/mL**

低 ▷ **低値で考えられる疾患**

甲状腺機能亢進症 **P.116**、二次性（下垂体性）甲状腺機能低下症、亜急性甲状腺炎（急性期）など

検査値のしくみ

　甲状腺刺激ホルモン（TSH）とは下垂体前葉から分泌される糖タンパクホルモンで、甲状腺ホルモン（T₃、T₄）の合成・分泌を促進する重要な役割を担っています。このTSHが過剰になったり不足したりすると甲状腺ホルモンの分泌バランスが崩れ、体内のタンパク質合成やエネルギー代謝に異常が生じます。検査では、採取した血液中の甲状腺ホルモン、甲状腺刺激ホルモンの値を測定します。

> **検査時の留意点**
> * TSH値は必ず甲状腺ホルモン値とあわせて判定します。
> * TSH値が高値でFT₃、FT₄が低値の場合、原発性甲状腺機能低下症の可能性が高くなります。

甲状腺機能異常が原因となる疾患

分類	疾患	TSH	FT₃ FT₄
甲状腺機能低下症	クレチン症 原因：甲状腺組織の形成不全、甲状腺ホルモンの機能障害	↑	→ or ↓
	慢性甲状腺炎（橋本病） 原因：甲状腺組織破壊によるホルモン分泌低下	→ or ↑	→ or ↓
	下垂体性甲状腺機能低下症 原因：甲状腺刺激ホルモンの分泌障害、下垂体前葉障害	→ or ↓	→ or ↓
	視床下部性甲状腺機能低下症 原因：視床下部破壊による甲状腺ホルモン産生障害		→ or ↓
甲状腺機能亢進症	バセドウ病 原因：自己抗体による甲状腺ホルモン産生、分泌亢進		↑
甲状腺機能亢進症を伴わない	亜急性甲状腺炎（初期・回復期） 原因：甲状腺炎症によるホルモン漏出	↓	↑ ↓
	無痛性甲状腺炎 原因：甲状腺炎症によるホルモン漏出		↑

→：正常　↑：高値　↓：低値

遊離サイロキシン（FT₄）

TSH と共に測定し、甲状腺の機能状態を調べる。

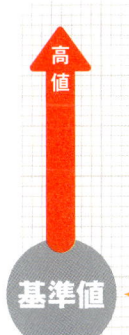

高値で考えられる疾患

甲状腺機能亢進症 **P.116** 、
無痛性甲状腺炎、
亜急性甲状腺炎（急性期）、
TSH 産生下垂体腺腫、
甲状腺ホルモン不応症状 など

基準値 0.8~1.9ng/dL

低値で考えられる疾患

原発性甲状腺機能低下症 **P.118** 、
二次性（下垂体性）
甲状腺機能低下症、
慢性甲状腺炎（橋本病）、
低タンパク血症、粘液水腫 など

検査値のしくみ

甲状腺で産生されるホルモンにはサイロキシン（T₄）とトリヨードサイロニン（T₃）の2種類があります。共にタンパク質と結合していてホルモンとしては作用しないため、必要に応じて結合タンパクから離れて遊離 T₄（FT₄）と遊離 T₃（FT₃）になり、ホルモンとして活性します。

甲状腺疾患の診断では、TSH と FT₄（または FT₃）の測定が重要となります。

検査時の留意点

＊ 空腹状態が続いていると低値になることがあるので、食事の有無を確認します。
＊ ステロイドホルモンを内服している場合も、低値になることがあります。

遊離トリヨードサイロニン（FT₃）

TSH とともに測定し、甲状腺の機能状態を調べる。

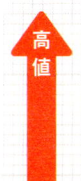

高値で考えられる疾患

甲状腺機能亢進症 **P.116** 、
無痛性甲状腺炎、亜急性甲状腺炎
（急性期）、TSH 産生下垂体腺腫、
T₃ 甲状腺中毒症、
甲状腺ホルモン不応症・など

基準値 2.2~4.1pg/mL

低値で考えられる疾患

原発性甲状腺機能低下症 **P.118** 、
二次性（下垂体性）
甲状腺機能低下症、
慢性甲状腺炎（橋本病）、
低 T₃ 症候群、肝硬変、腎不全、
低タンパク血症 など

検査値のしくみ

遊離トリヨードサイロニン（FT₃）は甲状腺ホルモンの作用を発揮する活性型ホルモンで、その割合は総 T₃ の 0.3％ほどに過ぎません。同じ甲状腺ホルモンである T₄ と FT₄ の割合も同様です。

T₄ はすべて甲状腺から分泌されますが、T₃ は甲状腺から分泌されるのは 20％程度で、残りの約 80％は末梢組織で T₄ から T₃ へと変換されます。したがって、FT₃ の検査は甲状腺機能だけでなく、末梢 T₄ 代謝の指標にもなります。

検査時の留意点

＊ 空腹状態が続いていると低値になることがあるので、食事の有無を確認します。
＊ FT₃ の値は加齢に伴って減少する傾向があります。

Aldosterone

アルドステロン

高血圧性疾患や浮腫を引き起こす原因を調べる。

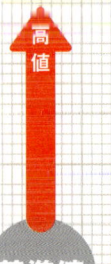

▶ **高値で考えられる疾患**

原発性アルドステロン症 `P.124`、
特発性アルドステロン症、
悪性高血圧症、
バーター症候群 など

基準値 ◀ **29.9~306.8pg/mL**

▶ **低値で考えられる疾患**

アジソン病、
選択的低アルドステロン症、
先天性副腎過形成 など

検査値のしくみ

　アルドステロンは副腎皮質から分泌されるステロイド小ルモンで、ナトリウムの再吸収とカリウムの排泄を促進します。通常、相互に影響し合うレニンと同時に測定します。アルドステロンが過剰に分泌されると血圧が上昇し、レニン分泌が抑制されます。アルドステロン産生腫瘍が副腎にできると、レニンが低値、アルドステロンが高値となり、高血圧の原因になります。また、何らかの異常でレニンの分泌が抑制されると、アルドステロンも低値となります。

検査時の留意点

* 採血は午前中、可能な限り30分間臥位で安静した後に行います。
* 降圧薬の影響を受けるので、服用中ならば2週間休薬後に検査します。

アルドステロン、レニン値の異常と疾患

疾患	原因	アルドステロン	レニン
原発性アルドステロン症	副腎腺腫によるアルドステロン分泌過剰	↑	↓
特発性アルドステロン症	副腎両側性の結節過形成	↑	↓
腎血管性高血圧	腎臓動脈狭窄における血流量低下によるアルドステロン、レニン分泌過剰	↑	→~↑
レニン産生腫瘍	レニン分泌過剰	↑	↑
脱水、出血	循環血漿量低下によるアルドステロン、レニン分泌過剰	↑	↑
アジソン病	副腎機能不全によるアルドステロン分泌低下	↓	↑

→：正常　↑：高値　↓：低値

コルチゾール

副腎皮質や下垂体、視床下部の異常の有無を調べる。

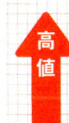

高値 ▷ **高値で考えられる疾患**

クッシング病、
副腎性クッシング症候群
（副腎腺腫など）、
異所性 ACTH 産生腫瘍
（肺がん、膵がん）、
神経性食欲不振症 など

基準値 ## 4.5~21.1μg/dL

▷ **低値で考えられる疾患**

下垂体前葉機能低下症、
アジソン病、
先天性副腎過形成、
副腎皮質機能低下症、
ACTH 単独欠損症 など

低値

検査値のしくみ

コルチゾールとは副腎皮質から分泌されるホルモンで、糖代謝、タンパク代謝、脂質代謝など基本的な代謝に幅広く関与しています。炎症を抑制する作用もある他、過度なストレスを受けた際も分泌量が増加します。

コルチゾールの検査は、副腎皮質や下垂体、視床下部の異常が疑われる場合や、糖尿病・肥満の原因を調べるために採血して実施します。

検査時の留意点

* コルチゾール値は日内変動が大きいので、原則として午前 8 時～ 10 時に採血します。
* 特に胆道の疾患では、直接ビリルビンの値が上昇します。
* コルチゾールの分泌量をコントロールしている副腎皮質刺激ホルモン（ACTH）も同時に測定します。

コルチゾール、副腎皮質刺激ホルモンの異常と疾患

疾患	原因	コルチゾール	副腎皮質刺激ホルモン
クッシング病	下垂体腺腫、がんによる副腎皮質刺激ホルモン分泌過剰→コルチゾール分泌過剰	↑	↓
クッシング症候群	副腎皮質腫瘍によるコルチゾール分泌過剰→フィードバックによる副腎皮質刺激ホルモン分泌抑制	↑	↓
異所性ACTH産生腫瘍	下垂体以外の腫瘍による副腎皮質刺激ホルモン様物質の産生→コルチゾール分泌過剰	↑	↑
アジソン病	副腎皮質機能低下による副腎皮質刺激ホルモン分泌過剰	↑	↑
下垂体前葉機能低下症	視床下部、下垂体障害による副腎皮質刺激ホルモン分泌不全	↓	↑

↑：高値 　↓：低値

Adrenocorticotropic Hormone

内分泌学的検査

副腎皮質刺激ホルモン（ACTH）

視床下部 - 下垂体 - 副腎皮質系の疾患の診断に用いる。

高値で考えられる疾患

クッシング病、
異所性 ACTH 産生腫瘍
（肺がん、膵がん）、
アジソン病、ネルソン症候群、
21 ヒドロキシラーゼ欠損症、
神経性食欲不振症 など

基準値

7.2~63.3pg/mL

低値で考えられる疾患

副腎性クッシング症候群
（副腎腺腫など）、
下垂体前葉機能低下症
（シモンズ病、シーハン症候群）、
副腎皮質過形成、
ACTH 単独欠損症、
脳腫瘍などによる
視床下部障害 など

検査値のしくみ

　ACTH は下垂体前葉から分泌されるペプチドホルモンで、コルチゾールなどの糖質コルチコイドを含むすべての副腎皮質ホルモンの分泌を調整しています。分泌は視床下部 - 下垂体 - 副腎皮質の間にあるフィードバック機構によって制御されているので、これらの部位に関わる機能や病態の診断には、コルチゾールと共に測定することが不可欠です。

> **検査時の留意点**
>
> ＊ 採血後はすみやかに冷却遠心して血漿を分離します。
> ＊ ビオチンを投与している患者（1 日の投与量 5mg 以上）の場合、投与後、少なくとも 8 時間以上経過してから採血します。

クッシング症候群とクッシング病

　クッシング症候群とは、コルチゾールに過剰分泌により満月様顔貌、高血圧、中心性肥満、性機能不全、骨粗鬆症などの症状が現れる症候群を指します。

　クッシング症候群の中でも、下垂体の副腎皮質刺激ホルモン産生亢進によって副腎皮質過形成が生じた場合はクッシング病と呼ばれ、中心性肥満、満月様顔貌といったクッシング症候群特有の症状が生じます。

クッシング症候群の分類

内因性	副腎皮質刺激 ホルモン依存性	・クッシング病 ・異所性 ACTH 産生腫瘍 ・CRH 産生腫瘍
	副腎皮質刺激 ホルモン非依存性	・副腎皮質腫瘍 ・ACTH 非依存性大結節性副腎皮質過形成 ・原発性小結節性副腎皮質異形成
外因性		・糖質コルチコイド投与 ・アルコール依存症 ・肥満 ・うつ病

カテコールアミン（CA）　3分画

主に副腎皮質の褐色細胞腫の診断に用いる。

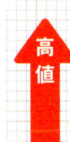

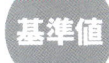

▶ **高値で考えられる疾患**

褐色細胞腫、本態性高血圧、神経節芽細胞腫、パーキンソン症候群、糖尿病 **P.134** 、心筋梗塞 **P.46** 、交感神経節腫瘍、うっ血性心不全 **P.48** 、狭心症、甲状腺機能低下症 **P.118** 、慢性腎不全 など

| アドレナリン（A） | ノルアドレナリン（NA） | ドーパミン（DA） |
| 0.1ng/mL 以下 | 0.1~0.5ng/mL | 0.03ng/mL 以下 |

▷ **低値で考えられる疾患**

起立性低血圧、甲状腺機能亢進症 **P.116** 、アジソン病 など

検査値のしくみ

　カテコールアミンはアドレナリン、ノルアドレナリン、ドーパミンの総称で、交感神経および副腎髄質系から分泌されます。低血糖、出血、酸素欠乏その他様々なストレスによって、過度な分泌が引き起こされます。

　検査にあたっては安静臥位状態で採血し、すみやかに冷却遠心で血漿分離します。

> **検査時の留意点**
>
> ＊ 指定の容器に採血してよく混和させ、すみやかに低温（4℃）で血漿分離します。
> ＊ CA の分泌は体位、運動、ストレスの影響で増加するので、注意が必要です。

3 種のカテコールアミン

アドレナリン	副腎髄質から分泌される神経伝達物質で、交感神経刺激により血中に放出されます。アドレナリン分泌により、血圧や血糖値の上昇、心拍数の増加、気管支拡張などの症状が引き起こされます。
ノルアドレナリン	副腎髄質および交感神経節から分泌されるアドレナリンの前駆物質。ストレス反応により交感神経を刺激し、血圧や血糖値の上昇、心拍数の増加、気管支拡張などの症状が引き起こされます。
ドーパミン	副腎皮質および交感神経節後線維に存在する、ノルアドレナリンやアドレナリンの前駆物質。ホルモン分泌や運動機能を調節し、多幸感などの情動にも関与しています。ドーパミンが過剰に分泌すると統合失調症の発症につながり、分泌が不足するとパーキンソン様症状が生じやすくなります。

Growth Hormone

内分泌学的検査

成長ホルモン（GH）

成長促進や代謝調整に関与するホルモンの分泌状態を調べる。

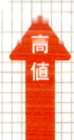

▶ 高値で考えられる疾患

下垂体性巨人症、
先端巨大症、下垂体腺腫、
異所性GH産生腫瘍、
神経性食欲不振症、
ラロン型低身長症、低栄養 など

基準値 → **下表参照**

▶ 低値で考えられる疾患

成長ホルモン分泌不全性
低身長症（下垂体性小人症）、
下垂体前葉機能低下症、
成長ホルモン単独欠損症、
性腺機能低下症、糖尿病、
肥満 など

検査値のしくみ

　成長ホルモン（GH）は下垂体前葉から分泌され、成長促進、タンパク合成促進、糖類・脂質代謝に関与しています。分泌量が少な過ぎても多過ぎても、正常な成長を阻害します。

　検査にあたっては早朝の空腹時に30分〜1時間の安静を保った後、分泌刺激薬（インスリン、アルギニンなど）を飲み、その後30分ごとに約2時間採血して血液中の成長ホルモンを測定します。

検査時の留意点

* 採血の針は抜かずに置いておき、そこから毎回の採血をします。
* 成長ホルモン不足が判明した場合、脳下垂体の他のホルモンについて再確認する場合もあります。

成長ホルモンの基準値

年齢	男性	女性
0〜1	0.82〜4.22	0.97〜5.01
2〜3	0.83〜2.96	0.52〜3.53
4〜5	0.34〜3.40	0.52〜3.75
6〜7	0.13〜2.23	0.33〜3.18
8〜9	0.20〜2.24	0.18〜2.28
10〜11	0.07〜1.39	0.07〜1.66
12〜13	0.14〜2.16	0.17〜1.89
14〜15	0.08〜2.23	0.06〜1.13
16〜17	0.03〜0.61	0.02〜1.54
18〜19	0.03〜0.95	0.08〜3.07
20〜29	0.13以下	0.24〜1.72
30〜39	0.24以下	0.51〜1.85
40〜49	0.13以下	0.23〜1.43

（単位：ng/mL）

テストステロン

男性性腺機能や腎臓の疾患、女性では副腎の疾患を調べる。

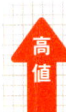

高値

▶ 高値で考えられる疾患

男性
男性ホルモン産生腫瘍、睾丸腫瘍、先天性副腎過形成、精巣女性化症候群、甲状腺機能亢進症 P.116 、思春期早発症 など

女性
多嚢胞性卵巣症候群、男性化副腎腫瘍、男性化卵巣腫瘍、クッシング症候群 P.122 など

基準値

男性 142.4~923.1ng/dL
女性 10.8~56.9ng/dL

▶ 低値で考えられる疾患

性腺機能低下症、下垂体前葉機能低下症、エストロゲン（またはプロラクチン）産生腫瘍、精巣機能不全症、肝硬変 P.22 、糖尿病 P.134 、クッシング症候群、腎不全 など

低値

検査値のしくみ

テストステロンは男性ホルモンのひとつで、男性では精巣で、女性では卵巣や副腎から産生されます。

男性の思春期には第二次性徴に重要な働きを担うと同時に、筋肉や骨格の形成にも欠かせない成長ホルモンでもあります。テストステロンは人体に様々な影響を与えるため、障害や病気の発症、発育状態によって血中濃度が変化します。女性の分泌量は男性の1/10 ~ 1/20 程度です。

検査時の留意点

＊ 採血は必ず早朝の時間帯に行います。
＊ 女性では男性化徴候がある場合などに検査を行います。

PTH-INTACT（ 副甲状腺ホルモン -INTACT）

副甲状腺疾患や骨疾患の鑑別に用いる。

高値

▶ 高値で考えられる疾患

原発性副甲状腺機能亢進症、副甲状腺腫瘍、高カルシウム血症、尿路結石、汎発性線維性骨炎、慢性腎不全、腎尿細管のPTH受容体の異常、ビタミンD欠乏症、骨粗鬆症、骨軟化症 など

基準値

10~65pg/mL

▶ 低値で考えられる疾患

特発性副甲状腺機能低下症、悪性腫瘍の骨転移、偽性副甲状腺機能低下症（大部分が1型）、ビタミンD過剰症、続発性副甲状腺機能低下症（甲状腺術後、X線照射後）など

低値

検査値のしくみ

副甲状腺ホルモン（PTH）は血液中や体液中のカルシウム濃度を一定に保つホルモンです。分泌された後すみやかに分解されますが、血中には分解されていない種々の断片が残ります。そのどれを検出するかによって5種類の計測法があります。

PTH-INTACT は最も感度が高く、特に原発性副甲状腺機能亢進症や特発性副甲状腺機能低下症の診断に有用です。

検査時の留意点

＊ すぐに分解されてしまうので、採血後直ちに遠心して血清を分離します。
＊ 採血の2～3日前からカルシウム剤の服用を避けるよう指導します。

内分泌系疾患／検査データ

第7章

糖尿病

原因	・インスリン分泌低下、インスリン抵抗性増大
診断	・早朝空腹時血糖値126mg/dL以上 ・75gOGTTで2時間値200mg/dL以上 ・随時血糖値200mg/dL以上

● 糖尿病の診断・検査

インスリン分泌能低下による高血糖

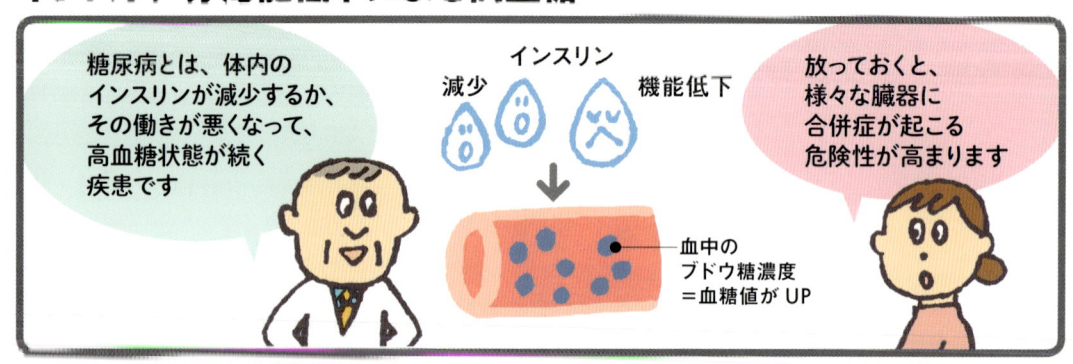

95％以上が2型糖尿病

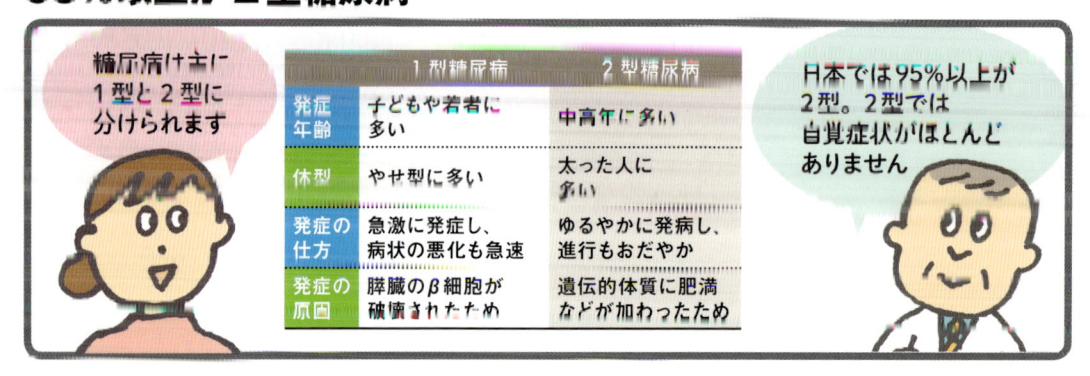

血糖値や血糖の変動を検査

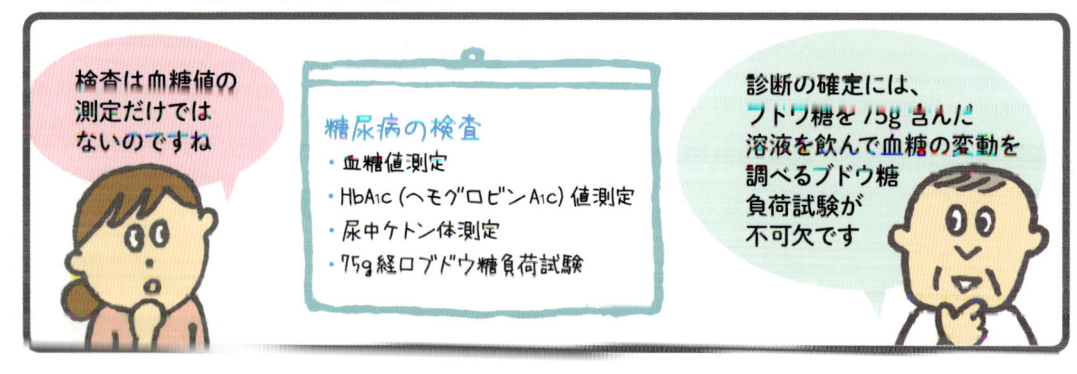

糖尿病の主要検査

検査	異常値
血糖 P.144	空腹時125mg/dL超、随時血糖200mg/dL超
HbA$_1$c(ヘモグロビンA$_1$c) 値 P.145	6.2%超
尿中ケトン体	陽性
75g経口ブドウ糖負荷試験(75gOGTT)	2時間値200mg/dL超

異常値からわかること

血糖／HbA$_1$c

　2つの検査のうち、いずれかに異常があれば「糖尿病型」と診断します。糖尿病の診断を正確に確定するためには、ブドウ糖を75g含んだ溶液を飲んで血糖の変動を調べるブドウ糖負荷試験（75gOGTT）を行います。なお、尿ケトン体が陽性の場合は重篤です。

75g経口ブドウ糖負荷試験 (75gOGTT)

　ブドウ糖を処理する能力を判定する検査で、正常、境界型（ないしは耐糖能障害）、本当の糖尿病の判別を行うことができます。ブドウ糖液を飲んだ2時間後に血糖値が200mg/dL を超えれば、間違いなく糖尿病と診断できます。

境界型

今の生活をこのまま続けると、近い将来、糖尿病になったり、合併症を起こしたりする可能性がある状態。生活習慣を改めたり、脂質異常症があれば薬などで治療すれば、高い確率で糖尿病発症を抑えることができる。

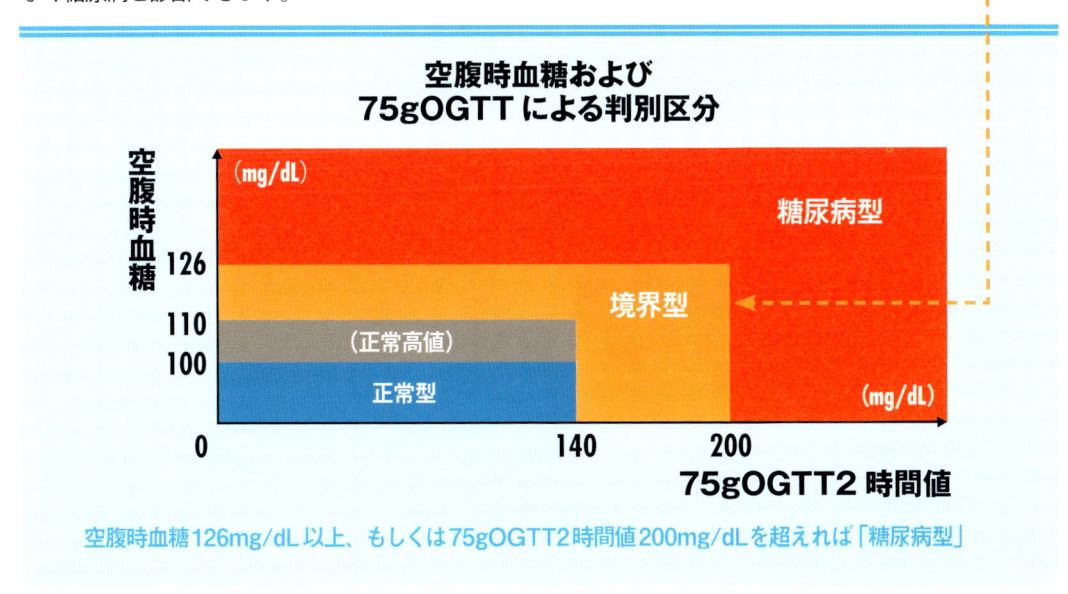

空腹時血糖および 75gOGTT による判別区分

空腹時血糖126mg/dL 以上、もしくは75gOGTT2時間値200mg/dLを超えれば「糖尿病型」

脂質異常症

原因	・食事やアルコールの過剰摂取、運動不足、喫煙などの生活習慣
	・遺伝因子、多疾患による2次性因子　など
診断	・LDL コレステロール ≧ 140mg/dL ／ HDL コレステロール ＜ 40mg/dL
	トリグリセリド ≧ 150mg/dL

● 脂質異常症の診断・検査

血液中の脂質が一定よりも多い状態

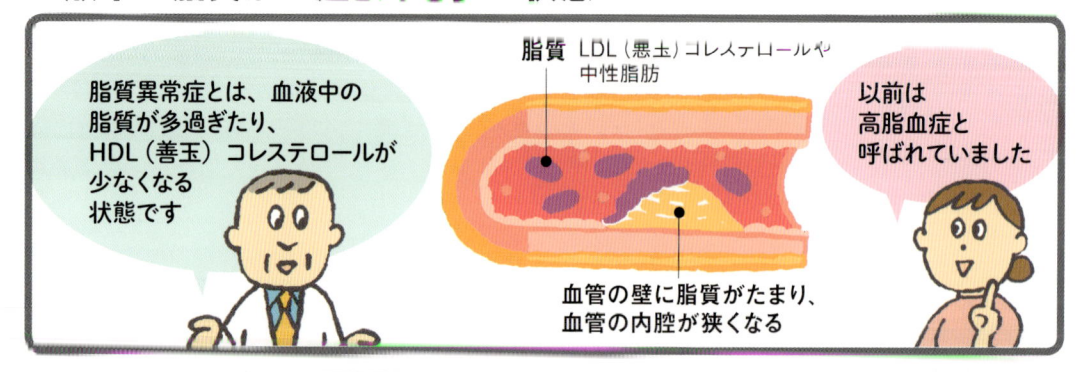

動脈硬化性疾患の原因となる

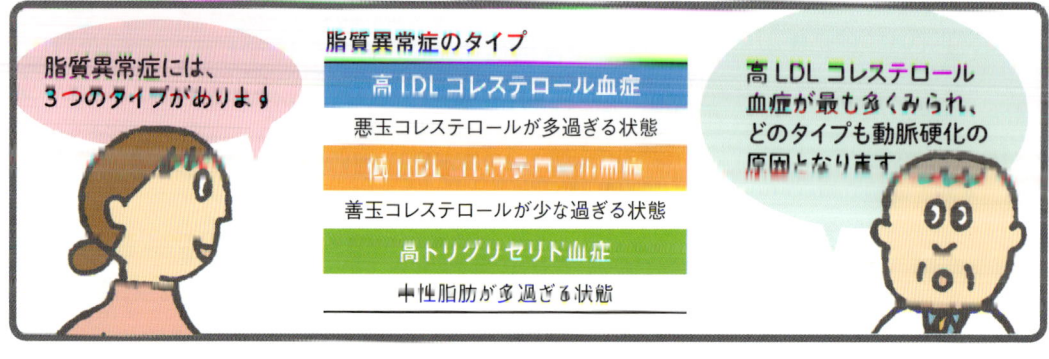

脂質異常症の診断基準

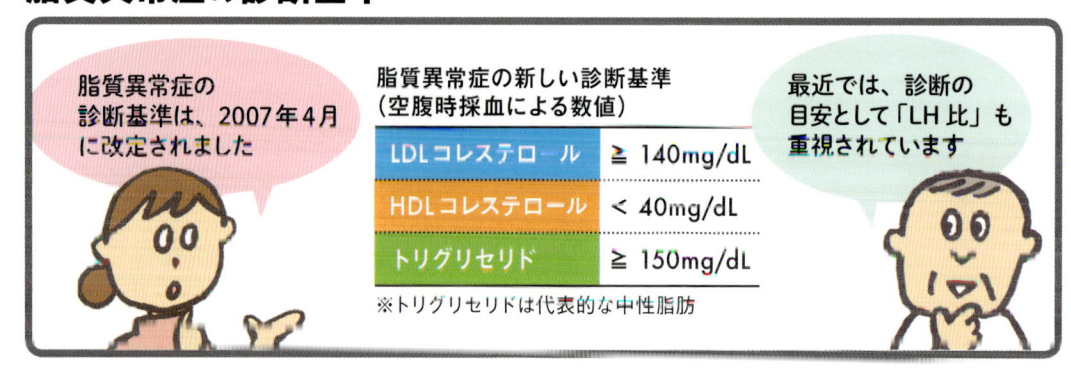

脂質異常症の主要検査

異常値一覧

検査	異常値
LDL コレステロール　P.143	140mg/dL 以上
HDL コレステロール　P.143	40mg/dL 未満
中性脂肪（トリグリセリド：TG）　P.144	150mg/dL 以上
LH 比	1.5 超

異常値からわかること

LDL ＆ HDL コレステロール／トリグリセリド

それぞれの異常値のレベルによって、高 LDL コレステロール血症、低 HDL コレステロール血症、高トリグリセリド血症の進行状態を判定できます。

LDL コレステロール値の目安

測定値	判定
70〜139 mg/dL	正常
120〜139 mg/dL	境界域
140以上 mg/dL	高 LDL コレステロール血症や先天性の異常の疑い

HDL コレステロール値の目安

測定値	判定
19mg/dL 以下	先天性異常の疑い
20〜39mg/dL	低 HDL コレステロール血症
40〜80mg/dL（男性）40〜90mg/dL（女性）	正常
100mg/dL 以上	高 HDL コレステロール血症や先天性の異常の疑い

トリグリセリド値の目安

測定値	判定
29mg/dL 以下	低トリグリセリド血症
50〜149mg/dL	正常
150〜299mg/dL	軽度高トリグリセリド血症
300〜749mg/dL	中等度高トリグリセリド血症
750mg/dL 以上	高度高トリグリセリド血症

LH 比

LH 比は「LDL コレステロール値 ÷ HDL コレステロール値」で示される比率で、近年では動脈硬化が進んでいるかどうかの目安となる新しい指標として重視されています。

LH 比の目安

LH 比	血管内の状態
1.5以下	きれいで健康な状態
2.0以上	コレステロールの蓄積が増えて、動脈硬化が疑われる
2.5以上	血栓ができている可能性があり、心筋梗塞のリスクもある

高尿酸血症（痛風）

原因 ・産生される尿酸が排泄される尿酸量を上回る

診断 ・関節液内の尿酸塩結晶の証明
・痛風結節の証明 ・典型的な痛風発作 など

高尿酸血症（痛風）の診断・検査

尿酸値が高く痛風の原因となる

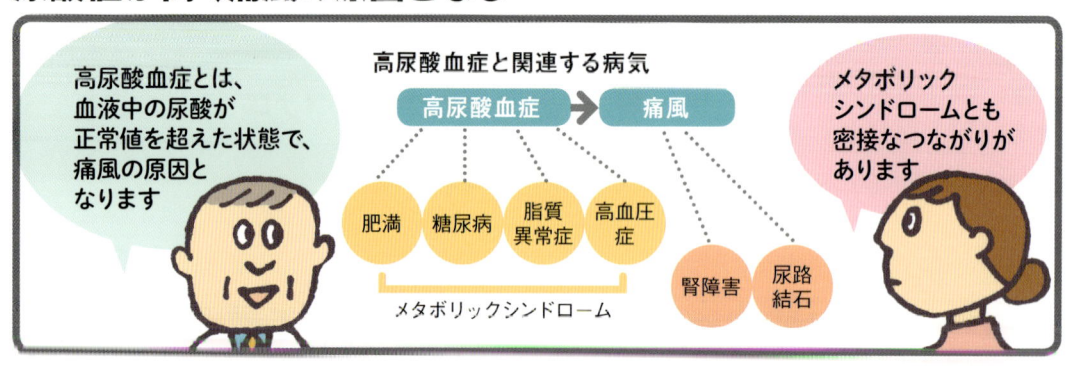

尿酸値の測定

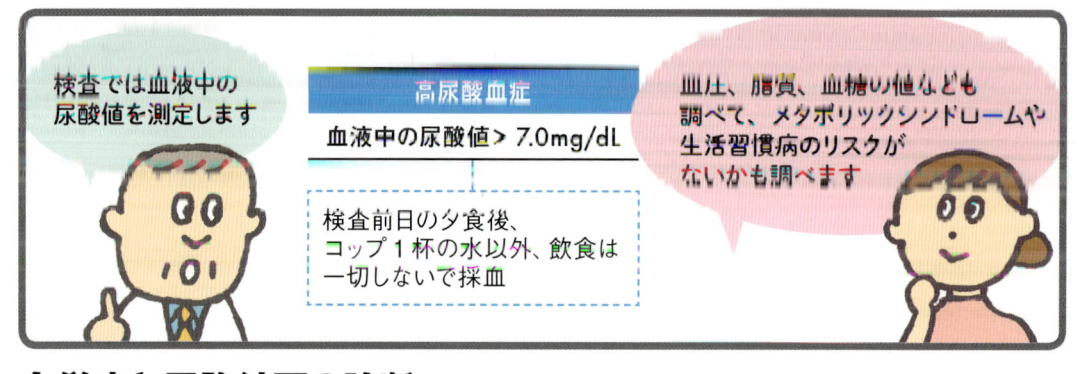

合併症と尿路結石の診断

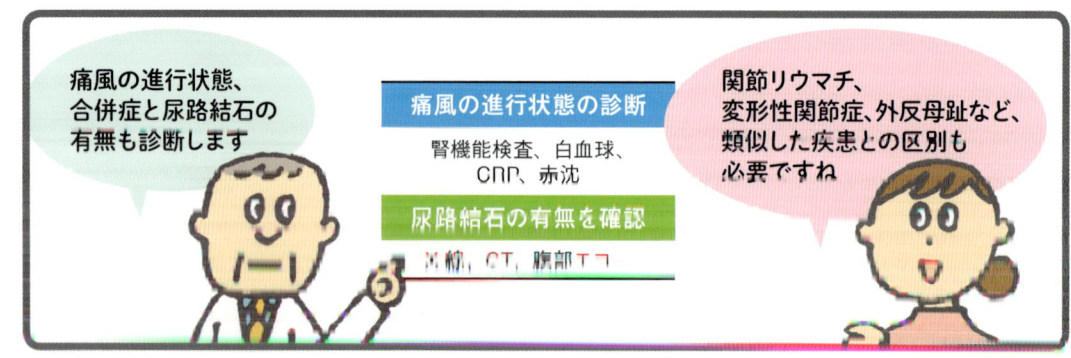

高尿酸血症（痛風）の主要検査

異常値一覧

検査	異常値
尿酸（UA） P.79	7mg/dL 超

異常値からわかること

尿検査（60分法）

高尿酸血症の診断が確定したら、血液検査を行って「尿中尿酸排泄量」と「尿酸クリアランス」を算出し、高尿酸血症の病型分離を行います。病型によって尿酸上昇のタイプが判明し、尿酸降下薬の選択に役立ちます。

高尿酸血症の病型分離

	尿酸産生過剰型	尿酸排泄低下型	混合型
尿中尿酸排泄量(mg/kg/h)	> 0.51	< 0.48	> 0.51
	および	あるいは	および
尿酸クリアランス(mL/分)	≧ 7.3	< 7.3	< 7.3
痛風患者の割合	約10%	約50〜70%	約20〜30%

腎機能検査

痛風が進むと尿酸の結晶が腎臓に付着し、腎機能障害を起こしやすくなります。そのため、血液中の老廃物である尿素窒素（BUN）とクレアチニンを早急に測定します。これらが異常値を示すと、腎機能障害はかなり進行していると考えられます。

尿素窒素（BUN）値

測定値	判定
23〜30mg/dL 未満	腎機能が低下している
30〜40mg/dL 未満	腎臓疾患が発症している可能性あり
40mg/dL 以上	腎臓疾患だけではなく、糖尿病や消化管出血も併発している可能性あり

クレアチニン値

測定値	判定
1.2mg/dL 未満	腎機能はほぼ正常
1.2〜2mg/dL	腎機能はほぼ中等度程度
2mg/dL 以上	腎機能が低下している

肥満症

原因	・食品の過剰摂取、運動不足などの生活習慣 ・遺伝因子、他疾患による2次性因子　など
診断	・BMI（Body Mass Index）25以上 ・肥満に起因ないし関連し、減量を要する健康障害を有する ・腹部CT検査により確定した内臓脂肪型肥満

● 肥満症の診断・検査

肥満と肥満症

肥満と肥満症は違うのですか？

日本肥満学会による肥満の判定基準

肥満　BMI（ボディマス指数）≧ 25

BMI ＝体重（kg）÷身長（m）×身長（m）

肥満はBMIが25以上の状態。肥満症とは、肥満に基づく健康障害を合併した場合やその危険が高い病態です

皮下脂肪型肥満と内臓脂肪型肥満

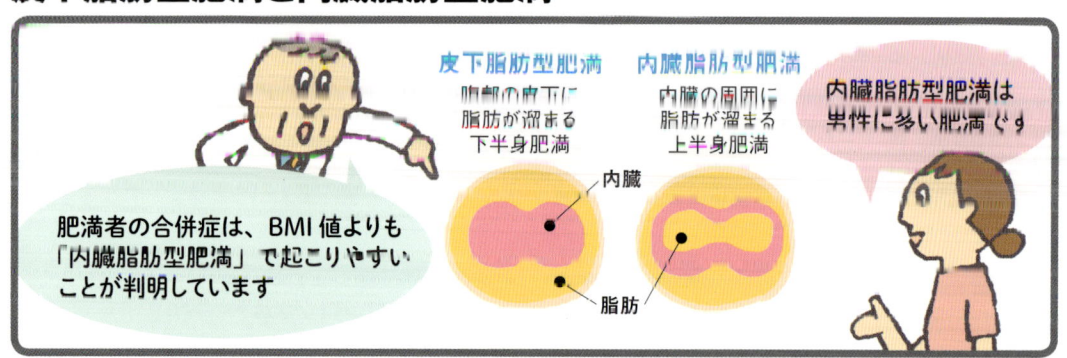

皮下脂肪型肥満
腹部の皮下に脂肪が溜まる
下半身肥満

内臓脂肪型肥満
内臓の周囲に脂肪が溜まる
上半身肥満

内臓

脂肪

肥満者の合併症は、BMI値よりも「内臓脂肪型肥満」で起こりやすいことが判明しています

内臓脂肪型肥満は男性に多い肥満です

肥満による合併症

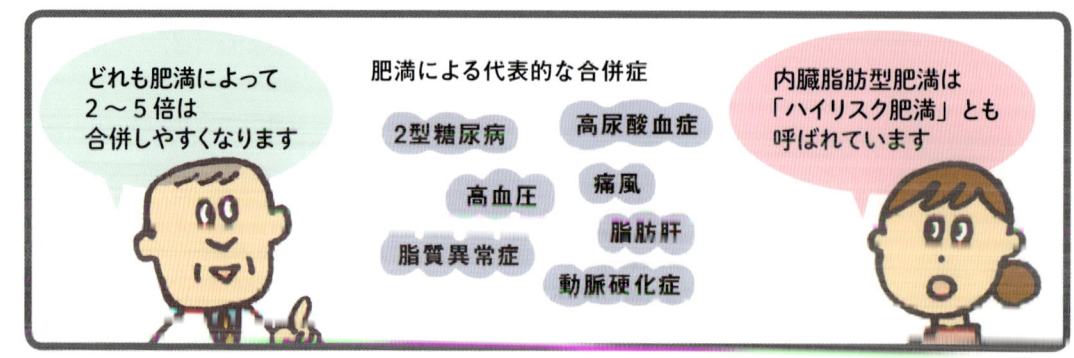

どれも肥満によって2〜5倍は合併しやすくなります

肥満による代表的な合併症

2型糖尿病　高尿酸血症

高血圧　痛風

脂質異常症　脂肪肝

動脈硬化症

内臓脂肪型肥満は「ハイリスク肥満」とも呼ばれています

肥満症の主要検査

異常値一覧

検査	異常値
BMI(Body Mass Index)	25以上
血糖 **P.144**	空腹時109mg/dL超、随時血糖140mg/dL超
総コレステロール (TC) **P.142**	219mg/dL超
尿酸(UA) **P.79**	7mg/dL超

検査でわかること

腹部CT

腹部CT検査によって、「皮下脂肪型肥満」か「内臓脂肪型肥満」のどちらであるかがわかります。内臓脂肪の面積が100cm²を超えると「内臓脂肪型肥満」と診断します。よりハイリスクな肥満は、様々な合併症を起こしやすい内臓脂肪型肥満です。また、へその高さにおける腹囲が男性で85cm以上、女性で90cm以上の場合「内臓脂肪型肥満」である可能性が高いとされています。

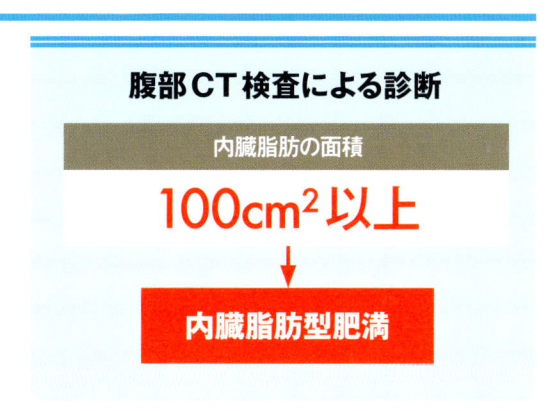

腹部CT検査による診断

内臓脂肪の面積

100cm²以上

↓

内臓脂肪型肥満

腹部エコー

腹部エコー検査によって、脂肪肝の有無を簡単に診断できます。脂肪肝とは肝臓に脂肪が過剰に蓄積した状態であり、肝細胞の30%以上に脂肪滴が認められます。エコー検査でみると肝臓が白く映り、黒く映る右腎臓の外側の部分との差（肝腎コントラスト）が鮮明になります。脂肪肝になると肝硬変、脂肪性肝炎、脂質異常症、心筋梗塞などの多くの合併症を引き起こす危険性が高まるので、関連する疾患の検査も必要となります。

脂肪肝による主な合併症

糖尿病	脂質異常症
脂肪性肝炎	狭心症
肝硬変	心筋梗塞
高血圧	脳梗塞

Albumin-Globulin Ratio

アルブミン／グロブリン比（A/G 比）

肝障害やネフローゼ症候群などの可能性を調べる。

▶ 高値で考えられる疾患

後天性免疫不全症候群(AIDS)、
無グロブリン血症、
低グロブリン血症 など

基準値

1.3~2

▶ 低値で考えられる疾患

肝炎 P.20 、 肝硬変 P.22 、
肝がん P.170 、 糖尿病 P.134 、
多発性骨髄腫 P.94 、
ネフローゼ症候群 P.70 など

検査値のしくみ

　健康な状態では、血清中の総タンパクの約67%をアルブミン、約33%をグロブリンが占めています。アルブミンは肝臓で、グロブリンは肝臓の他にリンパ節、腸管、骨髄などで作られます。

　A/G 比は、血清中のアルブミン量÷グロブリン量で求めます。通常、A/G 比はアルブミンが低下する病態やグロブリンが増加する病態で低い値を示し、グロブリンが低下する病態で高い値を示します。

検査時の留意点

* この検査では病気は確定できないので、異常値の場合には他の検査を行います。
* 他の検査と合わせて行うことが多いので、検査内容によっては、当日の飲食を控えるよう指導します。

Total Cholesterol (T-Cho)

総コレステロール（TC）

循環器障害の診断や経過の判定に活用する。

▶ 高値で考えられる疾患

家族性高コレステロール血症、
家族性欠陥アポタンパク B 血症、
糖尿病 P.134 、 甲状腺機能
低下症 P.118 、 閉塞性黄疸 など

基準値

150~219mg/dL

▶ 低値で考えられる疾患

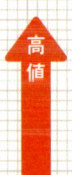

タンジール病　魚眼病、
LCAT欠損症、甲状腺機能
亢進症 P.116 、アジソン病 など

検査値のしくみ

　総コレステロールとは、血中の余分なコレステロールを肝臓に戻す働きを担う「HDL コレステロール（いわゆる善玉コレステロール）」と、血管壁にへばりついて動脈硬化の原因となる「LDL コレステロール（悪玉コレステロール）」の合算値です。

　総コレステロールの値が高いときは、両者のどちらが増えているかを確認します。値は採取した血液に酵素を使って測定します。

検査時の留意点

* 原則として前日の夕食後は飲食を禁止します。
* 数値は加齢に伴って増加し、男性では 50 歳代、女性は 60 歳代でピークを示します。

HDL コレステロール

動脈硬化性疾患の危険因子を調べる。

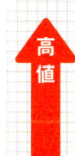

高値で考えられる疾患

CETP（コレステロールエステル転送タンパク）欠損症、肝性リパーゼ欠損症、原発性胆汁性胆管炎（原発性胆汁性肝硬変）、アルコール多飲、閉塞性肺疾患 など

基準値

男性 40~80mg/dL
女性 40~90mg/dL

低値で考えられる疾患

脂質異常症 P.136 、肥満症 P.140 、糖尿病 P.134 、甲状腺機能亢進症 P.116 、肝硬変 P.22 、慢性腎不全 など

検査値のしくみ

動脈硬化を防ぐ作用のある HDL コレステロール（高比重リポタンパク／いわゆる「善玉コレステロール」）が、どれくらいあるかを調べる検査です。特殊な試薬を用いて他のリポタンパクを沈澱させ、残った HDL を酵素で処理して測定します。近年では HDL を直接検出する検査法も行われています。

検査時の留意点

＊ 検査当日の朝は絶食し、空腹時の血液を採取して調べます。

＊ HDL コレステロールが低値でも、総コレステロールが低値であれば、問題はありません。

LDL コレステロール

動脈硬化性疾患の危険因子を調べる。

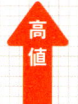

高値で考えられる疾患

家族性高コレステロール血症、家族性欠陥アポタンパクB血症、家族性複合性脂質異常症、特発性高コレステロール血症、糖尿病 P.134 、甲状腺機能低下症 P.118 、下垂体機能低下症、クッシング症候群 P.122 など

基準値

70~139mg/dL

低値で考えられる疾患

家族性低βリポタンパク血症ヘテロ接合体、家族性短縮アポタンパクB血症、肝硬変 P.22 、劇症肝炎 P.20 、悪液質、アジソン病 など

検査値のしくみ

動脈硬化や虚血性心疾患、脳血管障害などを引き起こす危険因子である LDL コレステロール（低比重リポタンパク／いわゆる「悪玉コレステロール」）が、どれくらいあるかを調べる検査です。LDL コレステロールが多過ぎると、余分な LDL が酸化されて血管壁に付着するため、動脈硬化を促進します。近年では、採取した血液をそのまま直接法で検査できるようになりました。

検査時の留意点

＊ 遺伝が大きく影響するため、家族歴の把握も重要になります。

＊ 閉経後の女性の基準値は、70 ～ 159mg/dL と高めになります。

代謝性疾患／検査データ

第8章

Triglyceride

生化学的検査

中性脂肪（トリグリセリド：TG）

動脈硬化性疾患の危険因子を調べる。

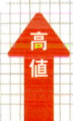

高値で考えられる疾患

リポタンパクリパーゼ欠損症、
アポタンパクC-Ⅱ欠損症、
ネフローゼ症候群 P.70 、
クッシング症候群 P.122 、
急性膵炎 P.24 、 アルコール多飲 など

基準値

50~149mg/dL

低値で考えられる疾患

低βリポタンパク血症、
無βリポタンパク血症、
甲状腺機能亢進症 P.116 、
肝硬変 P.22 、 下垂体機能低下症、
吸収不良症候群、悪液質 など

検査値のしくみ

　中性脂肪は体内の中で最も多い脂肪で、皮下脂肪の大部分を占めています。血液中の中性脂肪が多くなり過ぎると肥満や脂肪肝などを招き、LDLコレステロールの増加を促すため、様々な動脈硬化性疾患の危険因子となります。

　検査では採取した血液の中性脂肪の値を計測し、脂質異常症（高脂血症）のリスクを測定します。

検査時の留意点

＊ 12時間以上絶食した後、早朝の空腹時に採血します。

＊ 前日の食べ過ぎや飲酒で測定値が大きく上昇することがあるので、的確な指導が必要です。

Blood Glucose

生化学的検査

血糖

糖尿病や糖代謝異常の有無を調べる。

高値で考えられる疾患

糖尿病 P.134 、
糖尿病性ケトアシドーシス、
非ケトン性高浸透圧性昏睡、
甲状腺機能亢進症 P.116 、
クッシング症候群 P.122 、
膵炎 P.24 など

基準値

70~109mg/dL

低値で考えられる疾患

インスリノーマ（膵島細胞腫）、
肝硬変 P.22 、 肝がん P.170
など

検査値のしくみ

　血液中のブドウ糖のことを一般的に血糖と呼び、通常、血糖値は一定の値に保たれています。しかし、インスリンが不足したり、その働きが弱くなると、血液中にブドウ糖が増加して高血糖となります。

　検査では、静脈から採取した血液を酵素法による自動分析器にかけて血糖値を測定します。糖尿病の有無、その治療や管理の指標として欠かせない検査です。

検査時の留意点

＊ 9時間以上絶食した後の翌日の早朝に、静脈から採血します。

＊ 糖尿病の境界値（110~125mg/dL）の場合は、さらにブドウ糖負荷試験を行います。

HbA₁c（ヘモグロビン A₁c ／グリコヘモグロビン）

血糖コントロールの状態を調べる。

高値 **基準値** **低値**

▶ 高値で考えられる疾患
糖尿病 **P.134**、腎不全、
異常ヘモグロビン血症、
高ビリルビン血症、
アルコール多飲 など

4.6~6.2 %
（NGSP値）

▶ 低値で考えられる疾患
赤血球寿命の短縮
（失血、溶血、悪性貧血など）、
肝硬変 **P.22**、
異常ヘモグロビン血症 など

検査値のしくみ

　HbA₁c とは赤血球のタンパクであるヘモグロビンとブドウ糖が結合したもので、HbA₁c 値は過去1～2カ月の血糖状態を反映します。血糖状態を長いスパンで把握できるため、血糖コントロール状態の重要な指標となります。

　採血によって測定しますが、測定法には酵素法、HPLC 法（高速液体クロマトグラフィ法）、免疫法などがあります。2012 年 4 月より国際標準値（NGSP 値）の使用が一般的となっています。

検査時の留意点
＊ HbA₁c 値が 8.4％を超えた状態が長びくと、様々な合併症を起こす危険性があります。
＊ 出血や鉄欠乏性貧血の回復期、溶血性疾患などでは低値となります。

レニン活性（PRA）

高血圧やむくみの出る疾患の原因や病状を調べる。

高値 **基準値** **低値**

▶ 高値で考えられる疾患
高レニン性本態性高血圧、
腎血管性高血圧、悪性高血圧、
バーター症候群、
アジソン病 など

・座位 0.2~3.9ng/mL/hr
・臥位 0.2~2.3ng/mL/hr
・立位 0.2~4.1ng/mL/hr

▶ 低値で考えられる疾患
低レニン性本態性高血圧、
原発性アルドステロン症、
低レニン性低アルドステロン症
など

検査値のしくみ

　レニンは腎臓で分泌されるタンパク分解酵素で、アンギオテンシノーゲンに作用し、アンギオテンシン I を産生します。アンギオテンシン I はさらに酵素の作用を受け、アンギオテンシンII に変換されます。アンギオテンシンII はアルドステロン分泌を促進し、血圧・体液調節に重要な役割を果たしています。この経路のどこかに異常が生じると、血圧や水分代謝のバランスが崩れます。

　検査では血中に存在するアンギオテンシノーゲンを基質とし、単位時間に生成するアンギオテンシン I の値を測定します。

検査時の留意点
＊ 検査前日の夕食後から飲食を絶つよう指導します。

Connecting Peptide Immunoreactivity

C- ペプチド（CPR）

糖尿病のタイプ、腎臓・肝臓の疾患の有無を調べる。

高値 **基準値** **低値**

▶ **高値で考えられる疾患**
インスリノーマ、肝硬変 P.22 、
インスリン自己免疫症候群、
インスリンレセプター異常、
家族性高プロインスリン血症、
異常インスリン血症、インスリン
抵抗性のある2型糖尿病 P.134 、
クッシング症候群 P.122 など

0.8~2.5ng/mL

▶ **低値で考えられる疾患**
1型糖尿病、
進行した2型糖尿病、
下垂体前葉機能低下症 など

検査値のしくみ

　C- ペプチドとはインスリンが合成される前段階の物質（プロインスリン）が分解されるときに発生する物質で、インスリンと同じ量が作られ同じ量が分泌されます。そのため、血中 C- ペプチドや尿中 C- ペプチドを検査することで、インスリン検査の弱点を補って糖尿病の病態をより把握することができます。

　血中値を測定する場合は採血で、尿中値は24時間の蓄尿を行い、アジ化ナトリウムを添加して測定します。

検査時の留意点
・ 血中 C- ペプチドは食事の影響を受けるので、空腹時に採血します。
＊ 尿中 C- ペプチドの一日排泄量は、より正確な内因性インスリン分泌の指標となります。

Adiponectin

アディポネクチン

内臓脂肪の状態を調べる。

基準値 **低値**

4μg/mL 以上

▶ **低値で考えられる疾患**
メタボリックシンドローム、
肥満症 P.140 、
冠動脈硬化性心疾患、
2型糖尿病 P.134 など

検査値のしくみ

　アディポネクチンとは脂肪細胞から活発に分泌されるタンパクで、インスリンの働きを高め、脂肪を燃焼させて血糖値や中性脂肪値を低下させる働きがあります。血栓予防や動脈硬化予防の作用も認められています。

　内臓脂肪が増えるとアディポネクチンの分泌が低下するため、肥満、糖尿病、高血圧や冠動脈疾患などによって血中濃度が低下します。メタボリック症候群のマーカーとしても有効です。

検査時の留意点
＊ 喫煙者では非喫煙者よりも低値になります。
＊ 糖尿病腎症などの腎機能障害があるときには高値となります。

アポリポタンパク

脂質異常症やその経過観察を調べる。

▶ 高値で考えられる疾患

A-I、A-II
高HDL血症、CETP欠損症、
IV型高脂血 など

B、CII、C-III
脂質異常症、ネフローゼ症候群、
甲状腺機能低下症、糖尿病、
脂肪肝、閉塞性黄疸 など

E
脂質異常症、CETP欠損症、
急性肝炎、閉塞性黄疸 など

高値 / 基準値 / 低値

A-I	男性 119~155mg/dL 女性 126~165mg/dL
A-II	男性 25.9~35.7mg/dL 女性 24.6~33.3mg/dL
B	男性 73~109mg/dL 女性 66~101mg/dL
C-II	男性 1.8~4.6mg/dL 女性 1.5~3.8mg/dL
C-III	男性 5.8~10mg/dL 女性 5.4~9mg/dL
E	男性 2.7~4.3mg/dL 女性 2.8~4.6mg/dL

▶ 低値で考えられる疾患

A-I、A-II
低HDL血症、タンジール病、
LCAT欠損症 など

B
低β-リポタンパク血症、
無β-リポタンパク血症 など

CII、C-III
肝硬変 など

検査値のしくみ

アポリポタンパクとは脂質を運ぶタンパク質のことで、脂質は水に溶けないため、血中ではタンパク質と結合しリポタンパクとして運搬されます。このタンパク部分をアポリポタンパクといいます。

現在、十数種類のアポリポタンパクが区別されていますが、臨床的には6種類のアポリポタンパクが測定されます。A-I/B比は動脈硬化症（虚血性心疾患，脳虚血性疾患など）の危険を知るためにも測定されます。

検査時の留意点

＊ 食事の影響を受けるので、空腹時に採血します。
＊ アポリポタンパクBが高いと動脈硬化のリスクが上がります。

主なアポリポタンパクの種類と機能

アポ タンパク	主な 合成場所	主に存在する リポタンパク	主な機能
A-I	腸、肝臓	HDL、 カイロミクロン	LACT活性化、 構造タンパク
A-II	腸、肝臓	HDL	不明
B100	肝臓	VLDL、IDL、LDL	構造タンパク、 リポタンパク 受容体との結合、 VLDL分泌
B48	腸	カイロミクロン	構造タンパク、 カイロミクロン 分泌
C-II	肝臓	カイロミクロン、 VLDL、HDL	LPL活性化
C-III	肝臓	カイロミクロン、 VLDL、HDL	レムナント受容体 との結合阻害
E	肝臓、 マクロ ファージ、 脳	カイロミクロン、 VLDL、HDL	リポタンパク 受容体との結合、 コレステロール 取り込み

Amino-acid Analysis

アミノ酸分析

主にアミノ酸代謝異常のスクリーニング検査として調べる。

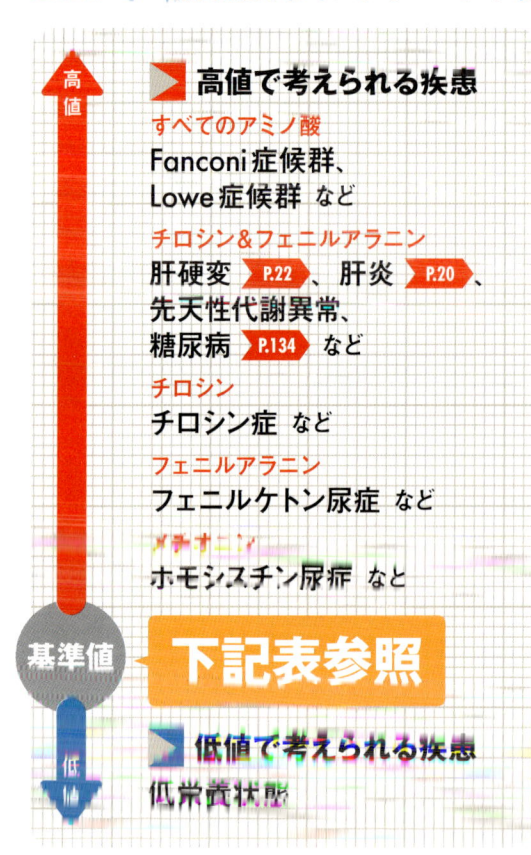

高値で考えられる疾患

すべてのアミノ酸
Fanconi 症候群、
Lowe 症候群 など

チロシン＆フェニルアラニン
肝硬変 P.22 、 肝炎 P.20 、
先天性代謝異常、
糖尿病 P.134 など

チロシン
チロシン症 など

フェニルアラニン
フェニルケトン尿症 など

メチオニン
ホモシスチン尿症 など

基準値 ◀ **下記表参照**

低値で考えられる疾患
低栄養状態

検査値のしくみ

　生体内のアミノ酸には 40 種あまりがあり、タンパク合成、核酸、塩基、神経伝達物質、小ルモン等の生合成の材料、エネルギー源、タンパク異化過程の中間代謝産物として機能しています。

　血漿中の遊離アミノ酸を分離・定量するアミノ酸分析は、先天的アミノ酸代謝異常症の診断、肝機能不全の重症度判定や治療の指標として行います。尿から定量する検査もあります。

検査時の留意点

＊ 日内変動と食事の影響を受けるので、早朝の空腹時に採血します。
＊ アミノ酸製剤を服用していると高値になるので、服用前に採血します。

基準値

タウリン	46.4〜128.2nmol/mL	イソロイシン	37〜100.4nmol/mL
アスパラギン酸	TRA〜7.2nmol/mL	ロイシン	74.2〜169.1nmol/mL
トレオニン	74.2〜216.1nmol/mL	チロシン	38.4〜89.4nmol/mL
グルタミン	418〜739.8nmol/mL	フェニルアラニン	43.5〜79.8nmol/mL
グリシン	140.4〜427.3nmol/mL	トリプトファン	36.2〜79.3nmol/mL
アラニン	258.8〜615.2nmol/mL	リジン	125.7〜281.9nmol/mL
シスチン	4.7〜34.8nmol/mL	アルギニン	31.8〜149.5nmol/mL
メチオニン	15.5〜38.6nmol/mL		

インスリン (IRI)

主に糖尿病の診断、治療、経過観察のために調べる。

高値 ▷ 高値で考えられる疾患

インスリノーマ、
インスリン自己免疫症候群、
インスリンレセプター異常、
家族性高プロインスリン血症、
異常インスリン血症、
インスリン抵抗性のある
2型糖尿病 P.134 、
クッシング症候群 P.122 、
肝硬変 P.22 、
肥満症 P.140 など

基準値

2.2~12.4μU/mL

▷ 低値で考えられる疾患

1型糖尿病、
進行した2型糖尿病、
下垂体前葉機能低下症、
副腎不全、膵炎 P.24 、
膵がん P.172 、
褐色細胞腫 など

低値

検査値のしくみ

インスリンは膵臓のランゲルハンス島から分泌されるホルモンで、生体内で唯一血糖低下作用を持っています。インスリンが不足したり、インスリン抵抗性が高くなると、糖分がエネルギーとして利用されなくなり、血糖値が上昇します。

検査では血糖測定と血中インスリン濃度を測定した後、75g トレーランG（ブドウ糖液）を飲ませ、30分後の血中インスリン濃度の変化を測定します。

検査時の留意点

＊ 検査前日より10時間以上の絶食を厳守させます。
＊ 検査終了まで水以外の摂取は禁止します（特に糖質やアミノ酸が入った飲料水は厳禁）。

75g 経口ブドウ糖負荷試験 (75gOGTT) 時のインスリン (基準範囲)

経過時間	インスリン（μU/mL）
0分	～10
30分	52～62
60分	46～54
90分	39～46
120分	37～44
180分	14～18

インスリン分泌指数

$$インスリン分泌指数 = \frac{負荷後30分インスリン－空腹時インスリン（\mu U/mL）}{負荷後30分血糖－空腹時血糖（mg/dL）}$$

0.8 以上	0.4 以下	中間
インスリンの反応に問題なし	糖尿病	糖尿病になりやすい

Aldolase

生化学的検査

アルドラーゼ (ALD)
心筋を含む筋肉や代謝の障害の有無を調べる。

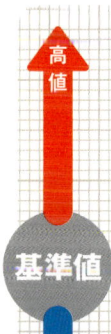

高値で考えられる疾患

急性心筋梗塞 P.46 、心筋炎、進行性筋ジストロフィー、多発性筋炎、脳血管障害 P.84 、肝硬変 P.22 、肺がん P.174 、悪性リンパ腫 P.186 など

基準値

2.7~7.5U/L (37℃)

低値で考えられる疾患

テイ・サックス病、果糖不耐症 など

検査値のしくみ

　アルドラーゼは糖を分解してエネルギーを産生する酵素で、筋肉組織や肝臓、腎臓、脳神経組織に多く含まれています。これらの組織が損傷すると血液中に流出するため、血清内のアルドラーゼ値を測定することで、筋肉細胞の損傷や代謝障害の程度を診断することができます。

　急性心筋梗塞や筋ジストロフィーでは、アルドラーゼ値が非常に上昇します。特に大きな骨格筋が広範に損傷した病態に陥ると、著しい高値を示します。

> **検査時の留意点**
>
> ＊ 検査前には激しい運動を避けるよう指導します。
> ＊ 肝臓疾患、悪性腫瘍などでも、軽度の上昇を示します。

Immunoreactive Glucagon

内分泌学的検査

グルカゴン (IRG)
膵臓のインスリン分泌能力を調べる。

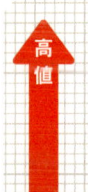

高値で考えられる疾患

グルカゴン産生腫瘍、糖尿病性ケトアシドーシス、熱傷、重症感染症 など

基準値

71~174pg/mL

低値で考えられる疾患

グルカゴン欠損症、慢性膵炎、アジソン病 など

検査値のしくみ

　グルカゴンは血液中の糖分を上げるインスリンとは逆の働きを持つペプチドホルモンで、インスリンと共に糖代謝における重要な機能を担っています。また、グルカゴンには直接膵臓の β 細胞に働き、インスリンを分泌させる働きもあります。

　グルカゴン検査は主に糖尿病の病型診断に用いられ、遠心分離した血漿から RIA・2 抗休法によって測定します。

> **検査時の留意点**
>
> ＊ 採血は早朝の空腹安静時に行います。
> ＊ 必ず専用容器 (B-15) に採血し、直ちに混和して冷却遠心分離を行います。

アセトン定量

糖代謝異常や糖の利用障害の有無を調べる。

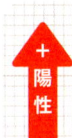

陽性で考えられる疾患

糖尿病 **P.134**、脱水症、
内分泌疾患（甲状腺・下垂体・
副腎などの機能亢進症）、
脂肪の摂取過多（肥満）、
摂食障害（拒食症）など

基準値 ← **陰性（－）**

検査値のしくみ

　アセトン体は、糖尿病などで糖代謝に障害が起きた際に糖分の代用品として肝臓で産生され、エネルギー源として各組織へ送り出されます。いくつかの種類があり、各アセトン体を総称してケトン体と呼びます。異常の程度が著しく組織の処理能力を超えてしまうと、アセトン体が血液中からあふれて尿中に漏れ出てきます。検査では採取した尿に試験紙をつけ、色の変化で判定します。

検 査 時 の 留 意 点

* 高脂肪食、けがや発熱の際にも、陽性になることがあります。
* 既往症、薬剤の服用、インスリンの使用の有無を確認します。

フルクトサミン（FRA）

血糖のコントロール状態を調べる。

高値で考えられる疾患

糖尿病 **P.134**、グリコーゲン病、
甲状腺機能低下症 **P.118**、
高ビリルビン血症、
高尿酸血症 など

基準値 ← **210~290μmol/L**

低値で考えられる疾患

溶血性貧血 **P.92**、
甲状腺機能亢進症 **P.116**、
ネフローゼ症候群 **P.70**、
肝硬変 **P.22**、
低タンパク血症 など

検査値のしくみ

　フルクトサミン（FRA）は血液中の糖とタンパクが結合してできる物質で、血糖の濃度に比例します。FRAの血中半減期は16.5日で、その血中濃度は過去2週間の血糖平均値を反映します。そのため、本検査は血糖のコントロール状態の指標として有用です。溶血性貧血などでグリコヘモグロビンの測定が困難な場合にも、FRAを代わりに測定することもあります。

検 査 時 の 留 意 点

* 高血糖の期間が続いていると、フルクトサミンの値は高くなります。
* 血中タンパク濃度に影響されるため、タンパク補正が必要な場合もあります。

関節リウマチ

原因	・遺伝的因子、免疫学的因子、感染因子などの関与
診断	・手指の関節腫脹 ・感染症のないCRP上昇、RAテストあるいは抗CCP抗体陽性　など

● 関節リウマチの診断・検査

免疫異常による関節炎

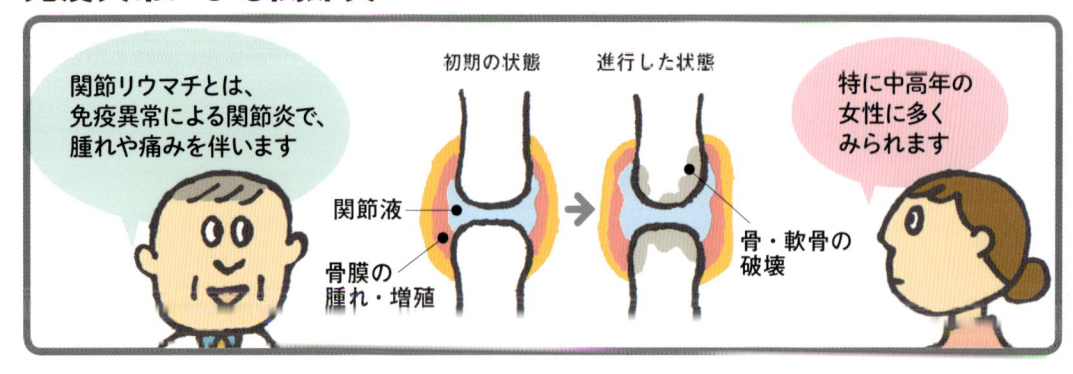

症状は手の関節から起こる

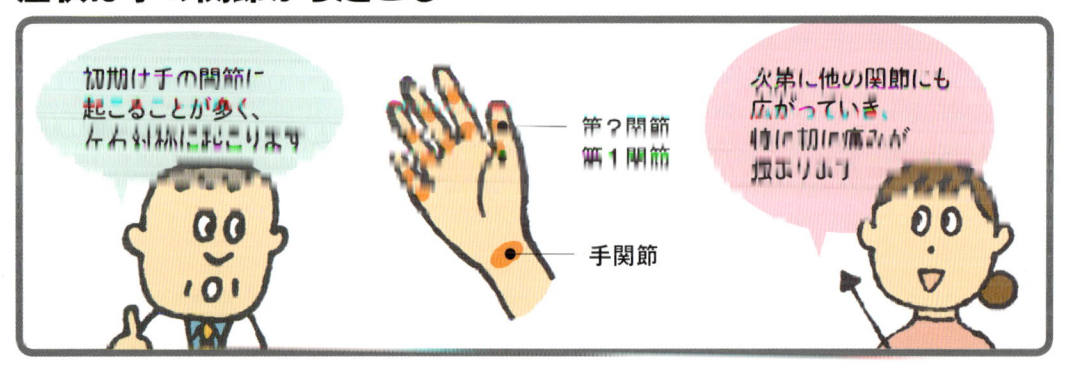

関節リウマチの検査

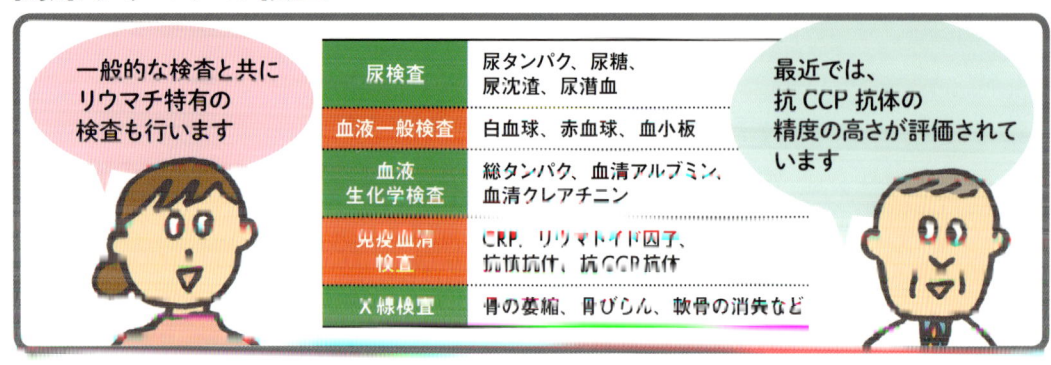

関節リウマチの主要検査

異常値一覧

検査	異常値
尿沈渣 P.76	陽性(+)
C-反応性タンパク(CRP) P.41	0.3mg/dL 超
RA テスト P.160	陽性(+)のことが多い
アルブミン P.142	減少することが多い
抗CCP抗体	陽性(+)

異常値からわかること

CRP（C–反応性タンパク）

リウマトイド因子（リウマチ因子）と共にリウマチの診断には欠かせない検査で、リウマチによる炎症の強さを調べるうえで重要です。CRP は体内に炎症や組織の破壊があるときに肝臓で作られるタンパク質で、炎症を伴う様々な疾患で高値となります。関節リウマチでは 2mg/dL 以上で活動性が高いと診断され、炎症が強いと 10mg/dL を超えることもあります。

早期関節リウマチの診断基準（日本リウマチ学会）

❶ 3関節以上の圧痛または他動運動痛

❷ 2関節以上の腫れ

❸ 朝のこわばり

❹ 皮下結節がみられる

❺ 血液検査で赤沈の異常値またはCRP陽性

❻ リウマトイド因子が陽性

6項目のうち3項目以上にあてはまる場合、早期リウマチとする。

抗CCP抗体

抗 CCP 抗体はリウマトイド因子と同様に自己抗体のひとつです。リウマトイド因子よりも鋭敏で発症早期から陽性となるうえに、全身性エリテマトーデスなど他の膠原病ではあまりみられないことから、早期診断はもちろんのこと、関節リウマチと他の膠原病を判別するうえでも有用です。他の検査でリウマチかどうか判断がつかない場合でも、抗 CCP 抗体で陽性であれば関節リウマチの可能性が高くなります。

検 査 時 の 留 意 点

＊ 抗 CCP 抗体の値はリウマチの重症度と高い確率で比例する。

＊ 陽性の場合、数年以内に本格的な関節リウマチに発展する確率が高い（約95%）。

＊ 早期診断だけでなく、治療効果の判定にも有用である。

＊ ただし、関節リウマチの患者でも約20%が抗 CCP 抗体で陰性を示すので、注意が必要である。

全身性エリテマトーデス
SLE

原因	・免疫異常を起こしやすい素因、女性ホルモンの関与
診断	・顔面紅斑、ディスコイド疹、手掌や爪周辺の紅斑　など ・高頻度な多発性関節炎、ループス腎炎、中核神経症状　など

● 全身性エリテマトーデス（SLE）の診断・検査

自己抗体により臓器が侵される疾患

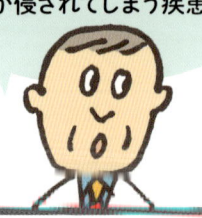

全身性エリテマトーデスとは、自己抗体によって全身の臓器が侵されてしまう疾患です

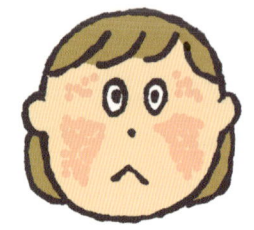

「蝶形紅斑」が特徴的症状

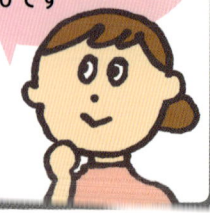

特に20〜30代の女性に多く、男女比は1対10です

身体所見が重要

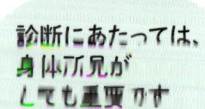

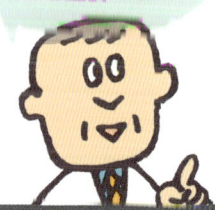

診断にあたっては、身体所見がとても重要です

・両頬にできる赤い発疹（蝶形紅斑）
・顔、首などにできる円形の紅斑（ディスコイド疹）
・手のひら、手指、爪の裏などにも発疹
・日光過敏症による発疹や水ぶくれ
・口内炎
・手指の腫れ、痛みを伴う関節炎
・多量の脱毛

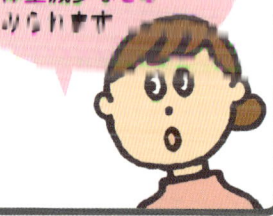

発熱、全身倦怠感、疲労感、食欲不振、体重減少なども みられます

類似した他疾患との判別が大切

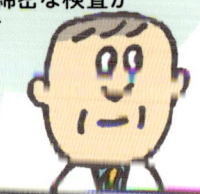

症状が多岐にわたるため、類似した他疾患との判別が難しく、綿密な検査が必要です

血液一般検査	白血球、血沈、血小板、赤血球、リンパ球
自己抗体検査	免疫グロブリン、抗核抗体、抗DNA抗体、抗Sm抗体、抗リン脂質抗体、梅毒血清反応
血清生化学検査	血清クレアチニン
尿検査	尿タンパク、細胞性円柱
画像検査	胸部X線

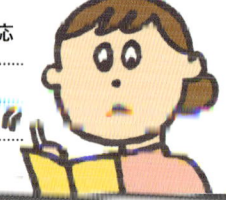

全身性エリテマトーデス（SLE）の主要検査

異常値一覧

検査	異常値
白血球分画 ▶ P.101	白血球&リンパ球減少
抗核抗体（ANA）▶ P.164	陽性
抗DNA抗体定量（RIA）▶ P.165	増加（疾患特異性が高い）
尿タンパク ▶ P.77	陽性の場合は腎障害を疑う

異常値からわかること

血液一般検査

　全身性エリテマトーデスの診断で重要なのは、一般検査と自己抗体検査からなる血液検査です。一般検査では、白血球減少、リンパ球減少、血小板減少、赤沈の亢進、正球性正色素性貧血、自己免疫性溶血性貧血などを確かめます。頻度が多いのは、白血球減少、リンパ球減少、血小板減少です。

SLE が疑われる異常値

状態	検査値
白血球減少	4,000/mm^3 未満
リンパ球減少	1,500/mm^3 未満
血小板減少	100,000/mm^3 未満
赤沈亢進	40mm 以上
溶血性貧血	網状赤血球増加、ハプトグロビン低下

自己抗体検査と全身性エリテマトーデスの分類基準

　自己抗体検査では、特に以下の免疫6項目を調べます。2012年に改訂された SLE の新しい分類基準では、この免疫6項目と臨床11項目のうち、それぞれ1項目以上、計4項目以上あれば SLE と分類します。

免疫6項目と SLE

免疫6項目	SLE との関連
抗核抗体（ANA）	SLE に高率に出現
抗DNA抗体（抗dsDNA抗体）	SLE に高率に出現し、SLE に特異的
抗Sm抗体	SLE に特異的、疾患活動期に相関、腎症状
抗リン脂質抗体	SLE 患者の約半数で検出
低補体血症	SLE の活動期に検出（C3、C4、CH50）
溶血性貧血がなく直接クームス陽性	SLE 患者の20〜60%で陽性

臨床11項目と SLE

臨床11項目	症状
急性皮膚型ループス	ループス頬部紅斑、水疱性ループス、斑状丘疹状皮疹など
慢性皮膚型ループス	円板状紅斑（限局型、全身型）、過形成（疣贅性）ループスなど
口内潰瘍	口蓋（頬部、舌）潰瘍、または鼻粘膜潰瘍
瘢痕を伴わない脱毛	びまん性の菲薄化または断絶をみる髪の脆弱性
滑膜炎	2関節以上の圧痛と30分以上の朝のこわばり
漿膜炎	胸膜炎、胸水貯留、胸膜摩擦音など
腎症	タンパク尿/クレアチニン比（または24時間尿）で500mgタンパク尿/24時間
神経症状	けいれん、精神障害、多発性単神経炎など
溶血性貧血	疲労感、息切れ、黄疸、膨満感など
白血球・リンパ球減少	少なくとも一回は白血球 <4,000/mm^3、あるいはリンパ球 <1,500/mm^3。
血小板減少	少なくとも一回は血小板 <100,000/mm^3。

原発性免疫不全症候群

原因	・遺伝因子（先天性） ・免疫を抑制する薬剤や治療（後天性）
診断	・疾患に特有の感染症罹患パターンや随伴症状 ・免疫グロブリンの減少、T細胞・B細胞・好中球の減少ないし機能不全　など

● 原発性免疫不全症候群の診断・検査

免疫が機能しない疾患の総称

免疫不全症候群とは、免疫機能が機能しない疾患の総称です

後天性の方がはるかに高頻度です

原発性免疫不全症候群

複合免疫不全症／抗体不全症
特徴的な症候を伴う免疫不全症
免疫調節障害／食細胞の異常
自然免疫不全症／自己炎症性疾患
補体欠損症

後天性免疫不全症候群

主に AIDS	ヒト免疫不全ウイルス（HIV）の感染

免疫に関わる血液成分の測定

検査で最も重要となるのは、免疫に関わる血液成分の測定です

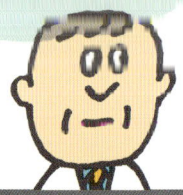

・血中免疫グロブリン
・血清タンパク分画、電気泳動
・リンパ球 T・B 細胞数
・白血球数、分画
　T細胞サブセット
　（CD4＋、CD8＋など）
・NBT 還元能

家族や親戚の病歴も、必ず確かめます

AIDS の検査

AIDS 検査では、血液中の HIV 抗体を調べる「抗体検査」が一般的です

抗体検査	HIV-1/2 抗体検出
抗原抗体 同時検査	HIV-1/2 抗体、 HIV-1 抗原
抗原検査	HIV-1 抗原
核酸増幅検査 （NAT）	HIV-1 遺伝子

抗原検査では、HIV を形作るタンパク質を調べます

原発性免疫不全症候群の主要検査

異常値一覧

検査	異常値
免疫グロブリン	すべてのクラスが減少
血清タンパク分画 `P.34`	γ分画の減少など
白血球数（WBC）`P.100`、白血球分画 `P.101`	白血球は減少、リンパ球は減少することあり

検査でわかること

免疫学的機能検査

　原発性免疫不全症では、血液の免疫学的な機能検査によって免疫システムのどの部分が損なわれているかを調べ、以下の8種類に分類します。日本で最も多いのは、約40％を占める抗体不全症です。

AIDS 検査

　AIDS の診断ではまずスクリーニング検査を行い、HIV 1/2 抗体を検出します。抗体が陽性、あるいは判定保留となった場合は、確認試験を行って CD4 リンパ球数を測定し、抗ウイルス療法の開始基準を導き出します。

抗HIV療法の開始基準

状態	抗 HIV 療法開始の推奨度
AIDS 発症	直ちに治療開始
CD4 < 350/μL	
CD4が350〜500/μL	治療開始を強く推奨
CD4 > 500/μL	治療開始を推奨
妊婦、HIV腎症、HBV重複感染症	治療開始を強く推奨
性的パートナーへのHIV感染のリスクを有する患者	効果的な抗HIV療法はHIV感染者からHIV感染を予防することが示されるので、抗HIV療法が勧められるべきである。

原発性免疫不全疾患の分類

❶ 複合免疫不全症
（T細胞系とB細胞系の異常）

❷ 抗体不全症

❸ 特徴的な症候を伴う免疫不全症

❹ 免疫調節障害

❺ 食細胞の異常

❻ 自然免疫不全症

❼ 自己炎症性疾患

❽ 補体欠損症

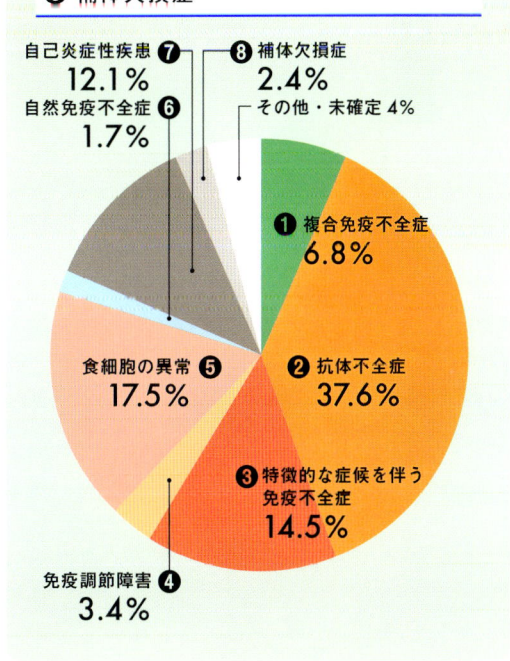

自己炎症性疾患 ❼
12.1%
自然免疫不全症 ❻
1.7%
❽ 補体欠損症
2.4%
その他・未確定 4%
❶ 複合免疫不全症
6.8%
食細胞の異常 ❺
17.5%
❷ 抗体不全症
37.6%
❸ 特徴的な症候を伴う免疫不全症
14.5%
免疫調節障害 ❹
3.4%

アレルギー疾患

原因	・IgE（免疫グロブリンE）が引き金となる血管作動性物質放出による炎症（Ⅰ型アレルギー）
診断	・IgE値の上昇 ・原因物質（アレルゲン）の接触

● アレルギー疾患の診断・検査

抗原への過剰免疫反応による疾患

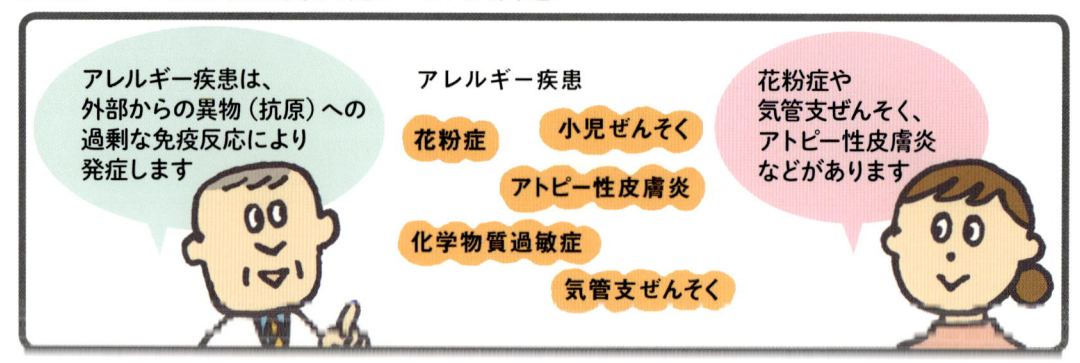

アレルギー疾患は、外部からの異物（抗原）への過剰な免疫反応により発症します

アレルギー疾患

花粉症　小児ぜんそく　アトピー性皮膚炎　化学物質過敏症　気管支ぜんそく

花粉症や気管支ぜんそく、アトピー性皮膚炎などがあります

IgE量と白血球の検査

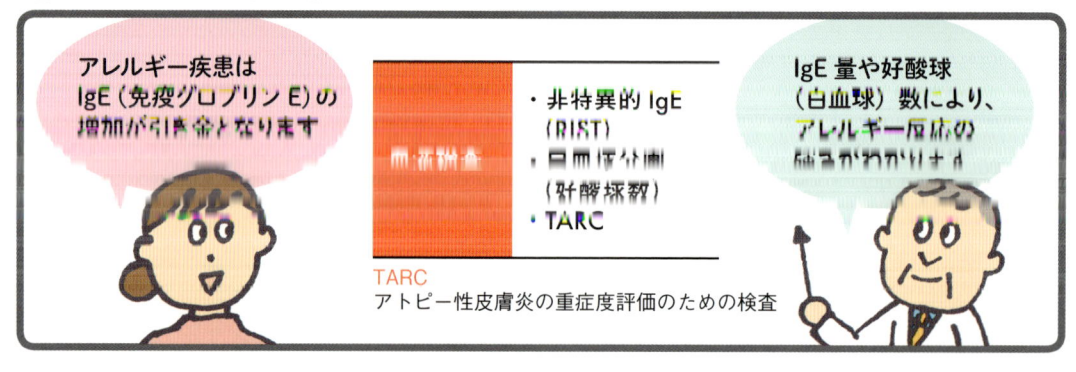

アレルギー疾患はIgE（免疫グロブリンE）の増加が引き金となります

血液検査
・非特異的IgE（RIST）
・白血球分画（好酸球数）
・TARC

TARC
アトピー性皮膚炎の重症度評価のための検査

IgE量や好酸球（白血球）数により、アレルギー反応の強さがわかります

原因物質（アレルゲン）の検査

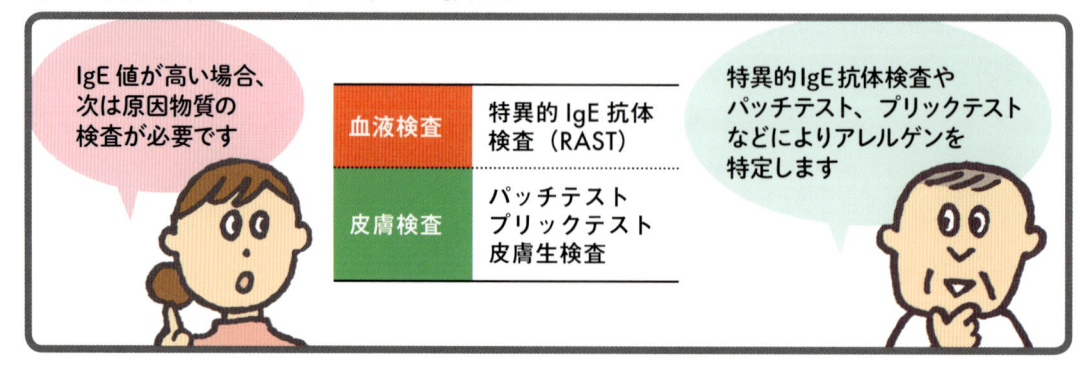

IgE値が高い場合、次は原因物質の検査が必要です

血液検査	特異的IgE抗体検査（RAST）
皮膚検査	パッチテスト プリックテスト 皮膚生検査

特異的IgE抗体検査やパッチテスト、プリックテストなどによりアレルゲンを特定します

アレルギー疾患の主要検査

異常値一覧

検査	異常値
非特異的IgE定量 **P.65**	170 IU/mL 超
白血球分画（好酸球数） **P.101**	7%超
TARC	700pg/mL 超
特異的IgE抗体検査	0.35UA/mL 超

検査でわかること

特異的IgE抗体

　特異的IgE抗体とは特定抗原に反応して産生される IgE 抗体で、この特異的 IgE 抗体を測定することで何に対するアレルギーかがわかります。IgE の存在はアレルギー反応を起こす準備ができていることを意味し、測定値が 3 以上のクラスだとアレルギー反応を起こす確率が高くなります。現在、測定できる特異的 IgE 抗体は 200 種類以上あります。また、非特異的 IgE 定量とはすべての特異的 IgE 抗体の総和で、アレルギー体質の強さがわかります。

特異的 IgE 判定基準

判定		クラス	IgE 抗体濃度(UA/mL)
陰性	−	0	0.34 以下
擬陽性	±	1	0.35〜0.69
陽性	+	2	0.70〜3.49
	++	3	3.50〜17.49
		4	17.50〜49.99
	+++	5	50.00〜99.99
		6	100 以上

TARC

　TARC とは白血球に対して走化作用を持つケモカインの一種で、過剰産生されると IgE 抗体の産生や好酸球の活性化が起こります。特にアトピー性皮膚炎に対する特異性が高く、皮疹の状態を数値で確認できるため、血清 TARC の測定は治療効果を把握するうえでも有用です。

アトピー性皮膚炎の重症度判定の目安

	血清 TARC 値	重症度の目安
成人	700pg/mL 未満	軽症
	700pg/mL 以上	中等症以上
小児 (2歳以上)	760pg/mL 未満	軽症
	760pg/mL 以上	中等症以上

免疫学的検査

RA テスト

関節リウマチの有無を調べる。

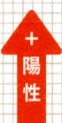

+ 陽性

▶ **陽性で考えられる疾患**

関節リウマチ P.152 、
全身性エリテマトーデス P.154 、
シェーグレン症候群、
混合性結合組織病、
全身性硬化症、 肝炎 P.20 、
慢性感染症、 腫瘍性疾患 など

基準値 → **陰性（−）**

検査値のしくみ

健常時の血液中には存在しないリウマチ因子の有無を調べる検査で、慢性関節リウマチ（RA）の疑いがあるときに行います。RA テストだけではリウマチを特定できないので、通常は平行してC−反応性タンパク（CRP）、赤血球沈降速度（ESR）などの検査を行い、結果を総合して診断します。リウマチ以外の疾患でも、何らかの免疫異常が起きて陽性を示すことがあります。

検査時の留意点

* 健康状態の人でも弱い陽性反応を示す場合があります。
* 高齢者は陽性反応が出る割合が高くなります。

生化学的検査

MMP-3 （マトリックスメタロプロテイナーゼ -3)

主に関節リウマチの病態を調べる。

高値

▶ **高値で考えられる疾患**

関節リウマチ P.152 、
全身性エリテマトーデス P.154 、
シェーグレン症候群、
混合性結合組織病、
強皮症 など

基準値 **男性 36.9~121ng/mL**
女性 17.3~59.7ng/mL

検査値のしくみ

MMP-3 は関節滑膜細胞や軟骨細胞から産生されるタンパク分解酵素で、軟骨の代謝回転に重要な役割を果たしています。関節リウマチでは増殖した滑膜細胞から MMP-3 が多く産生されるため、軟骨破壊の進行を早めます。

検査にあたっては血清をラテックス凝集比濁法によって MMP-3 値を測定します。関節リウマチの病態の把握や治療効果の判定、予後予測などにも有用です。

検査時の留意点

* MMP-3 は自己免疫疾患でも増加するので、注意が必要です。
* 赤血球沈降速度、CRP、抗核抗体などの検査もあわせて行います。

LE テスト

全身性エリテマトーデスの原因である LE 因子を検出する。

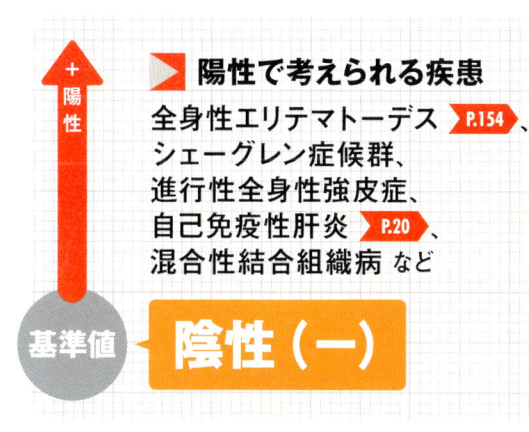

▶ 陽性で考えられる疾患

全身性エリテマトーデス **P.154**、シェーグレン症候群、進行性全身性強皮症、自己免疫性肝炎 **P.20**、混合性結合組織病 など

基準値 ← 陰性（−）

検査値のしくみ

　LE 因子とは細胞に存在するデオキシリボ核酸タンパク（DNP）に対する自己抗体で、特に全身性エリテマトーデス（SLE）が発症すると80 〜90% の高率でみられます。このため、LE テストは SLE 疾患の補助診断するうえで有用です。

　検査では、デオキシリボ核酸タンパクをラテックス粒子に吸着させた試薬を用い、血清を加えたときの凝集反応を観察して判定します（ラテックス凝集反応）。

検査時の留意点

＊ SLE に対する特異性は高いものの、検出感度は高くありません。
＊ そのため、本検査が陰性でも SLE を完全に否定することはできません。

Synovial Fluid

一般検査

関節液

関節炎の診断と治療に用いる。

正常な関節液

色	無色〜淡黄色、透明
粘稠度	高い
白血球数	200/μL以下
多核白血球	25%以下
結晶	なし

検査値のしくみ

　正常な関節液の量は数 mL 程度ですが、関節に強い炎症が起こると関節液が多く作り出され、数十mL と過剰に溜まるようになります。

　本検査では関節腔に針を刺して関節液を 2mL 採取し、関節液の色に加えて、中に含まれている白血球数や白血球などの成分を分析することにより、様々な関節疾患の診断を行います。

関節液の色と考えられる疾患

関節液の色	関節液の性状	その他の状態	考えられる疾患
黄色（透明）	軽度混濁	赤血球数の明白な増加、白血球数の増加がみられ、粘稠度が高い。	変形性関節症
黄色〜緑色	軽度混濁	赤血球数の増加、白血球数の明白な増加がみられ、粘稠度が低い。	関節リウマチ **P.152**
灰色〜血性	重度混濁	赤血球数、白血球数の明白な増加がみられ、粘稠度が低い。	化膿性関節炎
黄色〜乳白色	混濁	赤血球数の明白な増加がみられ、粘稠度が低い。尿酸ナトリウム結晶が認められる。	痛風
黄色	軽度混濁	粘稠度が低く、ピロリン酸カルシウム結晶が認められる。	偽痛風

検査時の留意点

＊ 関節穿刺の際は清潔操作を心がけます。

Direct Coombs Test

直接クームステスト

抗赤血球抗体の有無を調べる。

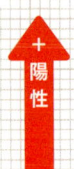

陽性で考えられる疾患

自己免疫性溶血性貧血 **P.92**、
膠原病による溶血性貧血、
薬剤性溶血性貧血、
新生児溶血性貧血、
輸血副作用、
血液型不適合妊娠 など

基準値 ← **陰性（－）**

検査値のしくみ

溶血が疑われる場合に行う検査で、直接と間接の2種類のテストがあります。直接クームステストは赤血球表面に結合している抗体を、間接クームステストは血清中の抗赤血球抗体を検出します。

直接クームステストの検査では赤血球に抗ヒトグロブリン血清（クームス血清）を加え、赤血球凝集反応が起きるかどうかを調べます。

検査時の留意点

* 血液型不適合妊娠の新生児は溶血性貧血のおそれがあるので、早期に検査します。
* 溶血の有無の診断には、ハプトグロビンの低下や網赤血球の増加も参考となります。

Serum Complement Level

血清補体価（CH50）

病態への補体系の関与を推測するスクリーニングとして行う。

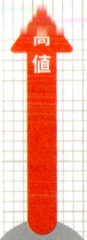

高値で考えられる疾患

感染症、悪性腫瘍、
関節リウマチ **P.152**、大動脈炎症候群、
ベーチェット病、原発性胆汁性胆管炎
（原発性胆汁性肝硬変）、
糖尿病 **P.134** など

基準値 **30~45U/mL**

低値で考えられる疾患

全身性エリテマトーデス **P.154**、
補体成分欠損症、急性糸球体腎炎、
膜性増殖性糸球体腎炎、
関節リウマチ **P.152**、肝炎 **P.20**、
補体欠損症、多臓器不全、
アナフィラキシーショック など

検査値のしくみ

補体とは血清中に存在するタンパク質の一群で、感染の際に活性化して抗体と共に感染防御、炎症反応に関与します。その活性化の流れには古典経路と副経路の2系統があり、血清補体価（CH50）は古典経路に関与する補体の総活性価を示す指標です。

CH50の測定は、補体系異常の関与する疾患や先天性補体成分異常症などの診断・経過観察・治療効果判定に有用です。

検査時の留意点

* 臨床的には、高補体価よりも低補体価が重要となります。
* 補体成分は一般に不安定なため、血清分離後、直ちに－20℃以下で保存します。

免疫学的検査

抗アセチルコリンレセプター抗体（AChR抗体）

重症筋無力症（MG）の鑑別診断に用いる。

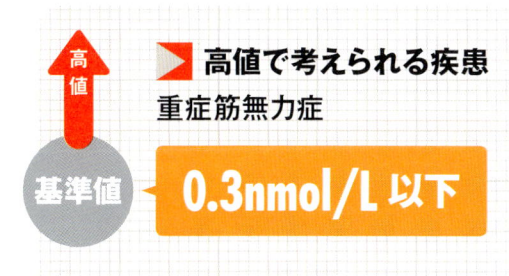

高値

基準値

▶ **高値で考えられる疾患**
重症筋無力症

0.3nmol/L 以下

検査値のしくみ

　重症筋無力症（MG）は、筋細胞内に神経からの命令を伝えるアセチルコリン受容体を壊してしまう抗アセチルコリンレセプター抗体（AChR抗体）が体内で作られてしまうことによって発症します。つまり、AChR抗体は体内の正常な成分を壊してしまう自己抗体であり、重症筋無力症を疑う際のAChR抗体の検出は、確定診断の決め手となります。

検査時の留意点

＊ 早朝の空腹時に採血し、血清分離後すみやかに凍結保存します。
＊ MG症状を持たない胸腺腫で、まれに高値を示す例があります。

内分泌学的検査

抗TPO抗体（抗甲状腺ペルオキシダーゼ抗体）

自己免疫性甲状腺疾患の有無を調べる。

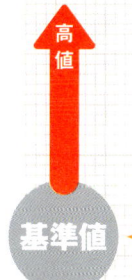

高値

基準値

▶ **高値で考えられる疾患**
慢性甲状腺炎（橋本病）、
バセドウ病、
原発性甲状腺機能低下症 など

16IU/mL 未満

検査値のしくみ

　抗TPO抗体とは、甲状腺マイクロゾーム分画の甲状腺ペルオキシダーゼ（TPO）に対する抗体です。自己免疫性甲状腺疾患である慢性甲状腺炎（橋本病）やバセドウ病の患者の血清中に多く存在し、甲状腺細胞に対する細胞障害を引き起こします。

　本検査は自己免疫性甲状腺疾患が疑われる場合に行われ、慢性甲状腺炎やバセドウ病の治療経過観察にも有用です。

検査時の留意点

＊ ビオチンを投与している患者の場合、投与後8時間以上経過してから採血します。
＊ 抗サイログロブリン抗体も同時に測定すると、病態把握がより高まります。

膠原病・免疫疾患／検査データ

第9章

Anti-Nuclear Antiboby

抗核抗体（ANA）

膠原病などの自己免疫疾患の有無を調べる。

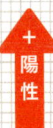

＋陽性

▶ **陽性で考えられる疾患**

強陽性（640倍以上）
全身性エリテマトーデス `P.154`、
シェーグレン症候群、
混合性結合組織病、
強皮症 など

中等度陽性（160～640倍）
上記の疾患の他に、
慢性甲状腺炎（橋本病）、
関節リウマチ `P.152`、皮膚筋炎、
多発性筋炎、重症筋無力症、
自己免疫性肝炎 `P.20`、
原発性胆汁性胆管炎
（原発性胆汁性肝硬変）など

弱陽性（40～160倍）
上記の疾患の他に、悪性腫瘍、
感染症 など

基準値

陽性（一）
40倍未満（蛍光抗体法）

抗核抗体の陽性率

疾患など	抗核抗体陽性率
全身性エリテマトーデス	95～99%
シェーグレン症候群	75～90%
混合性結合組織病	100%
強皮症	95%
自己免疫性肝炎	60～90%
皮膚筋炎・多発性筋炎	80%
70歳以上の健常者	20～40%
70歳未満の健常者	3～5%

抗核抗体の種類と染色型、主な疾患

抗体	染色型	疾患
抗ヒストン抗体	homogeneous（均質）	全身性エリテマトーデス、薬剤性ループス
抗DNA抗体、抗dsDNA抗体、抗ssDNA抗体	Peripheral（辺縁）	全身性エリテマトーデス
抗Sm抗体		全身性エリテマトーデス
抗SS-A/Ro抗体、抗SS-B/La抗体	Speckled（斑紋）	シェーグレン症候群
抗U1-RNP抗体		混合性結合組織病
抗Scl-70抗体		強皮症
抗U3-RNP抗体、抗RNA-polymerase I抗体	Nucleolar（核小体）	強皮症
抗セントロメア抗体	Centromere（セントロメア）	Crest症候群、強皮症

検査値のしくみ

　抗核抗体（ANA）とは各種自己免疫疾患において検出される代表的な自己抗体で、多くの膠原病で陽性を示すことから主に膠原病の検査として用いています。

　検査では一般的に間接蛍光抗体法によって測定します。陽性の場合にみられる特異的な蛍光パターンによって染色型を判定し、陽性になった抗体の対応抗原を推定します。

検査時の留意点

＊ 健康な人でも陽性を示すことがあるので、注意が必要です。
＊ 年齢や性別で陽性率は異なりますが、10代の女性で最も高い陽性率を示します。

免疫学的検査

抗シトルリン化ペプチド抗体（抗CCP抗体）

関節リウマチ診断の指標とする。

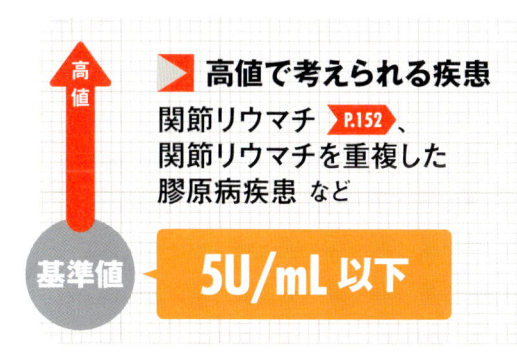

高値

▶ **高値で考えられる疾患**

関節リウマチ **P.152**、
関節リウマチを重複した
膠原病疾患 など

基準値 → **5U/mL 以下**

検査値のしくみ

　抗シトルリン化ペプチド抗体は関節リウマチに特異的な自己抗体です。リウマチの滑膜に抗シトルリン化ペプチド（CCP）が抗原として存在していることが判明し、その抗原は抗CCP抗体のみによって認識できることから、新しい検査法が開発されました。従来の検査法に比べて感度、特異性共に優れ、リウマチの早期診断にも有用です。

検査時の留意点

＊ 抗CCP抗体の値はリウマチの重症度と高い確率で比例します。
＊ 間質性肺炎を併発している場合は、より高値となります。

内分泌学的検査

抗DNA抗体定量（RIA）

自己免疫性甲状腺疾患の有無を調べる。

高値

▶ **高値で考えられる疾患**

全身性エリテマトーデス **P.154**、
シェーグレン症候群、強皮症、
混合性結合組織病、
オーバーラップ症候群 など

基準値 → **6IU/mL 以下**

検査値のしくみ

　抗DNA抗体は抗核抗体に含まれる自己抗体のひとつで、全身性エリテマトーデス(SLE)の患者の血清中に多く検出されます。抗DNA抗体には、2本鎖DNA（ds-DNA）に反応するものと、1本鎖DNA（ss-DNA）のみに反応する2種類があり、RIA法では前者の抗体を使用して測定します（後者を使用するのはPHA法）。

　検査の目的は膠原病の診断で、特にSLEの診断とモニタリングに有用です。

検査時の留意点

＊ ステロイド剤や免疫抑制剤の投与によって、著しく低値になることがあります。
＊ ネフローゼ症候群などで低タンパク血症を呈した場合、活動期でも低値になることがあります。

膠原病・免疫疾患／検査データ

第9章

胃がん

原因	・ヘリコバクター・ピロリ菌感染の関与、食塩過剰摂取　など ・遺伝因子（IL1 遺伝子の遺伝子型関与）
診断	・早期がん…多くは無症状、検査で判定 ・進行がん…心窩部痛、腹部膨満感、悪心・嘔吐　など

● 胃がんの診断・検査

大半は慢性胃炎から発生

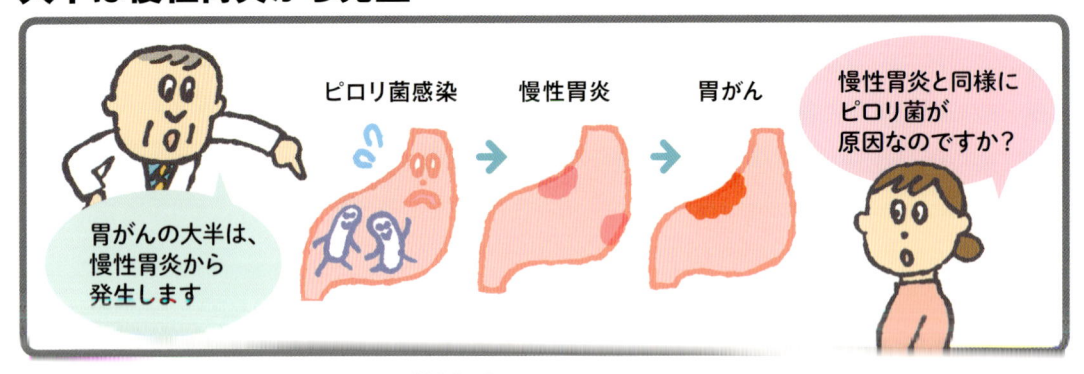

早期がんのスクリーニング検査

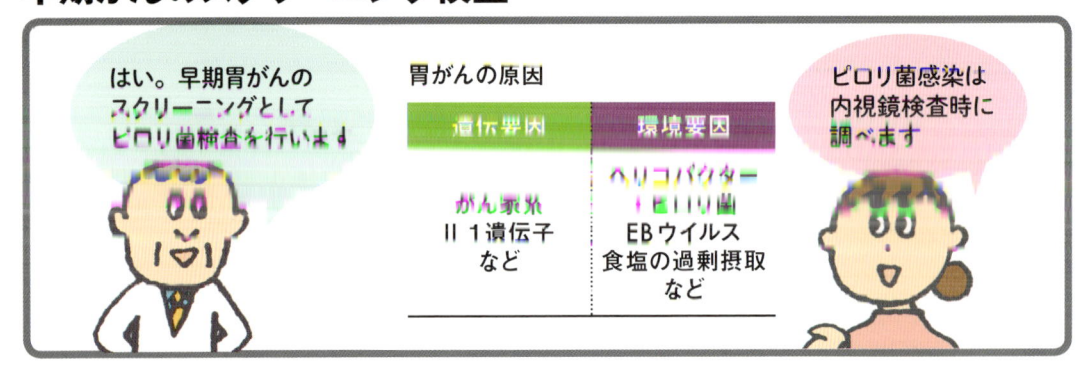

胃がん検査の流れ

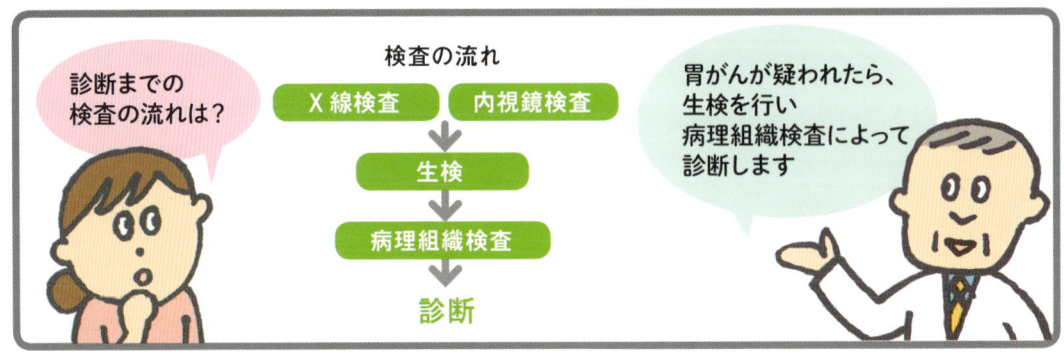

胃がんの主要検査

異常値からわかること

ヘリコバクター・ピロリ、胃内視鏡

　胃がんの大半はヘリコバクター・ピロリ菌感染に伴う慢性胃炎から発生します。そのため、慢性胃炎があるかどうかの評価のためにヘリコバクター・ピロリ菌感染のスクリーニングを行います。

　胃内視鏡検査では、腫瘍の部位、大きさ、出血状態などを調べます。さらに内視鏡施行時に生検を行うことで、がんの確定診断を行います。

ABC健診（胃がんリスク健診）

	A	B	C	D
ピロリ菌	陰性	陽性	陽性	陰性
ペプシノゲン値	陰性	陰性	陽性	陽性
胃粘膜の状態	健康	少し弱っている	かなり弱っている	非常に弱っている
胃がん危険度	低 →→→→→→→			高
胃がん発生率	ほぼゼロ	1／1,000人	1／500人	1／80人
内視鏡検査	不要	3年に1回	2年に1回	毎年

胃がんの腫瘍マーカー

　手術や化学療法を行った後に定期的に測定する腫瘍マーカーは、がんの再発や転移の目安とされます。胃がんの腫瘍マーカーとして知られるのはCEA、AFP、CA19-9などです。CEAはあらゆる臓器の腫瘍マーカーとして用いられ、これだけでは胃がんと診断できませんが、CEA値の上昇は再発や肝臓への転移が疑われます。また、AFPは通常は肝がんに用いる腫瘍マーカーですが、術後の治療効果や再発の目安として用いられます。CA19-9が上昇したときは、膵臓がんや消化器系の進行がん、周囲の臓器への転移が疑われるため、画像検査を行ったうえで治療方針を決めます。

検査時の留意点　腫瘍マーカーは早期がんの診断には適しません。CEAは喫煙や加齢の影響で陽性になることがあり、AFPは急性肝炎や肝硬変などで上昇することも。また、CA19-9は進行がんの切除手術後、一時的に上昇することがあります。

大腸がん

| 原因 | ・遺伝因子（家族性大腸腺腫症、遺伝性非ポリポーシス症）
・肥満、飲酒、偏った食習慣　など |
| 診断 | ・血便、便通異常などがあれば、下部消化管内視鏡検査 |

● 大腸がんの診断・検査

結腸・直腸・肛門の悪性腫瘍

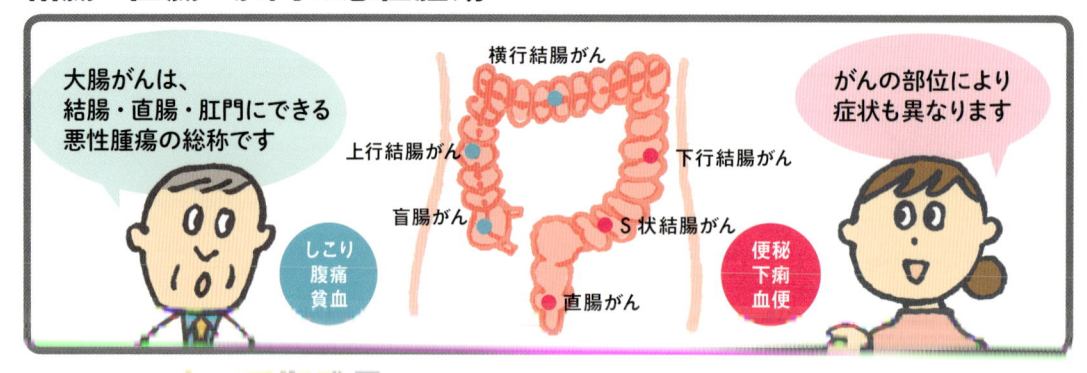

便潜血検査で早期発見

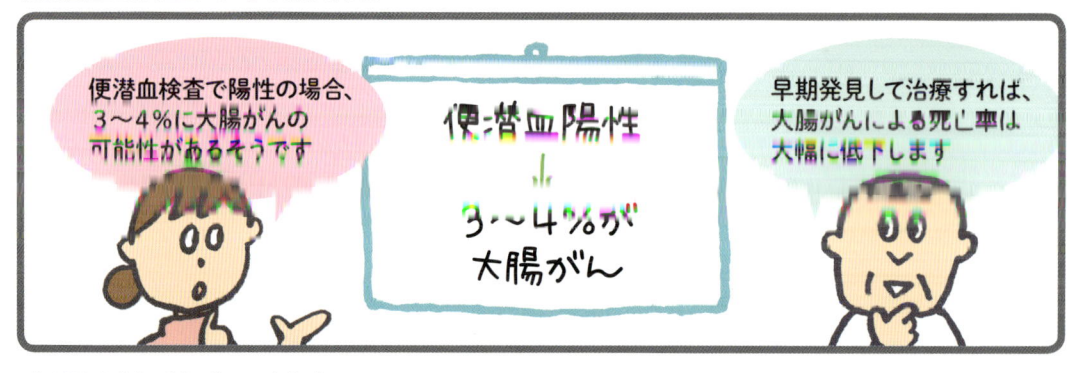

大腸がん検査の流れ

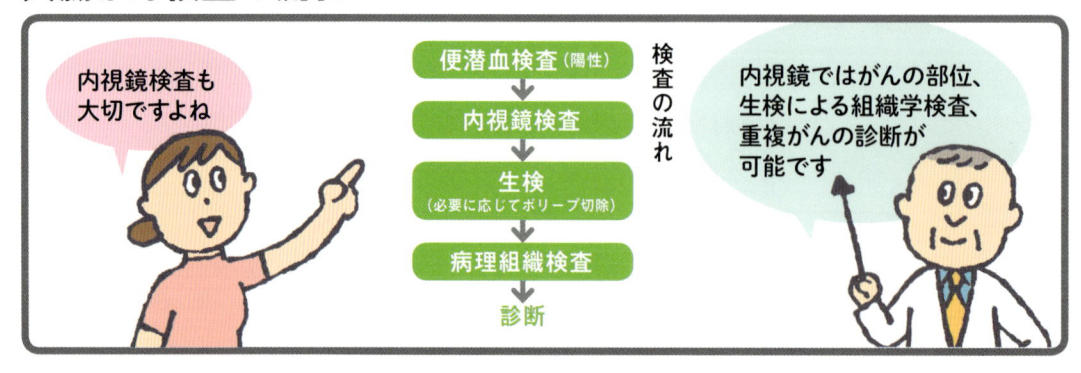

大腸がんの主要検査

異常値一覧

検査	異常値
便潜血 `P.28`	陽性（+）
CEA `P.189`	5ng/mL 超
CA50	35U/mL 超
CA19-9 `P.192`	37U/mL 超

異常値からわかること

便潜血反応

便潜血検査は便の中に血液が混じっているかどうかを調べる検査です。出血反応がみられたときは大腸がんが疑われます。

検査方法には化学的検査と免疫学的検査があります。化学的検査では、検査前に食事や内服薬を制限する必要があります。一方、免疫学的検査はヒトのヘモグロビンだけを検出するので食事や内服薬を制限する必要がありません。また、上部消化管（胃や十二指腸など）からの出血が陽性にならないので、下部消化管（大腸、小腸、肛門）の出血の検出に役立ちます。

便潜血反応異常の原因

化学的便潜血検査		免疫学的便潜血検査	
陽性	上部消化管出血、下部消化管出血	陽性	下部消化管出血
偽陽性	動物性タンパク質、生鮮野菜、薬物など	偽陽性	上部消化管出血、採便後の長時間放置など

 **検査時の留意点** ポリープや潰瘍、痔から出血した場合も陽性反応が出るため、陽性＝大腸がんとは診断できず、内視鏡検査や画像検査も行って確定する必要があります。また、悪性腫瘍があっても、常に出血しているわけではないため、検出できないケースもあります。

大腸がんの腫瘍マーカー

大腸がんの腫瘍マーカーは CEA、CA19-9、CA50 などで、進行度のチェックに役立ちます。特に CEA 値が高いと大腸がんのステージが進んでいる可能性が高くなります。CEA も CA19-9 も進行がんになると半数の人が高値となります。ただし、早期がんでは正常値と変わらないケースが多く、早期発見の診断には適していません。

治療後の経過観察時に腫瘍マーカーが上昇したときは、再発や転移を早めに診断することができます。

腫瘍マーカーの数値が高い場合は、大腸がんだりでなく遠隔転移の可能性もあります。

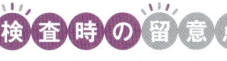 **検査時の留意点** 10〜20代の女性や妊婦は、大腸がんでなくても CA19-9 値が上昇することがあります。なお、ルイス式血液型の人（日本人の約5〜10％）は CA19-9 では陰性を示すため、消化器系の腫瘍マーカーの CA50 を併用するのが望ましいとされます。

肝がん

原因	・HBV、HCV の持続感染による慢性肝炎、肝硬変 ・男性、高齢、アルコール摂取、高 AFP 値、血小板減少などの危険因子
診断	・HBV 陽性、HCV 陽性、慢性肝炎・肝硬変の合併 ・AFP、PIVKA- Ⅱ、AFP-L3 の1種類以上が陽性

● 肝がんの診断・検査

肝がんの種類

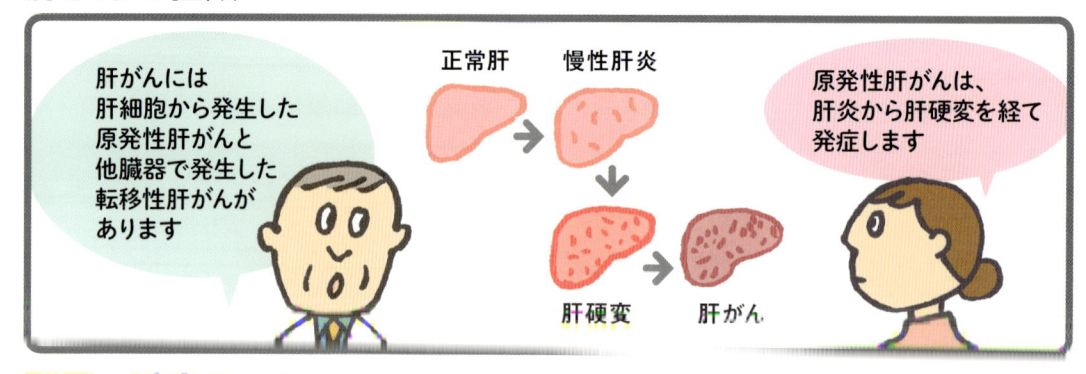

酵素・腫瘍マーカー検査

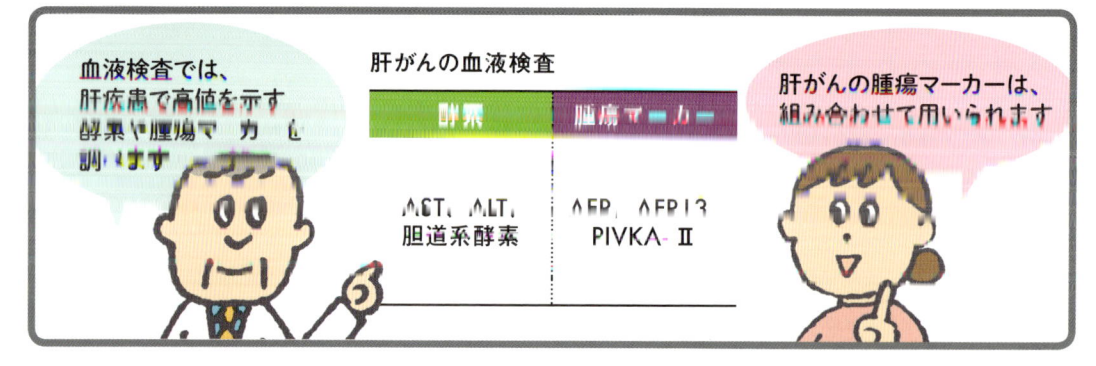

診断に必要な検査

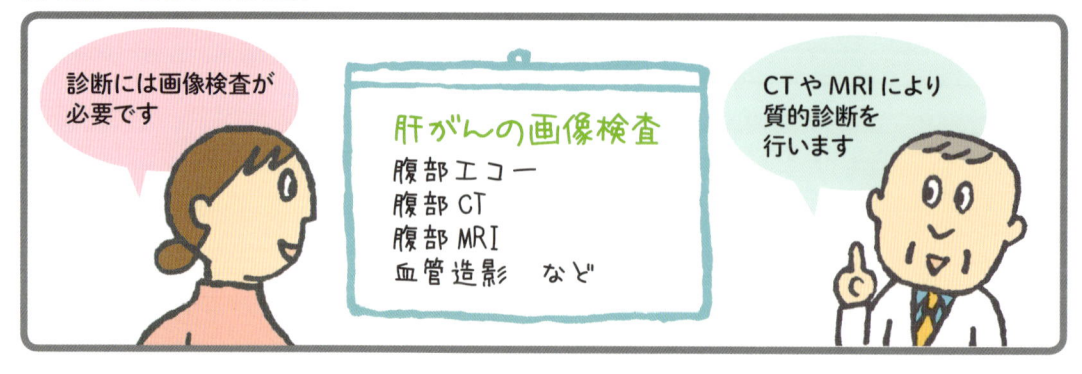

肝がんの主要検査

異常値一覧

検査	異常値
AST(GOT) `P.30`	40U/L 超
ALT(GPT) `P.30`	45U/L 超
α-フェトプロテイン（AFP） `P.188`	10ng/mL 超
AFP-L3 分画	10% 超
PIVKA-Ⅱ `P.195`	40mAU/mL 以上
腹部 CT・MRI	肝腫瘤像など

異常値からわかること

α-フェトプロテイン（AFP）

　AFP は胎児の肝細胞で産生される胎児性タンパクで、本来は健康な成人の血中にはほとんど存在しません。しかし、この胎児性タンパクががん化し、肝細胞がんになると再び産生されることがあり、腫瘍が増大して進行するに伴って、数値が徐々に上昇していきます。AFP の数値が 200ng/mL 以上の高値となった場合は肝細胞がんの可能性が高いと考えられます。

　また、AFP にはいくつかの種類（分画）があり、そのうち肝細胞がんで高値になるのが AFP-L3 分画です。L3 分画は肝細胞がん以外で上昇することがほとんどないため、総 AFP タンパクの中で L3 分画の割合が 10% 以上だと、肝細胞がんの可能性が高く、治療後に高値の場合は腫瘍が残っている可能性があります。

> **検査時の留意点** AFP と AFP-L3 分画は肝がんが存在しなくても、肝炎や肝硬変でも数値の上昇がみられます。また、妊娠中の女性の場合、胎児からの移行によって AFP が高値になりやすく、脂質異常症や免疫グロブリン異常症のケースでも擬陽性が出ることがあります。

腫瘍マーカー PIVKA-Ⅱ

　血液を固まらせるために必要な凝固因子はそのほとんどが肝臓で作られ、そのうちの第 2 因子（プロトロンビン）の前段階の物質を PIVKA-Ⅱと呼びます。PIVKA-Ⅱはビタミン K が欠乏状態になってプロトロンビンが正常に働かなくなったときに出現し、肝細胞がんの進行度が高いほど数値が上昇します。PIVKA-Ⅱは AFP とも AFP-L3 分画とも関連しませんが、AFP、AFP-L3 分画が陰性であっても陽性を示すため、これらの腫瘍マーカーを組み合わせて調べることにより、より正確な診断ができます。

　ただし、肝細胞がんが存在しなくても、ビタミン K が不足したり、肝炎、肝硬変があると上昇する傾向にあります。

　抗凝固薬（ワルファリン）を使用している場合もビタミン K の働きが抑えられ、検査値が上昇します。

> **検査時の留意点** PIVKA-Ⅱはビタミン K が欠乏したり、抗凝固薬の内服時に上昇しますが、逆に肝細胞がんの人にビタミン K を投与すると、一時的に正常化します。肝細胞がんかどうか見極めるために、検査前に内服薬について確認することが重要です。

膵がん

原因	・糖尿病、肥満、慢性膵炎、喫煙などの危険因子 ・遺伝因子
診断	・上腹部・背部の鈍痛、不定愁訴　など ・膵がん徴候（主膵管拡張、囊胞性病変）

● 膵がんの診断・検査

膵管細胞の悪性腫瘍

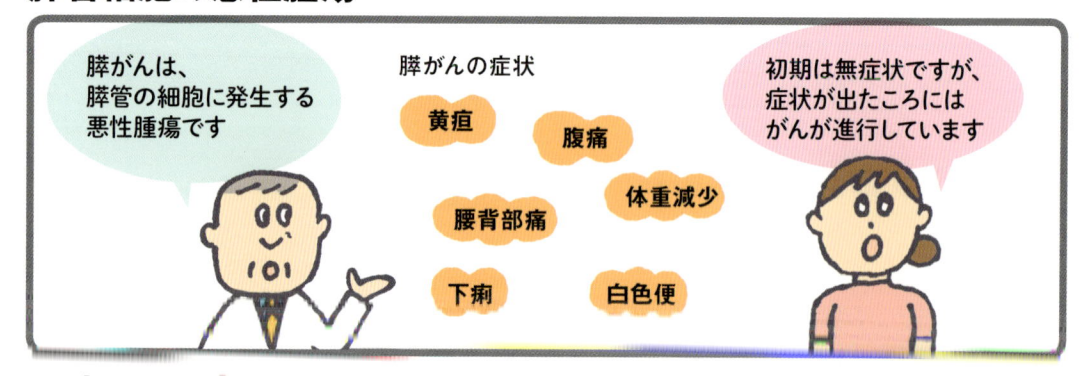

膵酵素・腫瘍マーカー検査

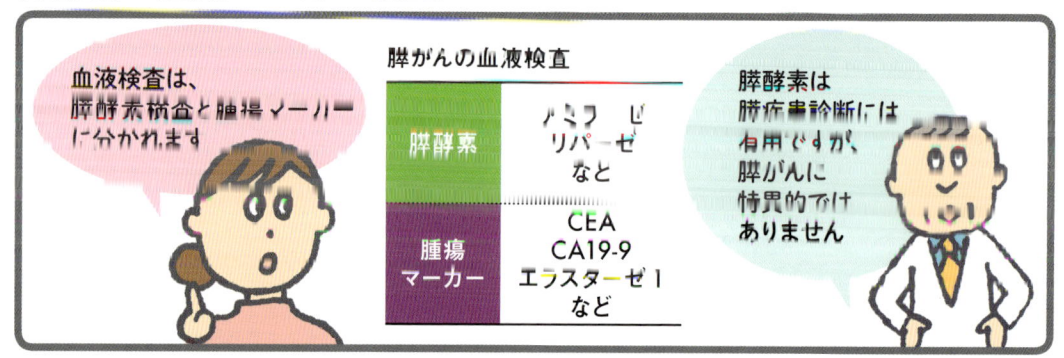

病変の詳細を調べる

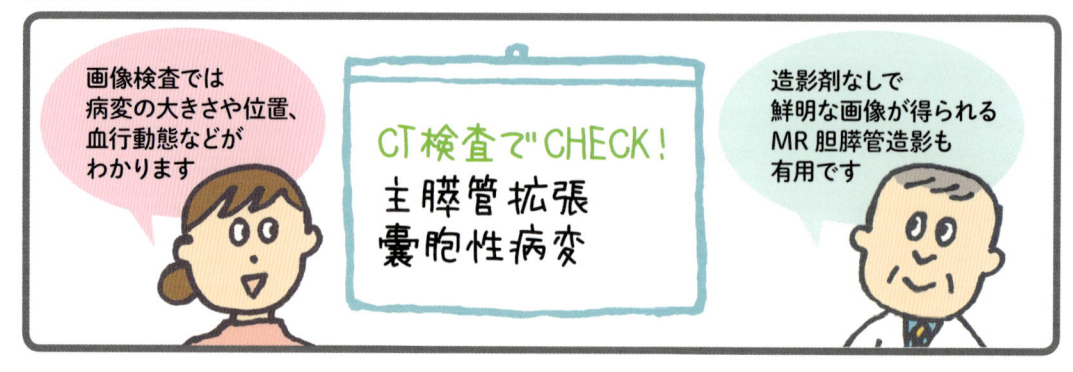

膵がんの主要検査

異常値一覧

検査	異常値
アミラーゼ　P.42	134U/L超
リパーゼ　P.42	57U/L超
CA19-9　P.192	37U/mL超
CEA　P.189	5ng/mL超
エラスターゼ1　P.43	300ng/dL超
DUPAN-2	150U/mL超
画像検査	膵腫瘤、膵管の拡張、浸潤など

異常値からわかること

血中膵酵素検査

　膵酵素とは炭水化物を分解するアミラーゼや、脂肪を分解するリパーゼなど、膵臓で産生・分泌される消化酵素のこと。血中でこれらの膵酵素が高値を示したときは、膵管にがんが発生して、詰まっている可能性があります。膵管が詰まると膵液が溜まってしまい、アミラーゼやリパーゼなどの膵酵素が血液中に出てしまうため、血中膵酵素の濃度が急上昇します。ただし、膵がんが進行すると膵臓自体が荒廃し、それまで高かった数値が逆に低くなるのが一般的です。

　また、膵がんになるとインスリンの分泌が低下して血糖値が上昇するため、急な血糖値の変動がないかどうかもチェックします。糖尿病の人は膵がんを合併しやすいとされています。

> **体 背 時 の 注 意 点**　アミラーゼ、リパーゼは急性膵炎や慢性膵炎の他、膵臓以外の病気でも急上昇することがあります。したがって、血中膵酵素検査だけで膵がんの診断をすることはできません。一方、脂質異常症の場合にはアミラーゼ、リパーゼが低値を示すこともあります。

CA19-9、CEA、エラスターゼ1

　膵がんを調べる腫瘍マーカーにはCA19-9、CEA、エラスターゼ1などがあります。中でもCA19-9は膵がんに特異性が高いことで知られ、CA19-9が100U/mL以上の場合は膵がんをはじめとした消化器系臓器のがんを発症している可能性が高いとされます。初期には十分な反応が得られないため、早期発見には向きませんが、膵がんの治療後の効果を判定する際に有効です。

　CEAは膵がんに特異性はありませんが、あらゆるがんの腫瘍マーカーとして広く併用されます。CEAで陽性が出たときは、体内にがんが存在する可能性が高いといえるでしょう。また、エラスターゼ1が高値を示す場合は、腫瘍による膵管閉塞が起きている可能性が高く、膵がんの早期発見に役立ちます。ただし、がんが進行すると低値を示す傾向にあります。

> **検 査 時 の 留 意 点**　急性・慢性膵炎、急性・慢性肝炎、肝硬変のケースにCA19-9が100U/mLを超える異常値を示したり、肺がんや卵巣がんでも陽性となることがあります。そのため、腫瘍マーカーを数種類行うと共に、画像検査などの精密検査もして診断します。

肺がん

原因
- 喫煙、大気汚染、職場環境、アスベスト作業の影響などの危険因子

診断
- 咳嗽、喀痰、血痰、呼吸困難などの気道症状
- 上大静脈症候群、Pancoast 腫瘍など隣接臓器への浸潤による症状
- 胸部 CT 検査が有効

● 肺がんの診断・検査

肺がんの種類

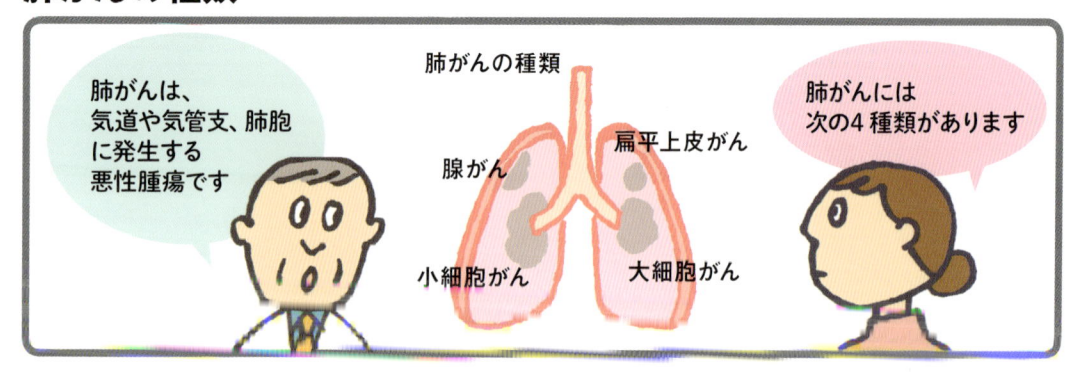

肺がんの診断

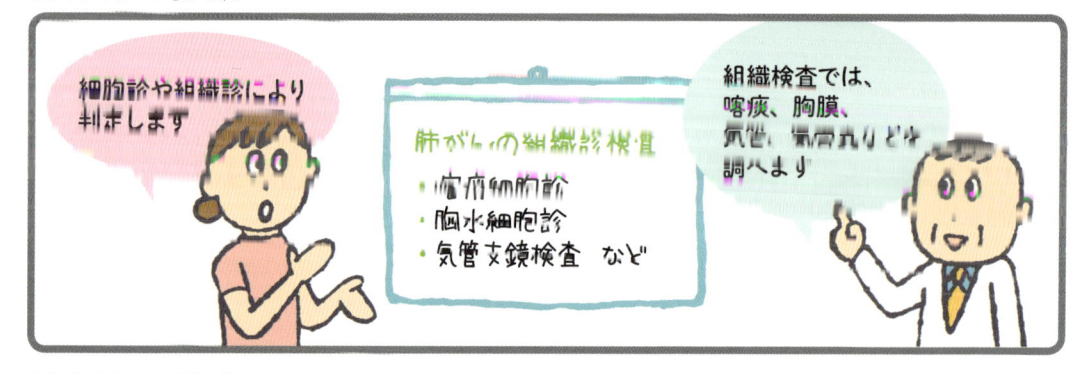

肺がんの腫瘍マーカー

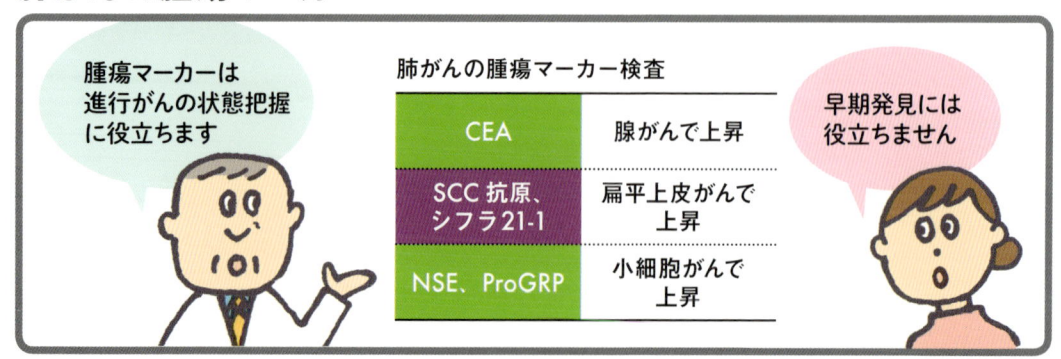

肺がんの腫瘍マーカー検査

CEA	腺がんで上昇
SCC 抗原、シフラ 21-1	扁平上皮がんで上昇
NSE、ProGRP	小細胞がんで上昇

肺がんの主要検査

異常値一覧

検査	異常値
喀痰細胞診	陽性（＋）
気管支鏡検査	陽性（＋）
CEA P.189	5ng/mL超
SCC抗原 P.189	1.5ng/mL超
シフラ21-1 P.193	3.5ng/mL超
ProGRP	81pg/mL超
画像検査	腫瘍、リンパ節転移など

異常値からわかること

喀痰細胞診

喀痰細胞診は痰の中にがん細胞が含まれるかどうかを調べる検査です。痰は肺胞や気管支などから分泌した粘液の中に、吸い込んだホコリなどの異物が混じって排泄されたもの。痰にがん細胞が含まれる場合は、気管や気管支にできた扁平上皮がんの細胞がはがれ落ち、痰に混じったためと考えられます。

Ｘ線検査の画像では、気管と気管支の場所がちょうど心臓や太い血管と重なってみえないため、早期がんを見つけるのが困難ですが、3日連続して痰を採って調べることにより、がんを検出する確率が高くなるとされます。近年では、気管支粘膜の表面のみに発生する上皮内がん（早期肺がんの中で最も早い段階のがん）も、喀痰細胞診によって発見されるようになりました。

 痰の採取は、寝ている間に気道に溜まった痰が排出されやすい早朝起床時が適しています。喀を出す前にうがいを行って口腔内の常在細菌を洗い流し、なるべく唾液が入らないように喀痰します。血痰がみられたら、できるだけその部分を採取します。

CEA、SCC抗原、ProGRP、シフラ21-1

肺がんの腫瘍マーカーには CEA、SCC 抗原、ProGRP、シフラ 21-1 などがあります。

CEA は肺腺がんの陽性率が高く、経過観察中の再発や転移の発見に役立ちますが、消化器系など、他の多くのがんでも陽性が検出されます。また、SCC 抗原は肺の扁平上皮がんで上昇しますが、子宮、食道、皮膚などの扁平上皮がんでも高値となります。同様にシフラ 21-1 も肺の扁平上皮がんの陽性率が高いですが、乳がんや卵巣がんで高値になります。一方、ProGRP は肺の小細胞がんで早期から上昇しますが、腎疾患でも上昇しやすく、いずれの腫瘍マーカーも、画像検査などと併用して診断する必要があります。

 腫瘍マーカーはがん以外の因子で陽性を示す場合もあり、CEA は喫煙や加齢、シフラ 21-1 は良性の呼吸疾患や加齢の影響を受けます。また、ProGRP は腎機能低下によって高値になり、SCC 抗原は健常者の血中や唾液にも多量に存在します。

前立腺がん

原因	・原因ははっきりしていない ・遺伝因子、動物性脂肪過剰摂取、βカロテン摂取不足などの危険因子
診断	・前立腺特異抗原（PSA）高値 ・触診による石様硬

● 前立腺がんの診断・検査

初期はほとんど無症状

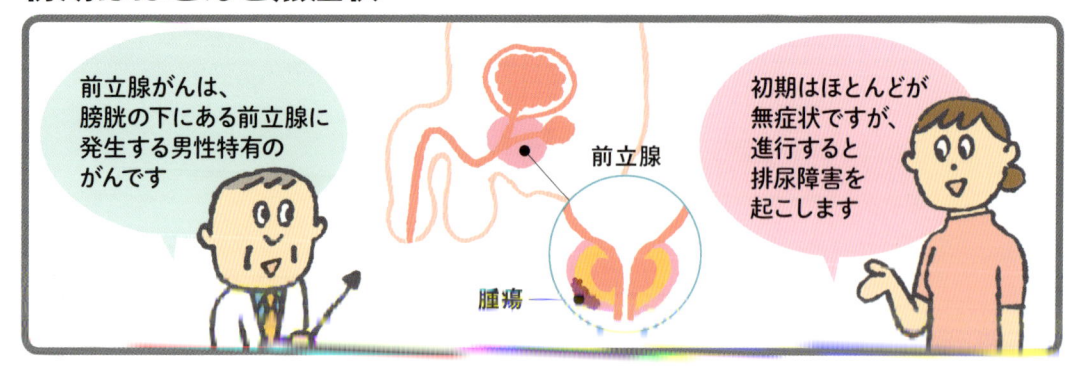

前立腺がん検査の流れ

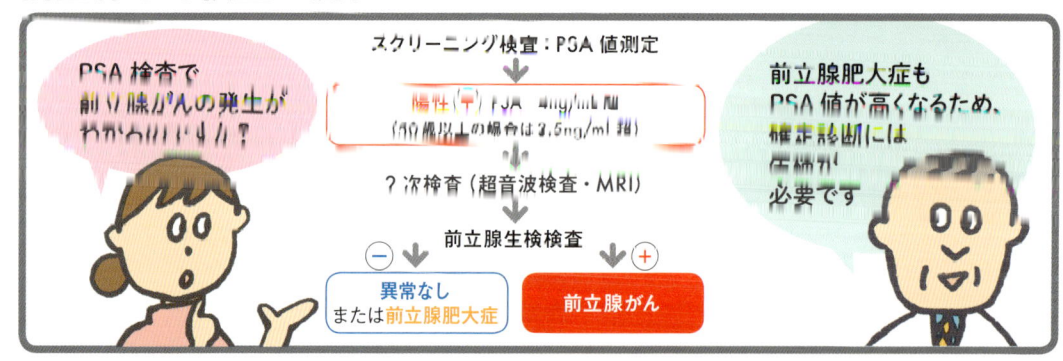

病気の判定

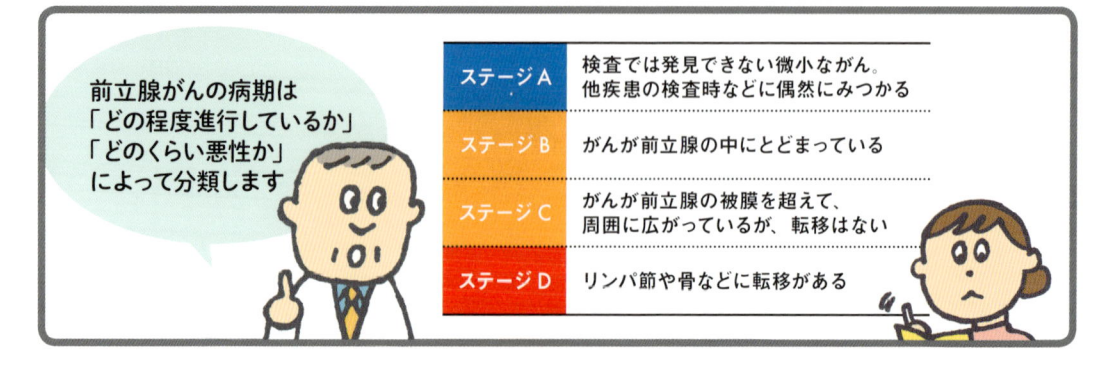

前立腺がんの主要検査

検査	異常値
PSA P.196	4ng/mL 超 （50歳以上の場合は 3.5 ng/mL 超）
PSA-ACT	1.1ng/mL 超
遊離型 PSA / 総 PSA	15〜19% 未満

異常値からわかること

PSA

　PSA は前立腺から分泌されて精液中に放出されるタンパクで、前立腺がんを発症すると血液中の PSA 値が上昇するため、前立腺がんの早期診断に広く用いています。また、PSA には遊離型 PSA（free PSA）と結合型の complexed PSA があり、総 PSA に対する遊離型 PSA の割合を % free PSA といいます。前立腺がんの場合、前立腺肥大症の場合より % free PSA が低くなります。

PSA 値の判断基準

測定値	判定
4ng/mL 以下	正常。
4.1〜10ng/mL	グレーゾーン。 25〜40%の割合でがんが発見。
10.1ng/mL 以上	前立腺がんの可能性が高い。 100ng/mLを超える場合には転移も疑われる。

2次検査

超音波検査

　肛門から超音波プローブを挿入し、前立腺の状態を調べる検査です。前立腺にがんができていると正常とは違った像がみられることが多く、前立腺のどこにがんがあるかを推定できます。

直腸診

　仰向けになった患者の肛門から指を入れ、腸の壁越しに、前立腺の大きさ、硬さ、表面の凸凹、触れると痛みがあるかなどを触診します。がんができていると前立腺にしこり（硬結）が現れ、進行すると硬くなっています。

MRI

　前立腺のどこにがんがあるか、前立腺の外に広がっていないか（被膜外浸潤）を調べます。前立腺がんの有無や進行度合いの確認はもちろん、治療法の選択や治療経過の診断に有用な検査です。

膀胱がん

原因	・原因ははっきりしていない ・喫煙、化学物質などの危険因子
診断	・肉眼的血尿 ・60歳以上の男性に多い

膀胱がんの診断・検査

膀胱がんの分類

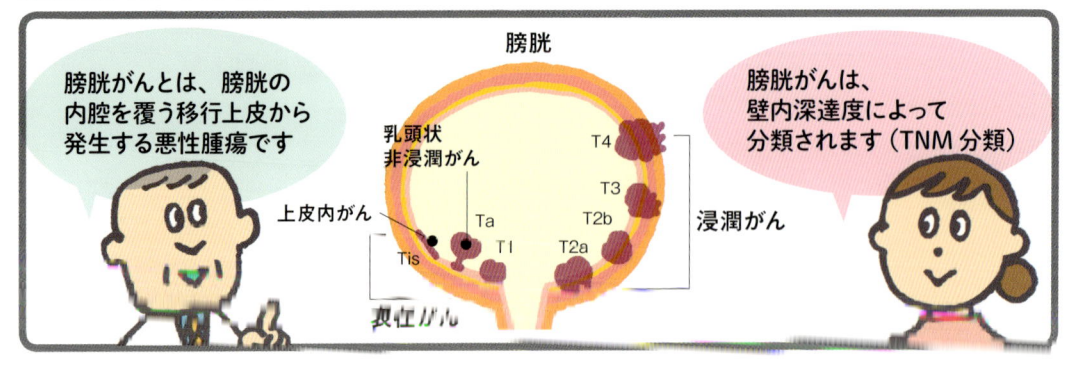

膀胱鏡による検査

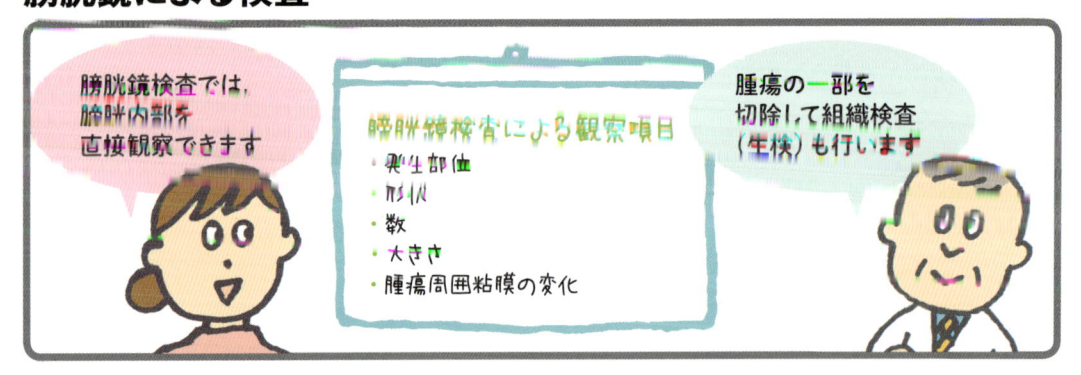

尿細胞診では陽性反応

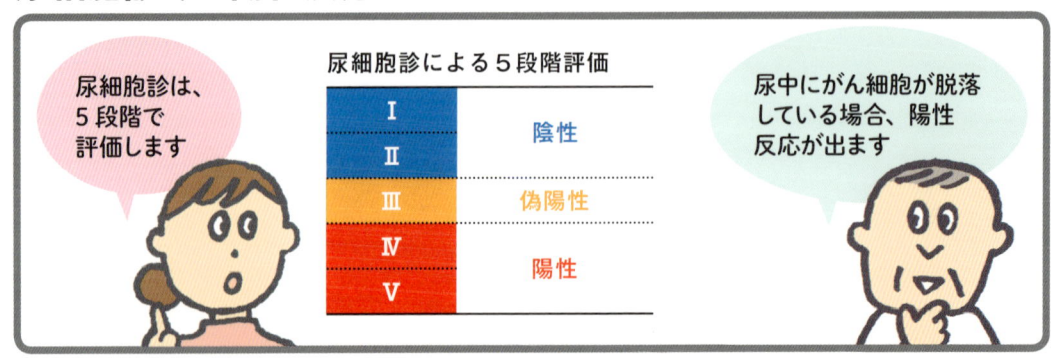

膀胱がんの主要検査

異常値一覧

検査	異常値
尿検査　P.76~79	潜血反応陽性、血尿(顕微鏡的または肉眼的)
尿細胞診	尿中への腫瘍細胞の脱落
尿中BTA	陽性反応を示す

検査でわかること

膀胱鏡検査

　局所麻酔をして先端にライトとカメラのついた内視鏡を尿道から入れて膀胱まで挿入し、膀胱の内壁を観察します。カメラからモニターに映像が映し出されることによって、がんの有無や特徴、広がり、周囲の粘膜の変化などの詳細がわかります。超音波検査やX線検査では見つけることができない、小さい病変でも見つけることができるので、膀胱がんに対する最も重要な検査となります。

尿細胞診

　尿中に混じる細胞を顕微鏡で観察し、悪性細胞がないかを調べる検査です。手順は①採取した尿を遠心機にかけ、下に沈んだ細胞をガラスに塗る。②特殊な液に入れて細胞を固定し、パパニコロウ染色をする。③問題となる細胞の有無を光学顕微鏡で観察する、となります。結果はクラスⅠからⅤの5段階に分類されますが、ⅠまたはⅡだからといって膀胱がんが否定できるわけではありません。通常、数回の検査を行います。

尿細胞診の評価と分類

クラス	評価	分類 (パパニコロウの分類)
クラスⅠ	陰性	異型細胞が認められない。
クラスⅡ	陰性	異型細胞が認められるが、悪性の疑いはない。
クラスⅢ	偽陽性	悪性の疑いのある異型細胞が認められるが、悪性と断定できない。
クラスⅣ	陽性	悪性の疑いが極めて濃厚な異型細胞が認められる。
クラスⅤ	陽性	悪性と判断できる高度の異型細胞を認める。

乳がん

原因	・飲酒、喫煙、高線量の放射線被曝など危険因子 ・良性乳腺疾患、乳がんの既往、エストロゲンの長期分泌、遺伝因子　など
診断	・乳房の左右対称性、皮膚陥凹の有無、乳頭の偏位、腫瘤の状態　など ・形の不整、細かい突起（マンモグラフィ検査）

● 乳がんの診断・検査

乳がんの種類

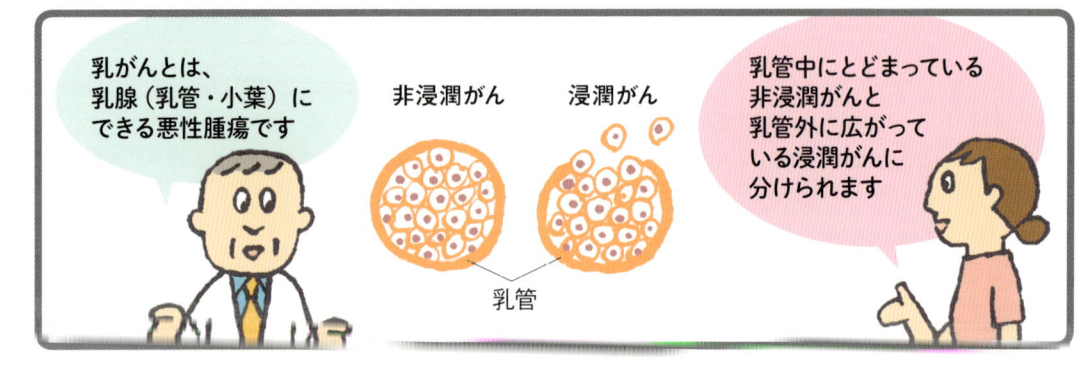

マンモグラフィによる検査

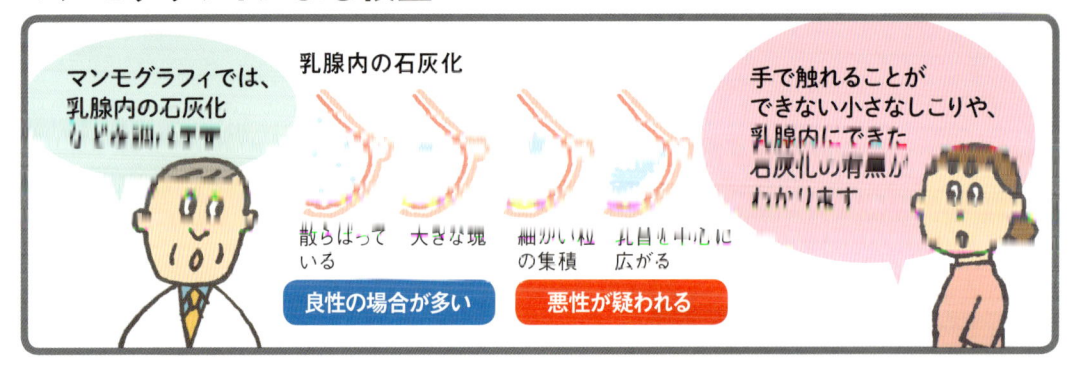

超音波検査で精密に調べる

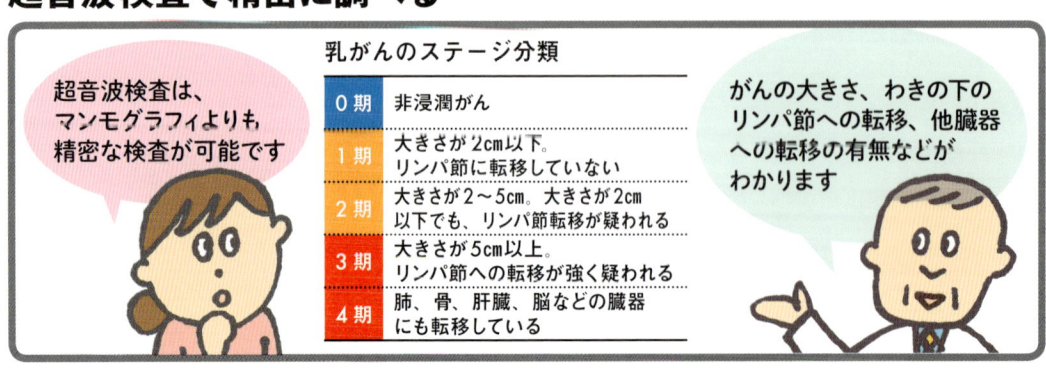

乳がんの主要検査

異常値一覧

検査	異常値
CA15-3 `P.192`	27U/mL 超
CEA `P.189`	5ng/mL 超
CA125 `P.193`	35U/mL 超

検査でわかること

マンモグラフィ

マンモグラフィは乳がんの初期症状の1つである石灰化を映し出すことのできる乳房専用のX線撮影で、圧迫板で乳房をはさみ、薄く平らにして撮影します。腫瘤や石灰化・乳腺のゆがみなどを確認でき、しこりとして触れないごく早期の乳がんも発見できます。ただし、X線検査のため、妊娠中の場合は検査することができないので、確認が必要です。

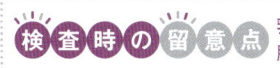 乳腺の量が多い人では正常乳腺自体が白く映り、腫瘤が隠れてしまうこともあります。

その他の画像検査

乳腺の量が多い人（若い女性に多い）の場合、超音波検査を併用することもあります。超音波検査では細かい石灰化や範囲までは確認できませんが、腫瘤の性状がわかりやすく、妊娠中でも検査できるという利点もあります。乳がんと診断した場合、CTやMRI検査を行って乳がんの進行状態を把握します。

乳がんの画像検査

画像検査	目的
マンモグラフィ	乳がんの早期発見、良性・悪性の区別
超音波（エコー）	乳がんの早期発見、良性・悪性の区別、がんの広がり、転移の有無
CT	乳がんの広がり、転移の有無
MRI	乳がんの早期発見、良性・悪性の区別、がんの広がり、転移の有無

子宮がん

原因	・ヒトパピローマウイルスの関与（子宮頸がん） ・エストロゲンの慢性刺激（子宮体がん）
診断	・不正性器出血（接触出血） ・腫瘍の状態、子宮結合組織への浸潤有無　など

● 子宮がんの診断・検査

子宮がんの種類

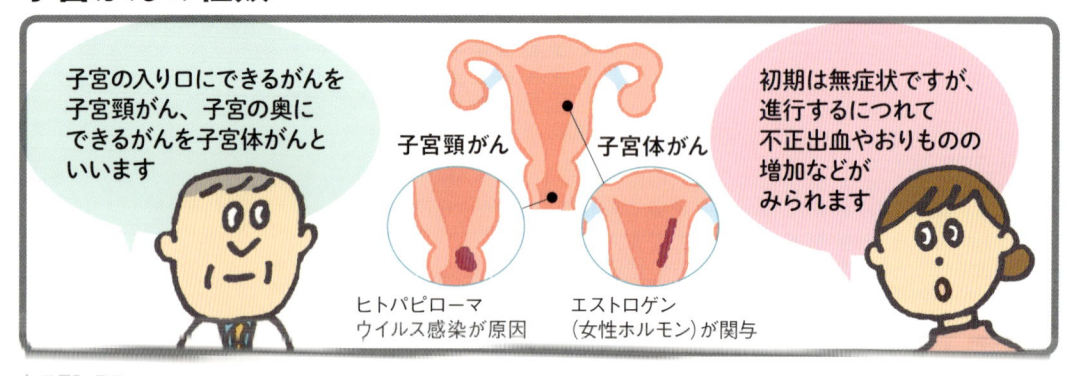

子宮の入り口にできるがんを子宮頸がん、子宮の奥にできるがんを子宮体がんといいます

初期は無症状ですが、進行するにつれて不正出血やおりものの増加などがみられます

子宮頸がん　子宮体がん

ヒトパピローマウイルス感染が原因　エストロゲン（女性ホルモン）が関与

細胞診で早期発見

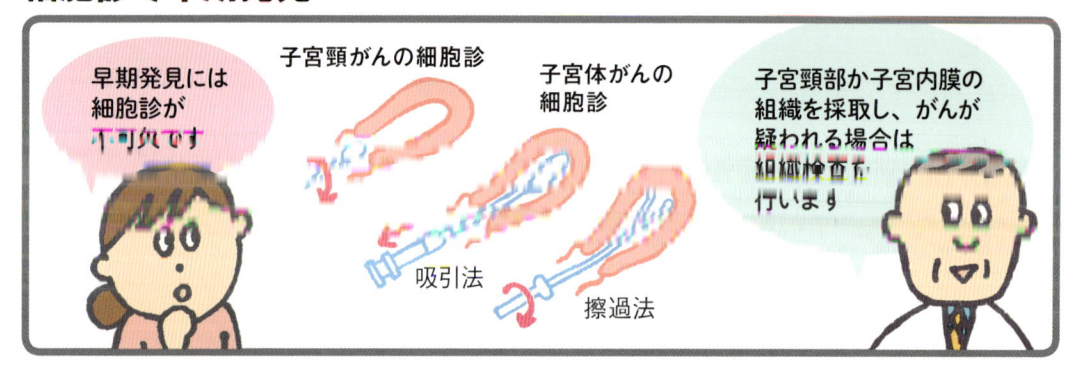

早期発見には細胞診が不可欠です

子宮頸がんの細胞診　子宮体がんの細胞診

子宮頸部か子宮内膜の組織を採取し、がんが疑われる場合は組織検査を行います

吸引法　擦過法

がんの進行度を調べる

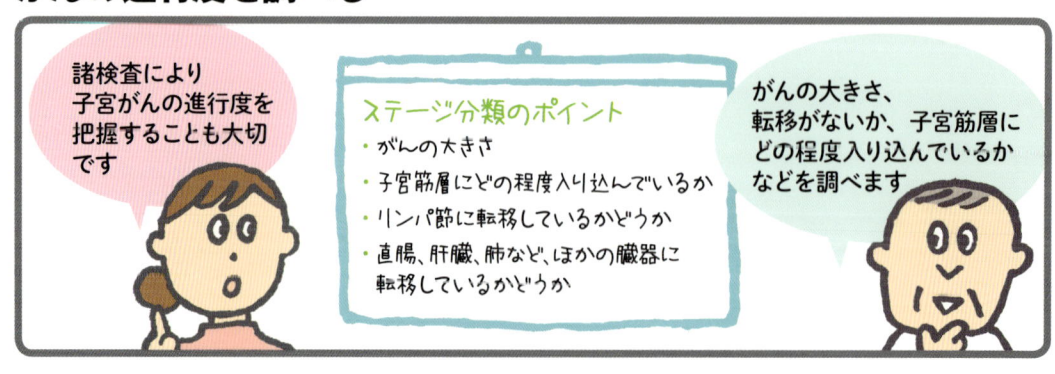

諸検査により子宮がんの進行度を把握することも大切です

ステージ分類のポイント
・がんの大きさ
・子宮筋層にどの程度入り込んでいるか
・リンパ節に転移しているかどうか
・直腸、肝臓、肺など、ほかの臓器に転移しているかどうか

がんの大きさ、転移がないか、子宮筋層にどの程度入り込んでいるかなどを調べます

子宮がんの主要検査

検査		異常値
子宮頸がん	SCC抗原 `P.189`	1.5ng/mL超
	CEA `P.189`	5ng/mL超
子宮体がん	CA125 `P.193`	35U/mL超
	CA19-9 `P.192`	37U/mL超
	BFP	75ng/mL超

検査でわかること

細胞診

子宮頸がんの場合はスクレーパーを用いて子宮頸部から組織を擦過、子宮体がんの場合は専用器具を用いて子宮内膜の組織を吸引または擦過します。直接塗抹法あるいは液状検体法により細胞の標本を作成し、顕微鏡でがん細胞の有無を調べます。

細胞診の結果は、日本母性保護産婦人科医会の日母分類（クラスⅠ～Ⅴ）が使われていましたが、2008年よりHPV感染などの微生物・病原体の情報も含めたベセスダシステムへの切り替えが進んでいます。

ベセスダシステムによる分類

結果		推定診断	日母分類
陰性（−）	NILM	非腫瘍性所見、炎症	Ⅰ、Ⅱ
偽陽性（±）	ASC - US	軽度扁平上皮内病変を疑う	Ⅱ、Ⅲa
陽性（＋）	ASC - H	高度扁平上皮内病変を疑う	Ⅲa、Ⅲb
	LSIL	HPV感染、軽度異形成	Ⅲa
	HSIL	中等・高度異形成、上皮内がん	Ⅲa、Ⅲb、Ⅳ
	SCC	扁平上皮がん	Ⅴ

確定検査

子宮頸部の細胞診でⅢa～bの場合は、コルポスコープ診（膣拡大鏡診）を行い、病変の程度、存在部位や広がりを確認します。病変を観察する単純コルポスコピー診と、3％の酢酸溶液を子宮頸部の表面に塗布する加工コルポスコピー診があります。さらにはがんと思われる部位の一部を採取する生検を行って、確定診断をつけます。

一方、子宮体部の細胞診で陽性、擬陽性の場合は、生検である子宮内膜組織診を行います。子宮内膜から少量の組織サンプルを採取し、顕微鏡下でがん細胞の有無を調べます。また、超音波やMRI検査によって子宮内膜の厚さ、形態を調べることで、がんの大きさや転移の有無を調べます。

白血病

原因	・遺伝子異常による未分化芽球の異常増殖
	・放射線、薬剤などの危険因子
診断	・顆粒球系細胞の増加
	・フィラデルフィア染色体、BCR-ABLキメラ遺伝子の存在

● 白血病の診断・検査

造血細胞のがん化

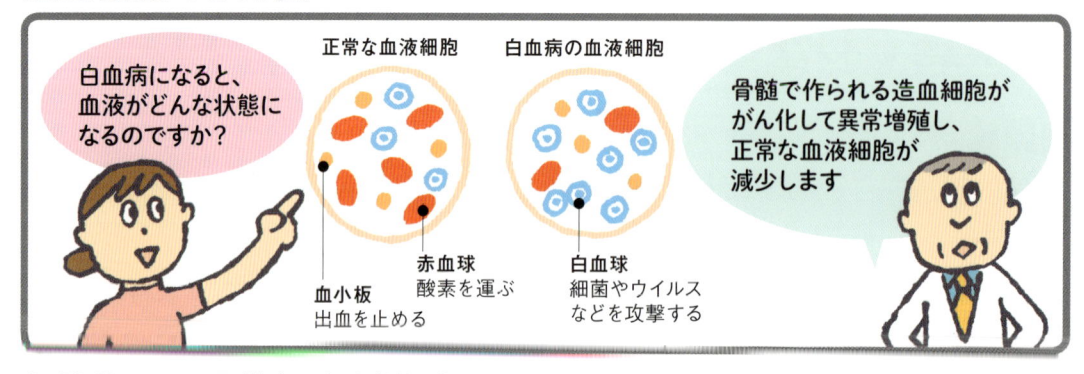

急性期には異常細胞が増殖

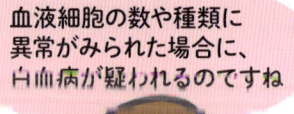
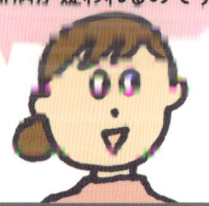
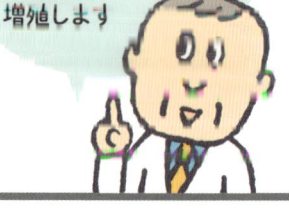

骨髄中の細胞を調べる

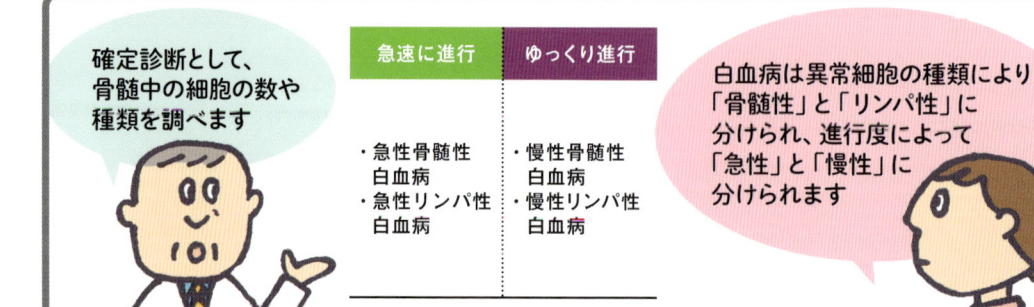

白血病の主要検査

異常値一覧

	検査	異常値
急性白血病	末梢血液像	芽球の出現、白血病裂孔を認める
	LDH P.74 、尿酸 P.79	増加
慢性白血病	フィラデルフィア染色体	陽性
	白血球数 P.100	顕著な増加
	赤血球数 P.100	男性：438万/μL未満、 女性：376万/μL未満
	血小板数 P.104	14万/μL未満、または37.9万/μL超

検査でわかること

骨髄穿刺・骨髄生検

　骨髄穿刺は腸骨または胸骨に針を刺して骨の中にある骨髄液を吸引し、顕微鏡で細胞の形や数などを調べます。WHO の新分類では、未熟な白血球である芽球が骨髄中に 20％以上ある場合に白血病と定義しています。また、ペルオキシダーゼ染色の結果によって陽性の芽球が 3％以上ある場合、急性骨髄性白血病と診断します。

　また、最終的な診断のために骨髄生検を行うこともあります。中空の針で骨髄を刺し、骨髄組織の小片を吸い取って取り出します。この組織片を薄くスライスし顕微鏡で細かく調べます。

WHO の新分類（2008）

❶ 骨髄増殖性腫瘍（慢性骨髄性白血病など）
❷ 好酸球増多症および PDGFRA、PDGFRB または FGFR1 遺伝子異常を伴う骨髄性 / リンパ性腫瘍
❸ 骨髄異形成 / 増殖性腫瘍
❹ 骨髄異形成症候群
❺ 急性骨髄性白血病および関連前駆細胞腫瘍
❻ 系統不明な急性白血病
❼ 前駆リンパ球性腫瘍
❽ 成熟 B 細胞腫瘍
❾ 成熟 T 細胞・NK 細胞腫瘍
❿ ホジキンリンパ腫
⓫ 免疫不全関連リンパ増殖性疾患
⓬ 組織球性および樹状細胞性腫瘍

染色体検査

　骨髄検査で採取した骨髄液を使い、骨髄細胞に含まれる染色体の異常を調べる検査です。特に慢性骨髄性白血病では、ほとんどの場合フィラデルフィア染色体に異常がみられます。本来離れている ABL 遺伝子と BCR 遺伝子が隣り合わせになり、異常が発生します。この染色体検査を行うことで白血病の種類を特定できるので、治療方針の決定に役立ちます。

白血病の種類

種類	状態
急性骨髄性白血病	リンパ球以外の白血球、赤血球、血小板になる予定である細胞ががん化した状態。
急性リンパ性白血病	造血幹細胞からリンパ球に成熟する段階の若い細胞ががん化した状態。
慢性骨髄性白血病	白血球・赤血球・血小板などの種である造血幹細胞に異常が起こる状態。
慢性リンパ性白血病	成熟リンパ球ががん化し、徐々にリンパ節の正常な細胞と入れ替わる状態。

悪性リンパ腫

原因	・ウイルス・細菌感染、慢性炎症性の刺激、免疫不全状態　など
診断	・リンパ節の腫大（2cm以上）、腫大リンパ節の硬度や数の増加 ・消化管の粘膜下腫瘍、腹部リンパ節腫大、脾腫、縦隔腫大　など

● 悪性リンパ腫の診断・検査

リンパ球ががん化して異常増殖

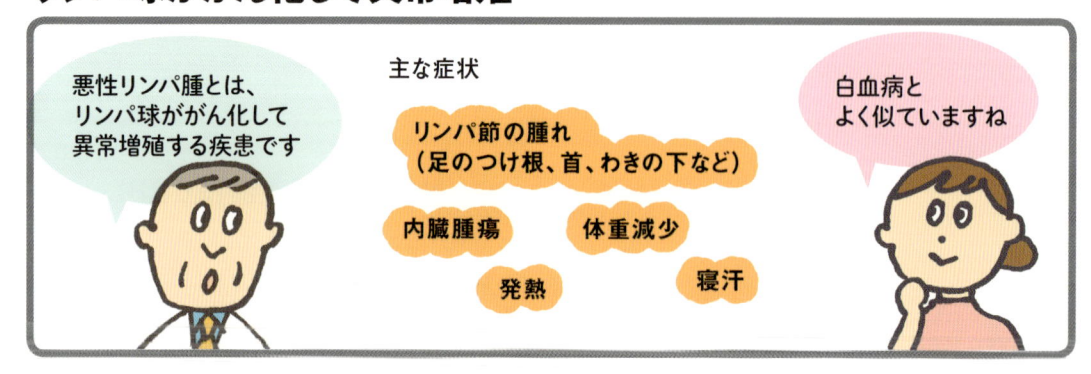

悪性リンパ腫とリンパ性白血病

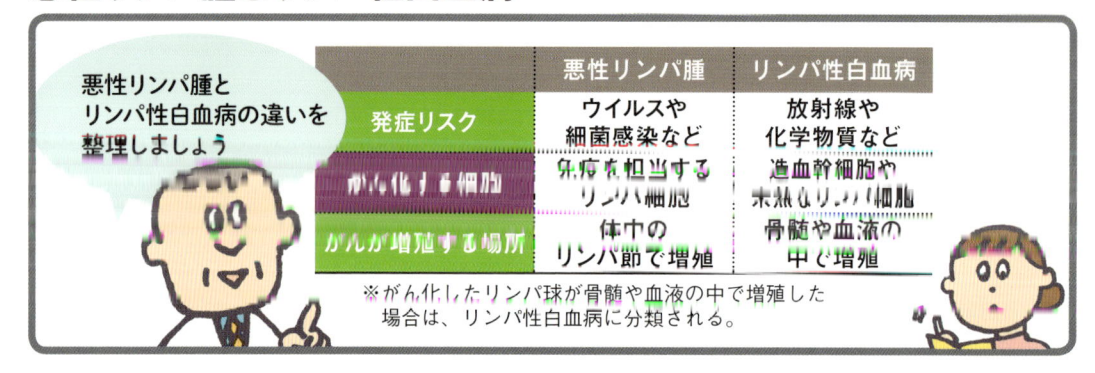

ホジキンリンパ腫と非ホジキンリンパ腫

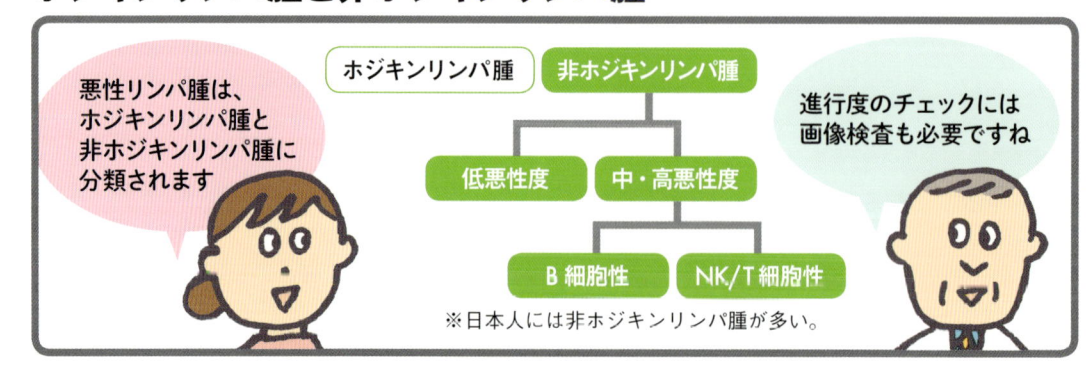

悪性リンパ腫の主要検査

検査	異常値
乳酸脱水素酵素(LDH) P.74	上昇
可溶性 IL-2 受容体	上昇
C- 反応性タンパク(CRP) P.41	上昇
血算	リンパ球の減少がみられることがある

検査でわかること

リンパ節生検

悪性リンパ腫の検査で最も重要なのがリンパ節生検です。腫れたリンパ節組織の一部を採取して顕微鏡で細胞を確認し、がん細胞が確認されれば悪性リンパ腫と診断します。診断の確定以外にもがんの種類や悪性度がわかり、治療方針を決定することができます。通常の組織診断のみで診断が困難な場合は、特殊染色を行ったり、白血病の診断と同様に染色体分析の結果を参考にします。

悪性度による分類

クラス	進行のスピード	B 細胞性	NK/T 細胞性
低悪性度	年単位でゆっくり進行	濾胞性リンパ腫、MALTリンパ腫 形質細胞リンパ腫　など	菌状息肉症
中悪性度	月単位で進行	マントル細胞リンパ腫、濾胞性リンパ腫 びまん性大細胞リンパ腫　など	末梢T細胞リンパ腫 NK細胞リンパ腫、細胞リンパ腫　など
高悪性度	週単位で進行	リンパ芽球性リンパ腫 バーキットリンパ腫	成人T細胞白血病リンパ腫　など

臨床病期を調べる検査

診断確定後も、臨床病期を確認するために複数の検査を行います。

悪性リンパ腫の病期分類

病期	状態
I期	1つのリンパ節や1つの臓器だけに塊が限られている状態。
II期	2つ以上のリンパ節に腫れがあるが、横隔膜の上か下に限局している状態。
III期	横隔膜の上下に病変部位が存在。肝臓や脾臓に広がっている場合も含む。
IV期	骨髄や肝臓などリンパ節以外の臓器にまで広く病変が存在する状態。

診断確定後の検査

検査	内容
超音波検査	腫瘤の位置や大きさ、分布を調べる。
CT, MRI検査	病変の大きさや広がりを調べる。
骨髄検査	悪性リンパ腫の細胞が骨髄の中まで及んでいるか否かを調べる。
PET検査	放射性ブドウ糖液を注射し、全身のがん細部を検出する。
消化管内視鏡検査	胃に病変が広がっていないか調べる。必要に応じて大腸内視鏡検査なども行う。

α-Fetoprotein

免疫学的検査 （腫瘍マーカー）

α-フェトプロテイン（AFP）

主に肝がんの腫瘍マーカーとして用いる。

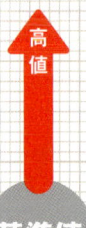

▶ 高値で考えられる疾患

原発性肝細胞がん **P.170**、
肝芽腫、転移性肝がん、
卵黄のう腫瘍、乳児肝炎 など

基準値
10ng/mL 以下

検査値のしくみ

　α-フェトプロテインは胎児のみが産生する体を動かす血清タンパクで、生まれた直後から減少し、1歳までにはほぼ消失します。しかし、原発性肝がんの患者では高い陽性率を示すため、肝がんの腫瘍マーカーとして用いられます。

　肝炎や肝硬変でも測定値が上昇するので、肝がんだけでなく、肝臓病の早期発見、診断、病状の経過観察にも応用します。

検査時の留意点

＊ 早期のがんにはあまり反応を示さない特徴があります。
＊ 妊婦は胎児が育つほどα-フェトプロテインの値が上昇しやすくなります。

Sialyl Lewisx-i Antigen/ Sialyl Stage-specific Embryonic Antigen-1

免疫学的検査 （腫瘍マーカー）

SLX
（シアリルLe^x-i抗原／シアリルSSEA-1抗原）

主に肺腺がん、膵がん、卵巣がんの診断と経過観察に用いる。

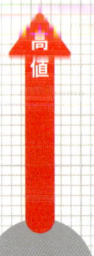

▶ 高値で考えられる疾患

膵がん **P.172**、
卵巣がん、胆道がん、
肺がん **P.174**、胃がん **P.166**、
肝がん **P.170** など

基準値
38U/mL 以下

検査値のしくみ

　SLXは高分子量の糖タンパクで胎生期に形成されますが、成人でも組織のがん化に伴って糖鎖合成経路が損傷を受けることで産生されます。

　血中SLX検査は特に肺腺がん、膵がん、卵巣がんで高い陽性率を示し、がんにのみ反応するという特徴を持っています。早期発見はもちろん、治療の検査経過の確認や再発の有無に関しても用いられています。

検査時の留意点

＊ 白血球中にも本抗原が大量に含まれているので、採血後すみやかに血球分離を行います。
＊ 非がん良性疾患での偽陽性率は低くなります。

免疫学的検査（腫瘍マーカー）

SCC 抗原（扁平上皮がん関連抗原）

子宮頸がん、呼吸器がん、肺がん、食道がんなどの補助診断として行う。

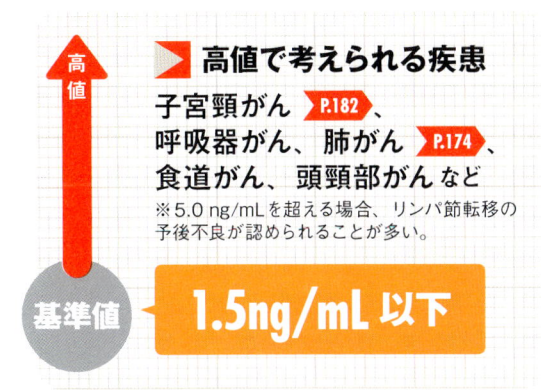

▷ **高値で考えられる疾患**

子宮頸がん P.182 、
呼吸器がん、肺がん P.174 、
食道がん、頭頸部がん など

※5.0 ng/mLを超える場合、リンパ節転移の予後不良が認められることが多い。

基準値 ◀ **1.5ng/mL 以下**

検査値のしくみ

SCC とは扁平上皮がんの略で、臓器や器官の平らな皮膚細胞に発生します。SCC 抗原は、子宮頸部扁平上皮がんの肝転移巣によって分離・生成された腫瘍関連抗原で、肺、子宮、食道、尿路などを覆う表皮や細胞ががん化すると急増します。

早期のがんに対する発見率は低く、どちらかというと、病気になった後の治療経過をみる役割を担っています。

検査時の留意点

＊ SCC 抗原はフケ、唾液、汗などにも含まれるので、採血時に混入しないよう注意します。
＊ アトピー性皮膚炎、気管支炎、結核、腎不全などでも高値を示すことがあります。

免疫学的検査（腫瘍マーカー）

CEA（がん胎児性抗原）

消化器系を中心としたがんの補助診断を行う。

▷ **高値で考えられる疾患**

食道がん、胃がん P.166 、
膵がん P.172 、大腸がん P.168 、
肺がん P174 、幹細胞がん、
乳がん P.180 、胆嚢がん、
胆管がん、卵巣がん、
子宮がん P.182 、
膀胱がん P.178 、
甲状腺がん P.120 など

基準値 ◀ **5ng/mL 以下**

検査値のしくみ

CEA は胎児の消化器細胞だけにある糖タンパクの一種ですが、主に消化器系の臓器ががん化すると作り出されます。一般的に消化器系のがんの補助診断のために用いられ、他にも治療経過や再発のモニターとしても有用です。

検査では血清から CLEIA 法によって測定します。臓器特異性は低いので、この検査だけでは診断はできません。

検査時の留意点

＊ 10ng/mL を超える場合、リンパ節や他臓器への転移も考えられます。
＊ 肝硬変、潰瘍性大腸炎、喫煙によっても高値となります。

悪性腫瘍／検査データ

第10章

γ-Seminoprotein

免疫学的検査（腫瘍マーカー）

γ - セミノプロテイン（γ - Sm）

前立腺がんの補助診断や経過観察を行う。

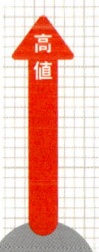

▶ **高値で考えられる疾患**

前立腺がん P.176 、
前立腺肥大症、
急性細菌性前立腺炎、
前立腺結石、前立腺梗塞 など

基準値 → **4ng/mL 以下**

検査値のしくみ

　γ-セミノプロテイン（γ-Sm）は前立腺腺上皮細胞と精漿にのみ存在する糖タンパクで、前立腺特異抗原（PSA）の遊離型（free PSA）と同一物質であることがわかっています。

　前立腺がんに特異性を持つので、PSA などの検査と組み合わせて診断します。検査では分離した血清から EIA 法によって測定します。

検査時の留意点

＊ γ -Sm 値は前立腺への物理的な刺激によって上昇するため、留置カテーテルの有無を確認します。
＊ 採血後すみやかに血清分離し、− 20℃で凍結保存します。

Cytodiagnosis

病理学的検査

細胞診

悪性腫瘍のスクリーニングや精密検査として用いる。

分類		判定	所見
class Ⅰ		陰性（−）	正常。
class Ⅱ			炎症や異型細胞を認める。
class Ⅲ	class Ⅲa	擬陽性（±）	軽度異形性を想定（5%程度にがんを検出）。
	class Ⅲb		高度異形性を想定（50%程度にがんを検出）。
class Ⅳ		陽性（＋）	悪性を強く疑う（上皮内がん、微小浸潤がんを想定）。
class Ⅴ			悪性（上皮内がん、微小浸潤がん、浸潤がん、再発がん）。

検査値のしくみ

　細胞診とは病変部の細胞が悪性か良性かを見分けるために行う検査で、一般的に採取した細胞をパパニコロウ染色し、正常なものと比較することで診断を行います。

　特に婦人科では欠かせない検査であり、子宮膣部のびらん面やその周囲の細胞を綿棒やスクレーパーで擦り取り、ガラス板に塗布して染色します。

検査時の留意点

＊ 細胞の採取が困難になるので、月経時の検査は避けるようにします。
＊ 婦人科領域以外では、肺がん検診（喀痰検査）も一般的です。

サイログロブリン（Tg）

甲状腺腫瘍の有無やその増大度を調べる。

▷ 高値で考えられる疾患

亜急性甲状腺炎、
無痛性甲状腺炎、甲状腺腺腫、
甲状腺濾胞がん、
甲状腺乳頭がん、
バセドウ病 など

基準値

32.7ng/mL 以下

▷ 低値で考えられる疾患

甲状腺全摘、無甲状腺症、
先天性サイログロブリン
合成障害、
医療性甲状腺中毒症 など

検査値のしくみ

サイログロブリンは甲状腺濾胞細胞で合成・貯蔵される糖タンパクで、甲状腺が刺激されると甲状腺ホルモン（T_4、T_3）として分泌されます。正常の状態では血液中にはほとんど存在しませんが、甲状腺腫瘍などによって血中濃度が高まります。

検査では採取した血中のサイログロブリン値を測定します。甲状腺に腫瘍がある場合、ほぼ例外なく高値を示します。

検査時の留意点

* ビオチンを投与している場合、採血は投与後8時間以上経過してから実施します。
* ただし良性甲状腺腫でも高値を示すので、良性、悪性の鑑別はできません。

STN（シアリルTn抗原）

卵巣がん、消化器がんの診断に用いる。

▷ 高値で考えられる疾患

100U/mL 以上
卵巣がん（高頻度）、
胃がん P.166 、大腸がん P.168 、
膵がん P.172 、胆道系がん、
子宮がん P.182 など
45～100U/mL
上記以外に、肺がん P.174 、
婦人科系良性疾患、肺炎 P.58 、
肝硬変 P.22 、胆石 など

基準値

45U/mL 以下

検査値のしくみ

STN（シアリルTn抗原）はヒツジ顎下腺ムチンに対する糖鎖抗原（ムチン型糖タンパク）です。特に卵巣がんや再発胃がん患者の血清中で高値を示すことから、スクリーニングや治療経過の診断に有用です。

検査では一般的に遠心分離した血清をRIA法によって測定します。卵巣がんでは40%強と高い陽性率を示します。

検査時の留意点

* 血液型がBやABでは、健常者でも高値を示すことがあります。
* 卵巣がんでは、CA125との併用で診断効率がより高まります。

Carbohydrate Antigen 19-9

免疫学的検査（腫瘍マーカー）

CA19-9

消化器がんの補助診断に用いる。

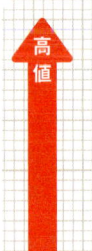

高値で考えられる疾患

膵がん `P.172`、 胆管がん、
胆嚢がん、 胃がん `P.166`、
大腸がん `P.168`、 食道がん、
原発性肝がん `P.170`、
卵巣がん など

基準値 → **37U/mL 以下**

検査値のしくみ

　CA19-9 はヒト結腸、直腸がん培養細胞株 SW-11 を免疫源とするモノクローナル抗体が認識する糖鎖抗原で、消化器系のがんで高い陽性率を示します。特に膵がん、胆管がんで高い陽性率を示し、消化器系がんの腫瘍マーカーとして有用です。ただし早期がんでの陽性率は低いので、他の腫瘍マーカーや画像診断などと合わせて総合的に判断します。

検査時の留意点

＊ ルイス式血液型抗原陰性者ではがん化によっても偽陰性を示すので、注意が必要です。
＊ 10 ～ 20 代の女性や妊婦、糖尿病でも軽度に上昇することがあります。

Carbohydrate Antigen 15-3

免疫学的検査（腫瘍マーカー）

CA15-3

進行性乳がんや再発乳がんの補助診断に用いる。

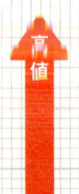

高値で考えられる疾患

進行性乳がん `P.180`、
再発乳がん、 転移性乳がん、
原発性乳がん、 卵巣がん、
子宮がん `P.182`、
膵がん `P.172` など

基準値 → **27U/mL 以下**

検査値のしくみ

　CA15-3 は主に腫瘍細胞から分泌される高分子量のムチン型糖タンパクです。乳がんなどに特異性があり、CEA とともに乳がんで最も一般的なマーカーです。乳がんの再発や転移の検査にも有用です。

　卵巣がん、肺がん、前立腺がんでも測定値は上昇し、がん以外では子宮内膜症や骨盤炎症性疾患、肝炎でも高値を示します。

検査時の留意点

＊ 乳がんの疑いがある場合は、CT、MRI、骨シンチなどを行って状態を把握します。
＊ CA15-3 を産生しない乳がんもあるので、他の腫瘍マーカーの値とあわせて診断します。

Carbohydrate Antigen 125

CA125

卵巣がんや子宮がんの補助診断に用いる。

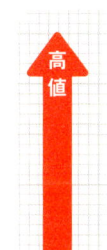

> 高値で考えられる疾患

卵巣がん、卵巣漿液性嚢胞腺がん、子宮頸部腺がん P.182、膵がん P.172、子宮内膜症、チョコレート嚢胞 など

基準値 ◀ **35U/mL 以下**

検査値のしくみ

CA125 はモノクローナル抗体が認識する抗原で、高分子量の糖タンパクです。卵巣がんや子宮内膜症で大量に産生されるため、卵巣がん、子宮がん、子宮内膜症などの腫瘍マーカーや補助診断として用いられます。

がんの進行に伴い陽性率、測定値共に上昇するので、治療効果の判定や再発予測の手段としても有用です。ただし、卵巣以外の多くのがんでも上昇します。

検査時の留意点

＊ 妊娠初期や月経時・閉経前に一過性の上昇がみられるので、必ず患者に確認します。
＊ 卵巣がんの疑いがある場合は、胎盤内超音波検査、CT 検査などの画像検査とあわせて診断します。

Cyfra21-1

シフラ21-1

肺がん（特に扁平上皮がん）の補助診断として用いる。

> 高値で考えられる疾患

肺がん（肺非小細胞がん、扁平上皮がん、腺がん）P.174、子宮がん P.182、食道がん、肝炎 P.20、肝硬変 P.22、肝がん P.170、乳がん P.180 など

基準値 ◀ **3.5ng/mL 以下**

検査値のしくみ

シフラは上皮細胞の構成タンパクであるサイトケラチンのひとつで、酸性に属する低分子サイトケラチンです。正常でも上皮細胞にごく微量存在しますが、特に扁平上皮がんで大量かつ高率（60〜80%）に検出されます。

喫煙歴が影響しないため、肺がん検査では頻繁に用いられ、肺の良性疾患との違いを区別しやすい点も大きな特長です。

検査時の留意点

＊ 男性は女性よりも高値で、加齢によっても高値になります。
＊ 腎臓機能の低下した患者でも高値を示すことがあります。

悪性腫瘍／検査データ

第10章

Human T-cell Leukemia Virus Type-1

免疫学的検査

HTLV-1抗体（成人T細胞白血病ウイルス抗体）

HTLV-1 ウイルスの感染の有無を調べる。

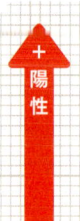

▷▶ **陽性で考えられる疾患**

成人T細胞白血病（ATL）`P.184`、
T細胞型悪性リンパ腫 `P.186`、
HTLV-I キャリア、
HTLV-I 関連緩徐性対称性
ミエロパチー（HAM）など

基準値 ◀ **陰性（−）**

検査値のしくみ

　成人T細胞白血病（ATL）は白血球の中のT細胞に HTLV-1 ウイルスが感染し、がん化したことによって発症します。HTLV-1 ウイルスに感染すると生涯ウイルスを持ち続ける HTLV-1 キャリアとなり、その数は全国で約120万人と推定されています。

　測定にあたってはまず血清を使ってスクリーニング検査を行い、陽性反応が出た患者には続いて確認検査を実施します。

検査時の留意点

＊ 感染して症状が出る人の大半が 40 歳以上で、60 ～ 70 歳に最も多く出ます。
＊ 主な感染経路は、母乳による母子感染と性行為による夫から妻への感染です。
＊ 感染妊婦の場合、断乳するよう指導します。

Tissue Polypeptide Antigen

免疫学的検査（腫瘍マーカー）

TPA

がんの腫瘍マーカーとして用いる。

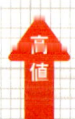

▷▶ **高値で考えられる疾患**

胃がん `P.166`、
大腸がん `P.168`、
肝がん `P.170`　食道がん、
膵がん `P.172`　結腸がん、
直腸がん、肺がん `P.174`、
卵巣がん など

基準値 ◀ **75U/L 未満**

検査値のしくみ

　TPA（組織ポリペプチド抗原）は体内の腫瘍組織に見られる特殊なタンパクで、原発部位に関係なく、ほとんどすべてのがんで増加します。がんの補助診断、病気の進行や術後再発のモニターに有用ですが、がんの特定はできないので、他の腫瘍マーカーと組み合わせて判定します。なお、白血病や肉腫のような非上皮性腫瘍ではほとんど上昇しません。

検査時の留意点

＊ がんの場合は次第に値が上昇し、がん以外では病気の経過とともに値が低下します。
＊ 女性と若年者はやや低く、妊婦やアルコール多飲者は高値を示す傾向にあります。

免疫学的検査（腫瘍マーカー）

BCA225（乳がん関連抗原 225）

乳がんの有無を調べる。

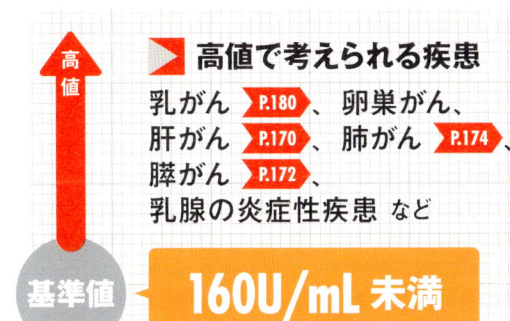

▶ 高値で考えられる疾患

乳がん P.180 、卵巣がん、
肝がん P.170 、肺がん P.174 、
膵がん P.172 、
乳腺の炎症性疾患 など

高値

基準値 ◀ **160U/mL 未満**

検査値のしくみ

　BCA225 は乳がんで幅広く測定される血中腫瘍マーカーで、乳がんに対する特異性が高く、特に再発乳がんで高率に陽性率が上昇します。乳がんの早期発見よりも、乳がん術後のモニタリングや再発乳がん・転移乳がんに対する治療効果判定に有用です。

　検査では血清を EIA 法によって測定します。初発乳がんの陽性率は 40%以下ですが、再発乳がんや転移例では 50 ～ 70%と高まります。

検査時の留意点

※ 健常女性でも高値となることがあるので、注意が必要です。

※ 乳房とわきの下のしこりの有無、乳頭からの分泌物の有無も必ず調べます。

免疫学的検査（腫瘍マーカー）

PIVKA-Ⅱ定量（DCP）

肝細胞がんの補助診断として用いる。

高値

▶ 高値で考えられる疾患

1,000mAU/mL 以上（高度増加）

肝細胞がん P.170 、
胆管細胞がん、
転移性肝がん、
肝細胞がん以外の悪性腫瘍 など

40～1,000mAU/mL（中高度増加）

新生児ビタミン K 欠乏症、
新生児メレナ、
肝機能障害 など

基準値 ◀ **40mAU/mL 未満**

検査値のしくみ

　肝臓で産生される血液凝固因子の第Ⅱ、Ⅶ、Ⅸ、Ⅹ因子は、ビタミン K が欠乏すると、機能を持たないまま血中に出現します。これらの異常血液凝固因子を PIVKA と総称し、第Ⅱ因子の異常体を PIVKA-Ⅱ と呼びます。肝細胞がんの多くは PIVKA-Ⅱ を産生するため、AFP と組み合わせて検査すると、肝細胞がんの診断がより正確になります。

検査時の留意点

※ ワルファリンや抗ビタミン K 剤投与でも増加するので、注意が必要です。

※ 肝細胞がんの陽性率は 50%以上、肝硬変の場合は 10%以下なので、両者の鑑別にも有用です。

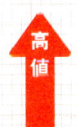

悪性腫瘍／検査データ

第10章

Prostatic Acid Phosphatase

前立腺ACP（PAP／前立腺酸性ホスファターゼ）

前立腺がんの治療効果や経過を観察する。

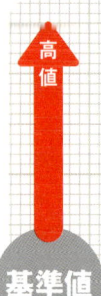

▶ 高値で考えられる疾患

前立腺がん P.176 、
前立腺肥大症、前立腺炎、
腎がん、乳がん
（骨転移があるとき） P.180 など

基準値 2.9U/L 以下

検査値のしくみ

酸性ホスファターゼ（ACP）はリン酸化合物の分解酵素で、前立腺で生成される ACP は特に前立腺酸性ホスファターゼ（PAP）と呼ばれています。前立腺がんの腫瘍マーカーとしてはより感度の高い PSA（前立腺特異抗原）が使用されますが、PAP は前立腺がん患者のフォローアップに優れ、前立腺がんのスクリーニングや経過観察に有用です。

検査時の留意点

＊ PAP は検体の放置で失活するので、採血後すみやかに遠心分離して凍結します。
＊ 前立腺触診や生検、尿道カテーテルの挿入などの機械的刺激によっても高値になります。

Prostate-Specific Antigen

PSA（前立腺特異抗原）

前立腺がんの腫瘍マーカーとして用いる。

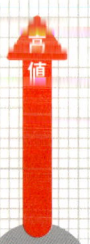

▶ 高値で考えられる疾患

前立腺がん P.176 、
前立腺肥大症、
急性細菌性前立腺炎、
急性尿閉 など

基準値 4ng/mL 以下

検査値のしくみ

PSA は主として前立腺から精液中に分泌されるタンパク質分解酵素で、精子の運動性を高める役割を果たします。血液の中にも流れ出ていますが、前立腺に異常があると大量に放出されて濃度が高くなります。前立腺がんでも数値に反応が出やすいため、前立腺がんの腫瘍マーカーとして用います。治療経過観察中の再燃・再発を見つけるうえでも有効な検査です。

検査時の留意点

＊ 前立腺がんは、50 歳を過ぎると罹患率が急激に増加します。
＊ 罹患が疑われる際は、前立腺の触診や画像診断、病理診断などもあわせて行います。

HCG 定量（ヒト絨毛性ゴナドトロピン定量）

HCG 産生腫瘍の診断や経過観察に用いる。

高値で考えられる疾患

胞状奇胎、絨毛がん、卵黄嚢腫瘍、子宮内膜がん **P.182**、卵巣がん、尿路系腫瘍、染色体異常、妊婦 など

下表参照

低値で考えられる疾患

切迫流産、子宮外妊娠、子宮内胎児死亡 など

検査値のしくみ

HCG は胎盤絨毛から分泌される性腺刺激ホルモンで、妊娠の維持に大きく関与しています。妊娠によって大量に分泌され、妊娠の診断や絨毛性疾患の管理などに広く用いています。

画像診断とあわせて HCG を測定し、HCG 産生腫瘍の有無、胞状奇胎や子宮外妊娠などを鑑別するのに有用です。絨毛性疾患の治療効果や寛解判定などの指標としても使われます。

基準値
（単位：mIU/mL）

男性	3.0以下	
非妊婦		
妊婦	1週	0〜50
	2週	20〜500
	3週	500〜5,000
	4週	3,000〜19,000
	2カ月	14,000〜169,000
	3カ月	16,000〜160,000
	6カ月	2,500〜82,000
	9カ月	2,400〜50,000

検査時の留意点

＊ 妊娠初期から高値となるので、妊娠の有無を確認します。
＊ 不正性器出血がないか、腹痛や頭痛を訴えていないかも確認します。

ポリアミン

がんの治療効果判定や経過観察に用いる。

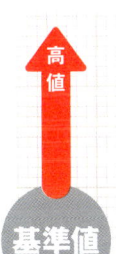

高値で考えられる疾患

肉腫、肝がん **P.170**、胆嚢がん、腎臓がん、胃がん **P.166**、大腸がん、乳がん **P.180**、肺がん **P.174**、膵がん **P.172**、食道がん など

13.2〜46.2μmol/g·Cr 未満

検査値のしくみ

ポリアミンは前立腺、骨髄、胸腺など核酸、タンパク質合成の盛んな組織中に含まれる低分子の窒素化合物で、特に悪性腫瘍ではポリアミンの生成が亢進し、尿中ポリアミン量が増加します。

検査では採取した尿を酵素法によって濃度を測定します。臓器特異性は低いものの、がんの大きさや進み方を反映するため、様々ながんの補助的な診断指標となります。

検査時の留意点

＊ 経時的な変動を観察し、他の腫瘍マーカーも含めて治療効果や再発の有無を総合的に判断します。
＊ 治療によって腫瘍細胞が壊死すると一過性に高値になることがあるので、注意が必要です。

悪性腫瘍／検査データ

第10章

更年期障害

原因	・閉経によるエストロゲン分泌の急激な低下 ・家庭や社会などにおける環境変化
診断	・エストロゲン欠落症状（自律神経失調症） ・精神神経症状　など

更年期障害の診断・検査

卵巣機能低下による不定愁訴

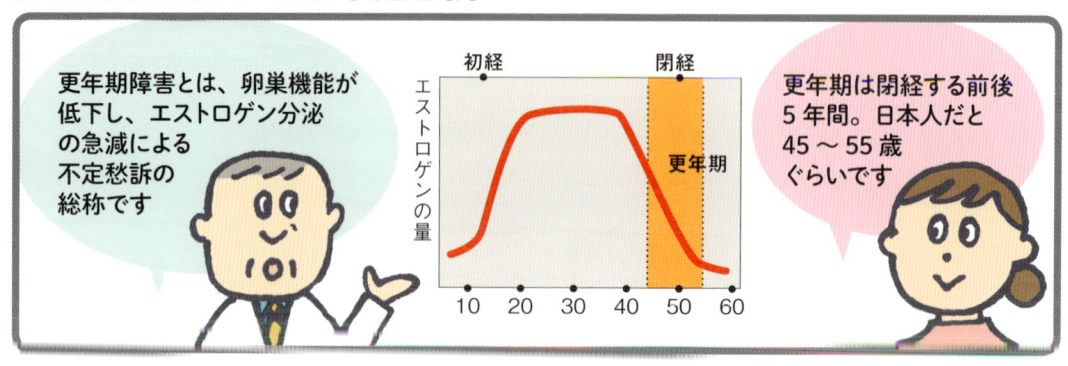

更年期障害の症状

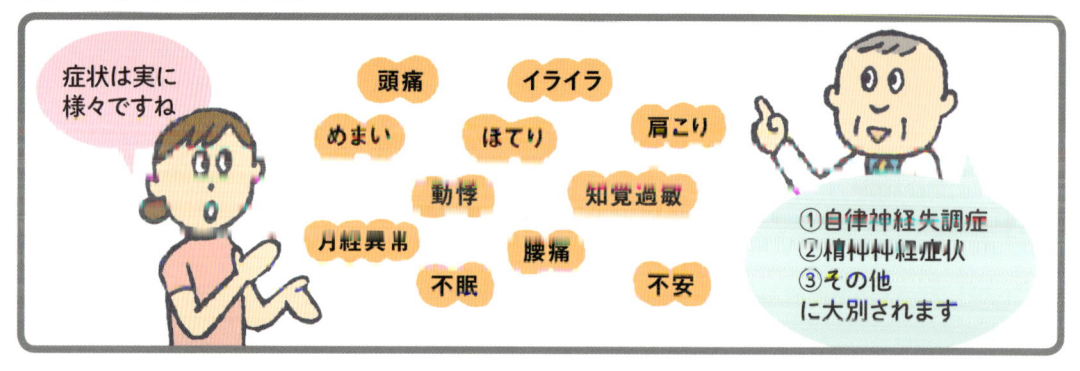

他の原因疾患を確認

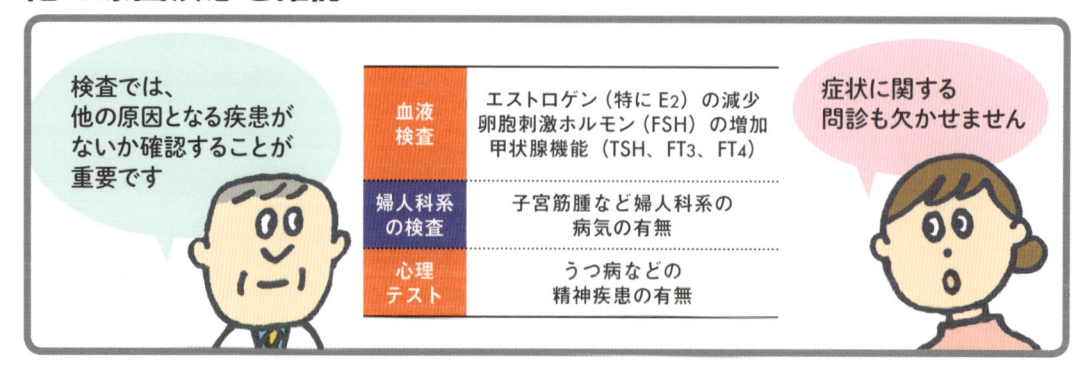

更年期障害の主要検査

検査	異常値
エストラジオール（E₂） P.204	卵胞期：19pg/mL 未満、 排卵期：49pg/mL 未満、 黄体期：78pg/mL 未満、 閉経後：39pg/mL 超
卵胞刺激ホルモン（FSH） P.209	卵胞期：14.7 m IU/mL 超、 排卵期：16.6 m IU/mL 超、 黄体期：8.5 m IU/mL 超、 閉経後：157.8 m IU/mL 超
甲状腺刺激ホルモン（TSH） P.126	低下：0.4 μIU/mL 未満 上昇：5 μIU/mL 超
総コレステロール（TC） P.142	219mg/dL 超

異常値からわかること

エストラジオール（E₂）

約30種類あるエストロゲンの中でも最も活性の強いのがエストラジオール（E₂）で、この値を測定することで卵巣機能の状態や更年期障害・閉経の可能性を判断できます。まだ閉経していない場合にはエストラジオール値が50pg/mL 以下、閉経している場合には10pg/mL で更年期障害と診断されます。

エストラジオールの基準値（女性）

	数値
卵胞期	19〜226pg/mL
排卵期	49〜487pg/mL
黄体期	78〜252pg/mL
閉経後	39pg/mL 以下

卵胞刺激ホルモン（FSH）と黄体形成ホルモン（LH）

エストロゲンの分泌が減少すると卵胞刺激ホルモン（FSH）の分泌が増えるため、エストラジオールと共に更年期障害の指標として測定します。また、黄体形成ホルモン（LH）の値も高くなるので、FSH と LH が共に正常値よりも高い場合は、更年期が疑われます。FSH が常時 20mIU/mL 台を超えていればほぼ更年期であり、閉経が近いと考えられます。

FSH・LH の基準値（女性）

	FSH（mIU/mL）	LH（mIU/mL）
卵胞期	3〜14.7	1.8〜10.2
排卵期	3.2〜16.6	2.2〜88.3
黄体期	1.5〜8.5	1.1〜14.2
閉経後	157.8以下	5.7〜64.3

卵巣腫瘍

原因	・子宮内膜増殖による月経血の蓄積（子宮内膜性卵巣嚢腫） ・がん抑制遺伝子の異常（悪性卵巣腫瘍）
診断	・腫瘤の触知 ・腫瘍の茎捻転

卵巣腫瘍の診断・検査

卵巣に発生した腫瘍

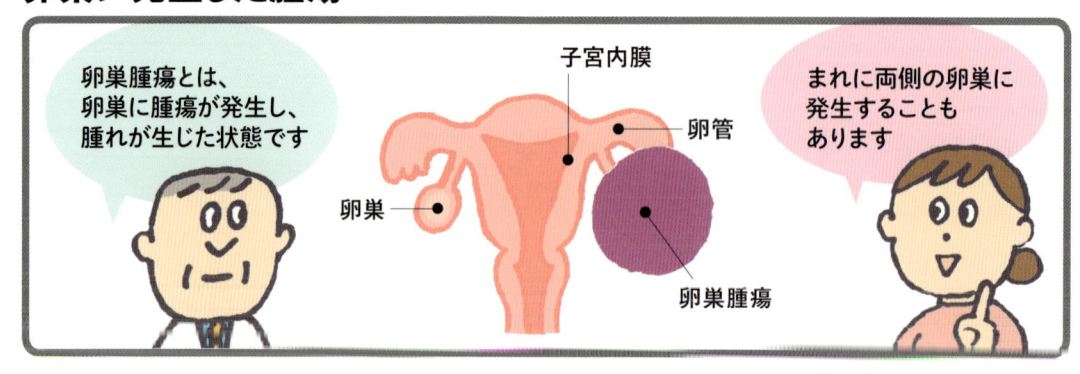

卵巣腫瘍の分類

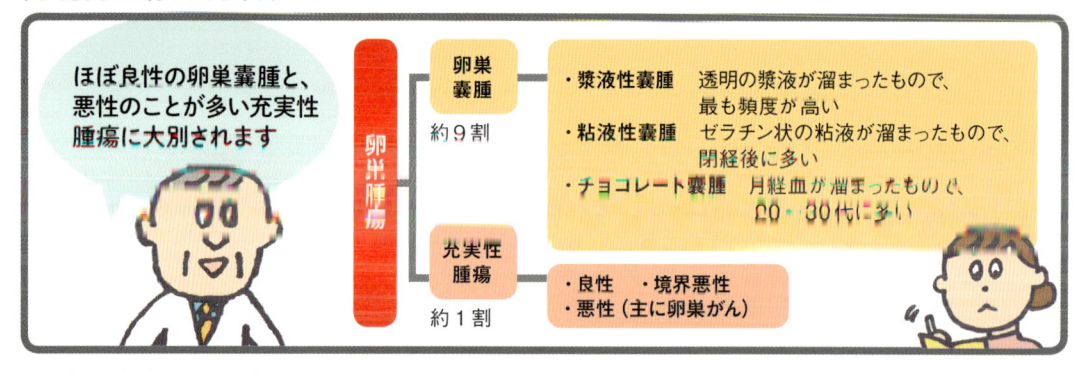

卵巣腫瘍の検査

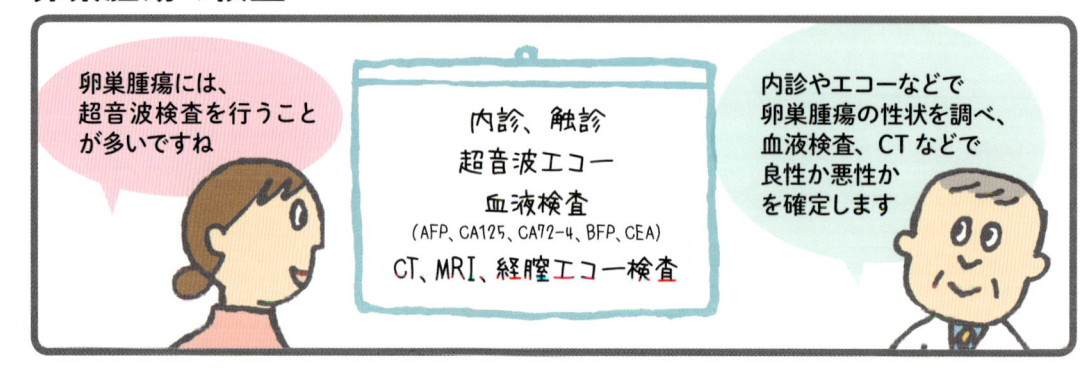

卵巣腫瘍の主要検査

検査	異常値
AFP P.188	10ng/mL 超
CA125 P.193	35U/mL 超
CA72-4	6.9U/mL 超
BFP	75ng/mL 超
CEA P.189	5ng/mL 超

異常値からわかること

経腟超音波エコー

　卵巣腫瘍の初期検査として最も有用なのが経腟超音波エコー検査で、プローブに使い捨てのキャップをかぶせて腟内に挿入します。腟内から子宮や卵巣の様子を直接チェックでき、2～3cm の小さな腫瘍も確認できます。ただし、経腟エコーでは広い視野が得られにくいため、腫瘍の大きさや進行具合によっては、経腹エコーを選択します。診断に迷う場合は MRI を併用し、悪性が疑われる場合は造影CT を実施します。

悪性の場合にみられる特徴

- 腫瘍の急速な増大
- 壁不整
- 多嚢胞性
- 充実部
- 腹水貯留、周囲との癒着

↓

これらの特徴を認めることが多い

腫瘍マーカー

　卵巣腫瘍が良性か悪性かを判断する補助として、血液中の腫瘍マーカーを測定します。悪性腫瘍にだけ特異的に増加するマーカーはないので、いくつかの腫瘍マーカーを組み合わせて診断します。陽性率は 70～80％で、初期では陰性を示すこともあるので注意が必要です。

腫瘍マーカー陽性による組織型推定

検査	疾患
AFP	卵黄嚢胞瘍（yolk sac tumor）、胎児性がん
CA125	漿液性嚢胞腺がん、類内膜がん
CA72-4	ムチン性嚢胞腺がん、転移性卵巣がん
BFP	漿液性嚢胞腺がん
CEA	転移性卵巣がん

子宮内膜症

原因	・子宮内膜細胞が腹腔面に生着 ・腹膜へのエストロゲンや月経血による刺激
診断	・月経痛などの疼痛、不妊を主症状とする疾患 ・子宮可動性の制限、子宮後屈、圧痛、卵巣腫大

● 子宮内膜症の診断・検査

子宮以外に子宮内膜と似た組織ができる疾患

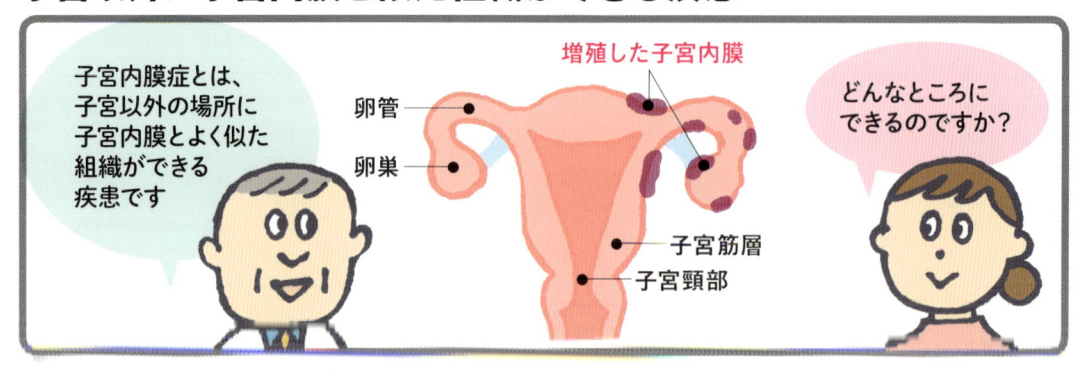

子宮内膜症が起こりやすい場所

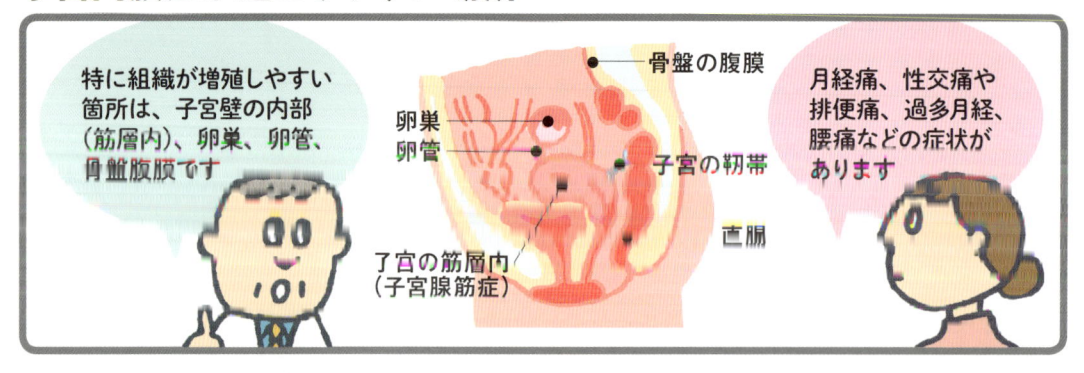

子宮内膜症の検査

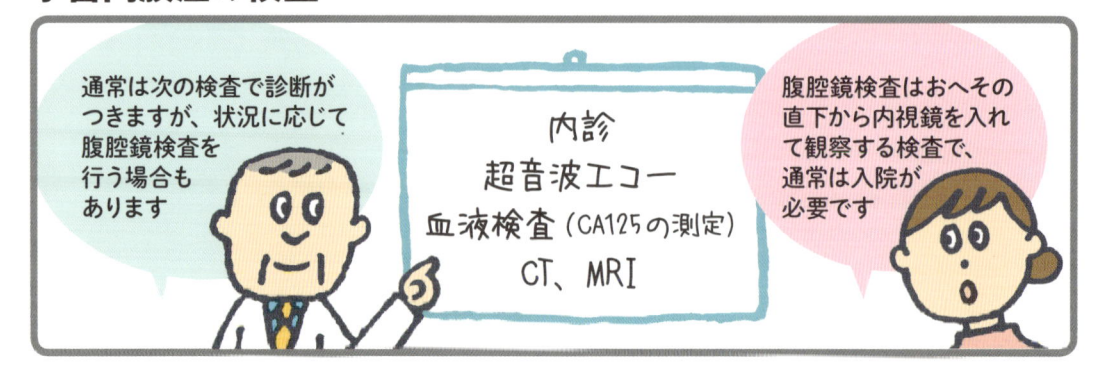

子宮内膜症の主要検査

異常値一覧

検査	異常値
CA125 **P.193**	35U/mL 超

※ CA125 の値は子宮内膜症の程度とほぼ比例する。
※ただし、子宮内膜症でも値が低い場合があるので、あくまで補助診断として用いる。

検査でわかること

内診

　問診で内膜症の疑いがあると判断した場合、まずは内診によってダグラス窩（子宮と直腸の間のくぼみ）に硬結（しこり）や圧痛がないか、卵巣が腫れていないか（腫大）を調べます。性行為の経験がない患者の場合は、肛門から指を挿入してダグラス窩の深部病変を触診する直腸診を選択することもあります。

子宮内膜症の主な種類

子宮内膜症の種類	目的
ブルーベリースポット	腹腔内に小さな子宮内膜組織が無数にできている状態。病状としては最も軽い初期の段階。
卵巣チョコレート嚢胞	出血した血液が卵巣の中に溜まって嚢胞ができた状態。嚢胞が破裂しない限りは痛みを感じにくい。
ダグラス窩子宮内膜症	ダグラス窩に子宮内膜症ができた状態。病状はかなり進行しており、排便痛や性交痛が起こる。

超音波エコー

　子宮内膜症の超音波エコー検査には経腟エコーと経腹エコーとがあります。プローブを直接腟の中に挿入して調べる経腟エコー検査の方が、より正確な診断ができます。卵巣のチョコレート嚢胞の大きさを判定するうえで、欠くことのできない検査です。超音波エコーでも診断がつきにくい場合は、より詳しい画像が得られる MRI 検査を行います。

CA-125

　CA-125 は胎生期体腔上皮の異常増殖などにより上昇し、卵巣がんや子宮内膜がんなど悪性腫瘍の診断に応用されています。

　子宮内膜症や子宮筋腫などの良性疾患においては、補助診断や経過観察に活用されます。子宮内膜症の初期病変では CA-125 が高値を示すことはあまりありませんが、卵巣チョコレート嚢胞や深在性子宮内膜症などの重症型では著明な高値を示すケースが多くなります。

Estradiol E₂

エストラジオール（E₂）

主に卵巣機能の状態を調べる。

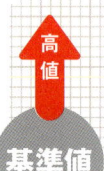

▶ 高値で考えられる疾患

エストロゲン産生腫瘍、卵巣過剰刺激症候群、先天性副腎過形成、思春期早発症、肝疾患 など

基準値 下表参照

▷ 低値で考えられる疾患

卵巣機能低下ないし不全症、胎盤機能不全、胎盤アロマターゼ欠損症、ターナー症候群、早発閉経、無月経 など

検査値のしくみ

　エストラジオールとは、生殖器の発育に大きく関与するホルモンであるエストロゲンに最も多く含まれる成分で、卵胞の発育状態を確認するうえで有効な指標となります。妊娠中には胎盤性エストロゲンとして活発に分泌されます。

　検査では血清から CLIA 法によって測定します。女性では卵巣と胎盤からエストロゲンが分泌され、男性では副腎と精巣から分泌されます。

基準値

男性		19〜51pg/mL
女性	卵胞期	19〜226pg/mL
	排卵期	49〜487pg/mL
	黄体期	78〜252pg/mL
	閉経後	39pg/mL以下
女性（妊娠中）	前期	789〜16,631pg/mL
	中期	1,148〜36,833pg/mL
	後期	5,452〜44,915pg/mL

検査時の留意点

※ 採血後はすみやかに血清に分離し、-20℃で保存します。

† 経口避妊薬、甲状腺ホルモン製剤などの服用で、異常値となることがあります。

Estriol E₃

エストリオール（E₃）

主に胎児の状態や胎盤の機能を調べる。

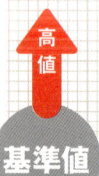

▶ 高値で考えられる疾患

多胎妊娠、巨大児妊娠、甲状腺機能低下症 P.118 など

基準値 下表参照

▷ 低値で考えられる疾患

子宮内胎児死亡、無脳児妊娠、重症妊娠中毒症、甲状腺機能亢進症 P.116 、胎盤酵素欠損症 など

検査値のしくみ

　エストリオールは卵胞ホルモンと総称されるエストロゲンの中では卵巣での産生は少ないものの、妊娠が進むにつれて顕著に増加し、妊娠後期では総エストロゲンの約90％を占めるに至ります。

　そのため、エストリオールの血中濃度検査は、胎児の生命状態の指標として用いられます。尿中 E₃ 値の測定も胎盤機能検査法として応用されます。

基準値

男性		5pg/mL以下
女性	卵胞期	5pg/mL以下
	排卵期	5pg/mL以下
	黄体期	5pg/mL以下
	閉経後	5pg/mL以下
女性（妊娠中）	前期	20〜100pg/mL
	中期	100〜10,000pg/mL
	後期	10,000〜40,000pg/mL

検査時の留意点

※ 採血後はすみやかに血清に分離し、-20℃で保存します。

※ 日内変動があるので、採血時間は一定にします。

総エストロゲン

ホルモン産生腫瘍や副腎皮質機能亢進の補助診断として用いる。

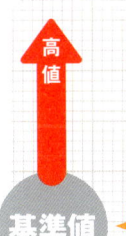

▶ 高値で考えられる疾患

エストロゲン産生卵巣腫瘍、
思春期早発症、先天性副腎皮質過形成、
エストロゲン産生副腎腫瘍、肝硬変、
異所性ゴナドトロピン産生腫瘍 など

基準値 → **下表参照**

▶ 低値で考えられる疾患

卵巣機能低下ないし不全症、
神経性食欲不振症、胎盤機能不全、
胎盤アロマターゼ欠損症 など

検査値のしくみ

　エストロゲンは卵胞ホルモンの作用を持つ性ステロイドホルモンの総称で、卵巣、胎盤、精巣、副腎で作られます。1日のエストロゲン総産生量を測定することで、ホルモン産生腫瘍や副腎皮質機能亢進の補助診断を行うことができます。

　検査では蓄尿 5.0mL を RIA（硫安塩析法）によって測定し、1日の総分泌量を割り出します。

検査時の留意点

※ 総エストロゲンは思春期以降に上昇し、閉経後2年くらいで低下します。
※ 個体差や栄養状態による変動が大きいので、注意が必要です。

基準値

男性		2～20μg/日
女性 （非妊婦）	卵胞期	3～20μg/日
	排卵期	10～60μg/日
	黄体期	8～50μg/日
	閉経後	10μg/日以下

黄体形成ホルモン（LH）

月経異常や不妊症の原因を調べる。

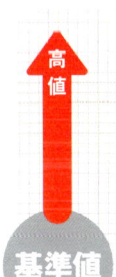

▶ 高値で考えられる疾患

ターナー症候群（原発性卵巣機能不全）、
クラインフェルター症候群
（原発性精巣機能不全）、卵巣性無月経、
精巣女性化症候群、中枢性思春期早発症、
多嚢胞性卵巣症候群 など

基準値 → **下表参照**

▶ 低値で考えられる疾患

黄体機能不全、無排卵周期症、下垂体機能低下症、
神経性食欲不振症、カルマン症候群、
シーハン症候群、視床下部性無月経 など

検査値のしくみ

　黄体形成ホルモン（LH）とは脳下垂体前葉から分泌される糖タンパク小ルモンで、女性では卵胞を成熟させ、排卵直前になると大量に分泌されます。男性では睾丸に働いて男性ホルモンの分泌を促します。

　LH 値の測定は、性腺機能不全や月経異常、不妊症が疑われる場合には必須の検査です。ゴナドトロピン放出ホルモン（Gn-RH）を静注した後で採血し、黄体形成ホルモンを測定する負荷テストを行います。

検査時の留意点

※ 女性の性周期に従って測定すれば、排卵の有無もわかります。
※ LH の基礎分泌量は思春期後に徐々に増加し、20歳代前半でピークを迎えます。

基準値

男性		0.8～5.7 mIU/mL
女性 （非妊婦）	卵胞期	1.0・10.2 mIU/mL
	排卵期	2.2～88.3 mIU/mL
	黄体期	1.1～14.2 mIU/mL
	閉経後	5.7～64.3 mIU/mL

婦人科疾患／検査データ

第11章

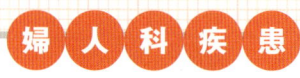

Bone Mineral Density

その他の検査

骨塩定量検査（骨密度測定／BMD）

骨量の減少状況を調べ、骨粗鬆症の診断を行う。

骨密度の基準値

※ YAM：若年成人平均値（20～44歳）

測定部位		YAM80%	YAM70%
腰椎（DXA法）	QDR	0.809 g/cm²	0.708 g/cm²
	DPX	0.954 g/cm²	0.834 g/cm²
	XR	0.832 g/cm²	0.728 g/cm²
大腿骨頸部（DXA法）	QDR	0.611 g/cm²	0.534 g/cm²
	DPX	0.732 g/cm²	0.640 g/cm²
	XR	0.642 g/cm²	0.562 g/cm²
橈骨（DXA法）	DCS-600	0.517 g/cm²	0.452 g/cm²
	pDPX	0.602 g/cm²	0.527 g/cm²
	DTX-200	0.381 g/cm²	0.333 g/cm²
第2中手骨（MD法）	CXD	2.193 mmAl	1.919 mmAl
	DIP-100	2.291 mmAl	2.005 mmAl
橈骨（pQCT法）	XCT-960	324 g/cm²	284 g/cm²
骨（DXA法）	Heel scan	0.671 g/cm²	0.589 g/cm²

主な検査の種類と方法

種類	検査の方法
MD法	アルミ製の濃度表と手を並べてX線で撮影する。骨の断面濃度の低下があれば、骨粗鬆症と診断される。
QCT法・pQCT法	X線CT装置を用いて、腰椎体の海綿骨を撮影し、スケールとの比較で一定容量あたりの骨量を測定。pQCT法は同じ原理で末梢骨を調べる。
超音波法	超音波を発信することで骨量を測定する。主にかかとの骨で測定を行う。
DXA法	2種類のX線を照射することによって骨量を測定する。検査時は横になり、全身至るところを測定することができる。

検査値のしくみ

　骨塩定量検査（骨密度測定）とは、骨の中にあるカルシウム・マグネシウムなどのミネラル成分を計測する検査です。このミネラル成分が不足すると骨がもろくなり、骨折しやすくなります。

　特に、中高年以上の女性に多くみられる骨粗鬆症の早期発見、治療効果の判定に非常に有用です。

判定基準

YAM80%以上	正常
YAM70～80%	骨量減少
YAM70%未満	骨粗鬆症

検査時の留意点

＊ 女性は閉経を迎える50歳くらいから骨密度が低下し始めます。

＊ DXA法による評価では、既存骨折部位は骨が圧縮されて相対的に高値となります。

子宮頸管粘液中顆粒球エラスターゼ

絨毛羊膜炎が関与した切迫早産の鑑別に用いる。

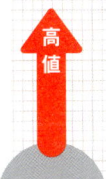

▶ **高値で考えられる疾患**

絨毛羊膜炎（CAM）、子宮頸管炎、膣炎、切迫流産 など

基準値 ◀ **1.6μg/mL 以下**

検査値のしくみ

　顆粒球エラスターゼとは、体内に侵入した病原微生物や異物を分解して生体を防御する酵素（中性プロテアーゼ）です。しかし、自己組織に対しても破壊的に働いて炎症反応を起こすため、頸管の炎症反応をこのエラスターゼ検査で評価することで、切迫早産の予知を行うことができます。特に絨毛羊膜炎（CAM）が関与している切迫流産の鑑別に有用です。

検査時の留意点

※ 子宮頸管部より粘液を採取する際、綿棒が外子宮口周辺の分泌物に触れないよう注意します。
※ 検体綿棒を専用抽出液で抽出前処理した後、すみやかに検査します。

プロゲステロン（黄体ホルモン／P₄）

主に卵巣、胎盤、副腎の機能を調べる。

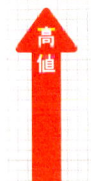
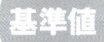
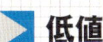

▶ **高値で考えられる疾患**

先天性副腎過形成（21-ヒドロキシラーゼ欠損症、11β-ヒドロキシラーゼ欠損症など）、クッシング症候群 **P.122**、副腎腫瘍、精巣（睾丸）間質細胞腫、胞状奇胎、卵巣がん など

基準値 **下表参照**

▶ **低値で考えられる疾患**

卵巣機能低下症、黄体機能不全、無月経、胎盤機能不全、下垂体前葉機能低下症、アジソン病、流産、妊娠中毒症 など

検査値のしくみ

　プロゲステロン（黄体ホルモン）は、エストロゲン（卵胞ホルモン）と共に、卵胞の発育や黄体の状態など直接妊娠に関わる重要な女性ホルモンです。性周期後半の維持、子宮内膜の肥厚、妊娠持続作用などの役割を担っています。血中のプロゲステロン値を調べることで、卵巣や卵黄、胎盤、副腎や下垂体の機能を診断します。

検査時の留意点

※ 月経周期と深い関わりがあるので、測定時の月経周期を必ず確認します。
※ 排卵誘発剤など、測定値に影響を及ぼす薬剤を服用していないか確認します。

基準値

男性		0.6ng/mL 以下
女性	卵胞期	0.4ng/mL 以下
	排卵期	3.7ng/mL 以下
	黄体期	8.5〜21.9ng/mL
女性 （妊娠中）	前期	23.9〜141.4ng/mL
	中期	25.7〜142.9ng/mL
	後期	51.2〜325.8ng/mL

Prolactin

プロラクチン（PRL）
脳下垂体の機能および不妊検査として調べる。

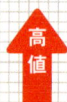

高値 ▶ ## 高値で考えられる疾患

プロラクチノーマ
（プロラクチン産生下垂体腫瘍）、
視床下部機能障害
（キアリフロンメル症候群など）、
原発性甲状腺機能低下症 **P.118**、
腎不全、先端巨大症、
薬剤性高プロラクチン血症
（スルピリド、クロルプロマジン、
メチルドパなどの服用）など

基準値

| 男性 3.6~12.8ng/mL |
| 女性 6.1~30.5ng/mL |

▶ ## 低値で考えられる疾患

下垂体前葉機能低下症、
甲状腺機能亢進症 **P.116**、
プロラクチン分泌低下症
（PRL単独欠損症、シーハン症候群など）
など

低値

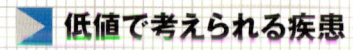

※ 30分～1時間ほど安静にしてから、通常は
月経周期の初期に採血します。
※ PRL値に影響を与える薬剤を服用していな
いか確認します。

検査値のしくみ

プロラクチン（PRL）は脳下垂体の前葉から分泌されるホルモンで、女性の場合は乳腺の発育と乳汁の分泌に大きな影響を与えます。男性では前立腺や精嚢腺の発育を促します。

妊娠・産褥期には血中PRL値は高値となりますが、脳下垂体に機能障害が生じると、これらの時期以外でも異常値を示すようになります。

プロラクチノーマ（プロラクチン産生下垂体腫瘍）

プロラクチノーマとは、下垂体のプロラクチンを作る細胞が増加し腫瘍となった状態です。女性の場合は、出産後でもないのに乳房が張り、軽い刺激で乳汁が漏出します。無月経や生理不順が生じ妊娠が困難になってしまいます。

男性の場合は、性腺機能が低下し性欲減退やインポテンツの原因となりますが、はっきりと症状が出にくいため発見が遅れがちになります。また、下垂体には視神経が通っているので、腫瘍の肥大により視神経が圧迫され、視野が欠けたり視力が下がることがあります。

プロラクチン異常値の原因と疾患

原因	疾患	プロラクチン
下垂体プロラクチン産生腺腫	プロラクチノーマ	↑↑
視床下部・下垂体障害 →ドーパミンによる抑制低下	視床下部機能障害	
薬剤によるドーパミン産生抑制・ ドーパミン受容体の遮断	薬剤性 高プロラクチン血症	↑
甲状腺ホルモン低下による視床下部からの 甲状腺刺激ホルモン分泌過剰	甲状腺機能低下症	

Follicle Stimulating Hormone

卵胞刺激ホルモン（FSH）

月経異常、不妊症、二次性徴の早発や遅延の原因を調べる。

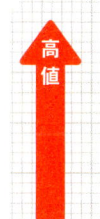
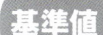

高値

基準値

低値

▶ 高値で考えられる疾患

ターナー症候群
（原発性卵巣機能不全）、
クラインフェルター症候群
（原発性精巣機能不全）、下垂体腺腫、
女性化症候群、多嚢胞性卵巣症候群、
卵巣性無排卵症、
中枢性思春期早発症 など

下表参照

▶ 低値で考えられる疾患

下垂体機能低下症、カルマン症候群、
シーハン症候群、下垂体腫瘍、
視床下部性無月経、
神経性食欲不振症 など

検査値のしくみ

黄体形成ホルモン（LH）と共に脳下垂体前葉から分泌される性腺刺激ホルモンで、女性では卵巣を刺激して卵胞を成熟させ、男性では睾丸に働いて男性ホルモンの分泌を促します。

LHと共に性腺機能不全や月経異常、不妊症が疑われる場合には必須の検査であり、ゴナドトロピン放出ホルモン（Gn-RH）を静注した後に採血し、遠心分離した血清から測定します。

検査時の留意点

＊ 月経の有無、周期や経血の量を確認します。
＊ 二次性徴の発現の状態やホルモン剤投与の有無も確認します。

基準値

男性		2～8.3mIU/mL
女性 （非妊婦）	卵胞期	3～14.7mIU/mL
	排卵期	3.2～16.6mIU/mL
	黄体期	1.5～8.5mIU/mL
	閉経後	157.8mIU/mL以下

卵胞刺激ホルモン（FSH）、黄体形成ホルモン（LH）異常値の原因と疾患

原因	疾患	卵胞刺激ホルモン （FSH）	黄体形成ホルモン （LH）
性腺機能低下による FSH、LH分泌過剰	性腺未分化 卵巣性無月経 ライディッヒ細胞低形成	↑	↑
視床下部機能障害による FSH、LH分泌欠如	視床下部性無月経	→ or ↓	→ or ↓
下垂体機能障害によるFSH、 LH分泌欠如	下垂体性性腺機能不全	↓	↓
男性ホルモン産生腫瘍で テストステロン分泌が 過剰となることによるFSH、 LH分泌欠如	ライディッヒ細胞腫瘍	↓	↓

→：正常　↑：高値　↓：低値

電解質の検査
でよく使う検査値

Sodium

生化学的検査

ナトリウム（Na）

体液水分量の平衡状態を調べる。

高値で考えられる疾患

水分欠乏症（尿崩症、糖尿病 P.134、
水分の摂取不足、
発汗・下痢・発熱による脱水）、
クッシング症候群 P.122、
原発性アルドステロン症 P.124、
ナトリウムの過剰投与、
食塩の過剰摂取 など

基準値

135~145mEq/L

低値で考えられる疾患

ネフローゼ症候群 P.70、アジソン病、
下痢・嘔吐、甲状腺機能低下症 P.118、
心不全 P.48、腎不全、肝硬変 P.22、
悪性腫瘍 など

検査値のしくみ

　ナトリウムは電解質成分のひとつで、血清中の陽イオンの約90％以上を占め、体の水分の保持や浸透圧の調節を担っています。激しい下痢や嘔吐が起きると、体内の水分量が減るため、血液中のナトリウム値が高くなります。一方、腎機能が低下すると尿量が減少するため、水分で薄まって数値が低くなります。検査にあたっては採取した血液を電極法で測定します。

検査時の留意点

* 特に水代謝の異常（嘔吐、下痢、浮腫など）が疑われる際に第一に検査します。
* 腎障害の疑いがあるときにも検査を実施します。

Chlorine

生化学的検査

クロール（Cl、塩素）

水代謝異常や酸・塩基平衡の状態を調べる。

高値で考えられる疾患

ネフローゼ症候群 P.70、
腎不全、
クッシング症候群 P.122、
過換気症候群、脱水症、
食塩の過剰摂取 など

基準値

98~108mEq/L

低値で考えられる疾患

激しい嘔吐、アジソン病、
尿崩症、肺気腫、肺炎 P.58、
腎障害、食塩の摂取不足 など

検査値のしくみ

　クロールは電解質成分のひとつで、血清中の陰イオンの約70％を占め、ナトリウムと同様に体内の水分の保持や浸透圧の調節など担っています。血中では NaCl として存在し、通常、血液中のクロール濃度はナトリウム濃度と並行して変化します。

　その関係が崩れたときには酸・塩基平衡の異常を疑い、ナトリウムと同様の変化であれば水代謝異常を疑います。

検査時の留意点

* 採取した血液を電極法で検査し、Na、K と同時に測定できます。
* 胃液中には塩酸として存在するので、嘔吐時には大量に喪失します。

Potassium

カリウム（K）

イオン濃度のバランスを調べて障害を診断する。

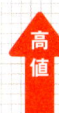

▶ **高値で考えられる疾患**

腎臓でのカリウム排泄障害
乏尿時（急性、慢性腎不全）、アルドステロン分泌低下（アジソン病、慢性副腎皮質機能低下症、21-ヒドロキシラーゼ欠損症など）、代謝性アシドーシス、低アルドステロン症 など

細胞内カリウムの流出
タンパク質異化亢進（発熱、慢性消耗性疾患）、代謝性アシドーシス、糖尿病（インスリン欠乏時）▶P.134、偽高K血症（全血低温放置、溶血）、原発性アルドステロン症 など

 基準値 ◀ **3.5~5mEq/L**

▶ **低値で考えられる疾患**

腎臓からのカリウム喪失
嘔吐、下痢、急性腎不全利尿期、原発性アルドステロン症、11β-ヒドロキシラーゼ欠損症、医原性（各種利尿剤、ACTH、コルチゾールなどの投与）など

消化管からのカリウム喪失
嘔吐、下痢、吸収不良性症候群 など

細胞内へのカリウムの移行
代謝性アルカローシス、インスリン投与、高濃度輸液 など

検査値のしくみ

　カリウムは神経の興奮や心筋の働きを調整する重要な電解質のひとつです。体内のカリウムの90%は尿から排泄されるため、腎臓の機能が低下すると尿量が減少し、血液中のカリウムは高値になります。カリウム濃度の異常は細胞膜の機能に重大な影響を及ぼし、神経・平滑筋・心筋などの機能障害を引き起こします。検査では採取した血液を分析器にかけ、血液中のカリウムの濃度を調べます。

検査時の留意点

＊ 食事の影響を多少受けるため、空腹時に採血します。
＊ 採血後はすみやかに分析器にかける必要があります。

カリウム異常値の原因

異常値	原因	説明
高値	カリウムの過剰投与	輸血、輸液、薬剤によりカリウム過剰となる場合。
	組織壊死による細胞内カリウムの放出	外傷、火傷、溶血性疾患などによる細胞破壊で、細胞内カリウムが血中に大量放出される。
	アシドーシス	代謝性アシドーシスで細胞内カリウムと細胞外水素の交換が行われた場合。
	低アルドステロン症	アジソン病などでアルドステロン分泌が低下し、ナトリウムの尿中排泄が増加することでカリウムが蓄積される。
低値	カリウム摂取不足	胃腸障害や栄養不良などによってカリウム摂取が不足する。
	嘔吐・下痢	下痢や嘔吐で消化液が大量に喪失された場合。
	カリウムの細胞内移動	糖尿病性アシドーシスの回復期など、アルカローシスではカリウムが細胞内に移動し、血中カリウム濃度が低下する。
	アルドステロン症	アルドステロン症、肝硬変、ネフローゼなどによりカリウムの尿中排泄が促進される。

Calcium

カルシウム（Ca）

内分泌疾患や骨代謝異常の有無を調べる。

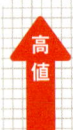 ▶ **高値で考えられる疾患**

原発性副甲状腺機能亢進症、悪性腫瘍に伴う高カルシウム血症
（PTHrP産生腫瘍、悪性腫瘍骨転移、多発性骨髄腫 **P.94**、白血病 **P.184**、
悪性リンパ腫 **P.186**）、ビタミンD過剰症、ビタミンD産生慢性肉芽腫症 など

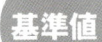 **基準値** **8.6~10.2mg/dL**

▶ **低値で考えられる疾患**

原発性副甲状腺機能低下症、低アルブミン血症、特発性副甲状腺機能低下症、
全身性エリテマトーデス **P.154**、ネフローゼ症候群 **P.70**、慢性腎不全、
ビタミンD欠乏症、低Mg血症、リウマチ熱、急性感染症、慢性感染症 など

検査値のしくみ

カルシウムは生体中に最も多量に存在する無機物で、99%は骨・歯の形で貯蔵されています。一方、血中のカルシウムは、心筋収縮、各種ホルモンの分泌、細胞の情報伝達、血液の凝固などに深く関与しています。

血清カルシウムは主に副甲状腺ホルモンと1.25水酸化ビタミンDにより、腸管、骨、腎尿細管で調節されています。したがって、これらのホルモン作用や器官に障害が起きると、血中のカルシウム値が異常をきたします。

検査時の留意点

* 血清カルシウム値は日内変動や食事の影響があるため、採血は早朝空腹時に行います。
* 低カルシウム血症、高カルシウム血症の病態を診断する場合は、無機リン濃度も測定します。

カルシウム異常値の原因

異常値	原因	説明
高値	副甲状腺ホルモン亢進症	副甲状腺ホルモンがカルシウムイオンを増やし、血中カルシウムが増加する。
	ビタミンD中毒	ビタミンDの過剰摂取により骨の脱灰促進が生じ、カルシウムが増加する。
	カルシウムの腸内吸収増加	カルシウムの腸管吸収促進により増加する。
	急激な骨破壊	悪性腫瘍などによる骨破壊でカルシウムが骨から遊離して増加する。
	急性不用性骨萎縮	絶対安静などで骨への負荷が極端に減ると、脱灰を起こして増加する。
低値	カルシウム摂取不足	カルシウムの摂取不足により低下する。
	腎臓のカルシウム排泄増加	尿細管性アシドーシスでは、尿細管からのカルシウム再吸収が傷害されて低下する。
	続発性副甲状腺過形成	慢性腎不全でリン酸塩の尿中排泄が傷害されると、血中カルシウムが減少する。
	カルシウムイオンの消費	急性膵炎では、遊離した脂肪酸がカルシウムイオンと結合することで低下する。
	低タンパク血症	ネフローゼなどの低タンパク血症により見かけ上低値になる場合がある。
	キレート物質中毒	血液中にキレート物質があると低下する。

Magnesium

マグネシウム（Mg）

Mg の過剰・欠乏の有無と疾患の関連を調べる。

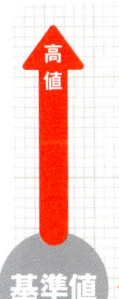

▶ 高値で考えられる疾患

急性・慢性腎不全、白血病 `P.184`、アジソン病、甲状腺機能低下症 `P.118`、テオフィリン中毒、糖尿病性ケトアシドーシス など

基準値

1.7~2.6mg/dL

▶ 低値で考えられる疾患

呼吸不全症候群、下痢、嘔吐、利尿剤投与、アルコール性肝硬変 `P.22`、急性膵炎 `P.24`、副甲状腺機能亢進症、甲状腺機能亢進症 `P.116`、骨がん、特発性低マグネシウム血症、糖尿病 `P.134` など

検査値のしくみ

　マグネシウムは細胞内に多く存在する無機物であり、300 以上の酵素を活性化させて体内の様々な代謝を助け、心筋や筋肉の収縮、神経の情報伝達にも関与しています。

　マグネシウムやカルシウムが不足すると骨から溶け出して血液中の濃度を高め、様々な病態を引き起こします。検査では採取した血液から比色法（キシリジルブルー法）で判定します。

検査時の留意点

※ 検査にあたっては、他の電解質検査と共に測定します。

※ 1 回だけの数値ではなく、過去の数値との比較が重要になります。

Inorganic Phosphate

無機リン（IP）

内分泌系や骨代謝の異常を調べる。

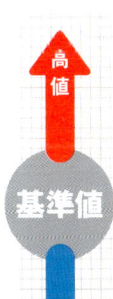

▶ 高値で考えられる疾患

原発性副甲状腺機能低下症、慢性腎不全、ビタミンD中毒 など

基準値

2.5~4.5mg/dL

▶ 低値で考えられる疾患

原発性副甲状腺機能亢進症、アルコール多飲、ビタミンD欠乏・作用不全 など

検査値のしくみ

　リンは体内に約 500 ～ 700g ほど存在し、カルシウムについで量が多いミネラルです。無機リンと有機リンに大別され、体内のリンの約 85％は無機リンとして骨に蓄積されています。

　食品から摂取されるリンは、活性型ビタミンDや成長ホルモンなどにより吸収が促進され、副甲状腺ホルモンや甲状腺ホルモン、糖質コルチコイドの作用によって尿中排泄が調節されます。血中のリン濃度は腎臓で調節され、副甲状腺ホルモンが尿中排泄量を増加させるので、腎障害や副甲状腺機能の指標として利用されます。

検査時の留意点

※ 小児は値が高くなる傾向があります。また日内変動により午後に高い傾向があります。

※ 食事や運動により影響を受けやすいので、検査時間や条件を一定にする必要があります。

早引き 検査項目 （50音順）

あ行	検査項目	検査データ	疾患
	アセトン定量	151	
	アディポネクチン	146	
	アポリポタンパク	147	
	アミノ酸分析	148	
	アミラーゼ	42	急性膵炎（25）
	RAテスト	160	
	アルカリホスファターゼ（ALP）	36	
	アルドステロン	128	高血圧（45）
	アルドラーゼ（ALD）	150	
	α-フェトプロテイン（AFP）	188	肝がん（171）
	アルブミン／グロブリン比（A/G比）	142	
	アンチトロンビン活性（AT活性）	112	
	アンチプラスミン活性（α2-プラスミンインヒビター）	111	
	アンモニア（NH3）	39	
	インスリン（IRI）	149	
	インドシアニングリーン（ICG）試験	38	
	ウロビリノーゲン定性	40	
	ASO定量（抗ストレプトリジン-O価定量）	65	
	AST（GOT）	30	肝炎（21）
	ALT（GPT）	30	肝炎（21）
	A型肝炎ウイルス（HAV）	31	
	ACP（酸性ホスファターゼ）	82	
	HCG定量（ヒト絨毛性ゴナドトロピン定量）	197	
	HTLV-1抗体（成人T細胞白血病ウイルス抗体）	194	
	HDLコレステロール	143	脂質異常症（137）
	HbA1c（ヘモグロビンA1c／グリコヘモグロビン）	145	糖尿病（135）
	SLX（シアリルLex-i抗原／シアリルSSEA-1抗原）	188	
	SCC抗原（扁平上皮がん関連抗原）	189	肺がん（175）
	エストラジオール（E2）	204	更年期障害（199）
	エストリオール（E3）	204	
	STN（シアリルTn抗原）	191	
	MMP-3（マトリックスメタロプロテイナーゼ-3）	160	
	エラスターゼ1	43	急性膵炎（25）、膵がん（173）
	エリスロポエチン（EPO）	112	
	LEテスト	161	
	LDLコレステロール	143	脂質異常症（137）
	黄体形成ホルモン（LH）	205	更年期障害（199）

か行	検査項目	検査データ	疾患
	ガストリン	29	
	活性化部分トロンボプラスチン時間（APTT）	107	血友病（99）
	カテコールアミン（CA）3分画	131	
	カリウム（K）	211	
	カルシウム（Ca）	212	
	関節液	161	
	γ-GTP（γ-グルタミルトランスペプチダーゼ）	29	
	γ-セミノプロテイン（γ-Sm）	190	
	寒冷凝集反応	64	
	グルカゴン（IRG）	150	
	クレアチニン・クリアランス	80	
	クレアチンキナーゼ（CK）	50	
	クロール（Cl、塩素）	210	イレウス（19）
	結核菌IFN-γ測定（QFT：クォンティフェロン）	64	
	血色素量（ヘモグロビン濃度：Hb）	103	潰瘍性大腸炎(15)、イレウス(19)
	血小板数（Plt）	104	肝硬変（23）、脳血管障害（85）
	血清クレアチニン（Cr）	80	
	血清総タンパク（TP）	35	潰瘍性大腸炎(15)、クローン病(17)
	血清タンパク分画（TP-F）	34	
	血清鉄（Fe）	113	
	血清補体価（CH50）	162	
	血中尿素窒素（BUN）	75	
	血糖	144	糖尿病（135）
	甲状腺刺激ホルモン（TSH）	126	高血圧（45）、甲状腺機能亢進症（117）、甲状腺機能低下症（119）
	抗アセチルコリンレセプター抗体（AChR抗体）	163	
	抗核抗体（ANA）	164	
	抗シトルリン化ペプチド抗体（抗CCP抗体）	165	
	抗DNA抗体定量（RIA）	165	
	抗TPO抗体（抗甲状腺ペルオキシダーゼ抗体）	163	
	抗ミトコンドリア抗体半定量（AMA半定量）	39	
	抗利尿ホルモン（ADH）	81	
	骨塩定量検査（骨密度測定／BMD）	206	
	骨髄像	115	
	コリンエステラーゼ（ChE）	40	肝硬変（23）
	コルチゾール	129	クッシング症候群（123）

さくいん ※太数字は、その語の項目（見出し等）があるページを示します。

欧文さくいん

さくいん

和文さくいん